国家古籍出版

专项经费资助项目

五运六气典籍汇纂

五运六气精华类编

总主编　杨　威
主　编　张宇鹏　王国为
主　审　孟庆云　刘从明

中医古籍出版社
Publishing House of Ancient Chinese Medical Books

图书在版编目（CIP）数据

五运六气精华类编/杨威等主编．—北京：中医古籍出版社，2017.8（2021.10 重印）
（五运六气典籍汇纂）
ISBN 978-7-5152-1185-5

Ⅰ.①五… Ⅱ.①杨… Ⅲ.①运气（中医）—中医典籍—选集
Ⅳ.①R226

中国版本图书馆 CIP 数据核字（2017）第 020520 号

五运六气精华类编

杨　威　总主编

责任编辑　张　磊
封面设计　韩博玥
出版发行　中医古籍出版社
社　　址　北京东直门内南小街 16 号（100700）
电　　话　010-64089446（总编室）010-64002949（发行部）
网　　址　www.zhongyiguji.com.cn
印　　刷　廊坊市鸿煊印刷有限公司
开　　本　787mm×1092mm　1/16
印　　张　23.75
字　　数　411 千字
版　　次　2017 年 8 月第 1 版　2021 年 10 月第 2 次印刷
书　　号　ISBN 978-7-5152-1185-5
定　　价　108.00 元

《五运六气精华类编》

编 委 会

作者简介

杨威，女，北京人，中国中医科学院中医基础理论研究所研究员藏象学研究室主任。毕业于北京中医药大学，从事中医理论研究与临床工作三十余年，主要开展五运六气、藏象理论、时令病诊疗研究。兼任中国中医药信息学会干支象数医学研究分会秘书长，中国中医药研究促进会医养结合分会副会长，中国中华中医药学会五运六气专家协作组专家等。2003 年至今，系统开展五运六气学术源流、科学原理、临床应用等研究，主持的多项五运六气相关研究获科技成果奖励。临床中重视五运六气时空变化对人体禀赋、藏府及疾病变化的影响，强调运用时令变化规律指导临床诊断、防治、调摄。发表学术论文 120 余篇，主编《五运六气研究》《五运六气推演指南》《五运六气临床指南》等学术专著。

张宇鹏，男，北京人，中国中医科学院中医基础理论研究所副研究员。兼任中国哲学史学会中医哲学专业委员会常务理事，中国中医药信息研究会干支象数医学研究分会常务理事。主要研究方向为中医基础理论研究与中医原创思维研究。主持国家社科基金等各级课题十余项，获中国中医科学院科学技术奖成果。著有《藏象新论——中医藏象学的核心观念与理论范式研究》等，并任《中华医学百科全书·中医基础理论卷》《中医历代名家学术研究丛书》《中医历代名家学术研究集成》等丛书的副主编。

王国为，男，福建省周宁县人，医学博士，中国中医科学院中医基础理论研究所副研究员，从事中医理论研究与临床工作，主要方向为中医五运六气理论、医家学术思想和临证经验研究。兼任中国中医药信息学会干支象数医学研究分会副秘书长、特色疗法与新技术分会副秘书长，中华中医药学会风湿病专委会青年委员，北京针灸学会五运六气专委会秘书等。主持和参加国家自然科学基金、北京中医药发展规划项目、中国中医科学院自主课题等多项，发表学术论文 30 余篇，出版《何梦瑶》《虞抟》《孔伯华医案存真》等专著，先后获中国中医科学院、中国民族医药学会等科学技术奖成果奖励。

内容简介

五运六气是以阴阳、五行、六气、干支等为纲目，融合自然、生命多领域知识形成的中医理论，用以阐释自然、生命与疾病的时空规律。自唐代王冰次注《素问》补入运气七篇大论后，五运六气被列入中医经典，对医经释意、临床辨证、疫病防治等具重要意义。编者在五运六气文献的古今调研、系统整理、深入研究中，将古代五运六气经典文献进行精选、校注，遵照五运六气的理论框架，从五运六气总论、基础知识、格局推演、医案举隅等方面，以类编形式集粹经典文献，希望为中医药科研工作者、医科院校在校学生、临床医护人员的学习提高提供优质素材，为体悟中医精髓指引捷径。

孟　序

明代宁献王朱权曾在《乾坤生意》一书中定义五运六气，称曰："运气证治者，所以参天地阴阳之理，明五行衰旺之机，考气候之寒温，察民病之凶吉，推加临补泻之法，施寒热温凉之剂。古人云：治时病不知运气，如涉海问津。诚哉言也！"

五运六气可谓自《内经》成书以后，对以阴阳五行为总构架的中医理论体系进行了一次系统地整理和提升。其文本是《素问·天元纪大论》等七篇称"大论"之文和《素问·六节藏象论》文之前阐述"三百六十五日而成岁"的制历内容的七百一十八字。七篇被后世称为"七篇大论"或"运气七篇"，是唐代王冰在次注《素问》时，以"先师张公秘本"补阙了全元起注本，作为其第七卷。正是这七篇论述五运六气的文章本身和历代注家的递起演明，拓展了中医理论的发展空间，坚定了天人合一的理论路线。七篇中胥集有外感时病的纲领，睿论造深的气化论，经中之经的病机十九条，其治则治法之总括，冠绝先前，其接踵辐凑之功，更是远轶千古。没有五运六气，何言金元四家之说。

要想把握中医天人合一思想之真髓或宋以后医学之取向，如不通晓运气之学，也诚如朱权所言，"如涉海问津"者也。但是，其为学有三难，即解读难、文本难、笃践难。

五运六气素来被称为"医门之玄机"，理论源头是古天文历法、气象物候，非旁读注释和览观"杂学"不可。然历代注疏家也各说齐陈，很需要有明白通达的解读佳作以辅助阅读。至于临证的应见预测，南北政脉的切验，是个实践问题，但此实践也得先有理论的预构才行。由是而知这三难的第一关是把握文本，有好的文本才堪言学习理论，熟悉理论之后才堪言实践。

长期垂盼文本之际，有杨威、张宇鹏等诸君，应学之需，辑编了这部《五运六气精华类编》，可谓久旱逢云霓者。是书辑唐宋以降，运气名家关于五运六气理论精华之论。此前二位主编曾以"五运六气与传染病流行之预测"的课题，参加国家重大疾病防治攻关的科研项目，以其多年对这方面的关注及科研实践的见识和学养选编而辑成此书。我认为此书对于运气之学的学习和科学研究，是兴学而永正的书。

孟庆云

2015 年 2 月 19 日于中国中医科学院

前 言

五运六气是以阴阳、五行、六气、干支等为纲目，融合古代天文历法、气象物候、藏象病候等自然、生命多领域知识形成的中医经典理论，用以阐释自然、生命与疾病的时空规律，以甲子年四时主客变化为特色，是中医天人相应整体观念、三因制宜辨证思维的具体体现，被古人誉为“造化之玄机”“医门之捷径”。自唐代王冰次注《素问》补入运气七篇大论后，五运六气被列入中医经典，对医经释意、临床辨证、疫病防治等具重要意义，也赋予中医学术传承与创新的推动力。

一、《五运六气典籍汇纂》编写缘由

五运六气集中阐述首见于唐代王冰次注《素问》（又称《重广补注黄帝内经素问》）补入的天元纪大论、五运行大论、六微旨大论、气交变大论、五常政大论、六元正纪大论、至真要大论等七篇大论，对医经大加诠注，多有发明难解，并另撰《玄珠密语》以陈其道，其核心思想涉及顺天察运，因变求气，知常达变，迁移有位，变化可期，非位则邪，当位则正，亢害承制，胜复郁发等。其后历代医家对五运六气多有阐述、发挥。宋代，借助学者推崇、政府提倡、官学推广，王冰次注《素问》成为《黄帝内经》的正经、正注，《素问入式运气论奥》《圣济经》《圣济总录》《三因极一病证方论》等予褒扬推广，五运六气成为中医必修知识，民间流传“不读五运六气，拣遍方书何济?”金元时期，医家各呈己意，深切体悟五运六气而成就一家之学，促成中医学术流派纷呈，发挥其理论指导临床作用。迨至明清，医学明家多注重五运六气的医经考释与临床发挥，五运六气鼎力支撑了温补学派、温病学派的创立、繁荣，《运气易览》《类经》《医学纲目》《世补斋医书》《医学入门》《普济方》《医宗金鉴》等传播五运六气，影响远至韩日等周边国家。近现代以来，虽屡遇质疑之声，五运六气在中医理论与临床研究中仍突显作用，五运六气不可或缺的中医学术地位难被撼动，掀起新一轮五运六气学术热潮，并成为国家级重大科研项目及高等中医教育特色课程，得到广大中医爱好者、学习者、临证者的热切关注。

历代经典文献是中医学术发展的承载本底，也是中医传承、提高的学习载体。自唐代王冰次注《素问》补入七篇大论并别撰《素问六气玄珠秘语》以陈其道始，五运六气受到历代医学明家的高度重视，在对《素问》相关篇章的解读、五运六气的理论阐发、五运六气指导防病治病经验总结中，形成了丰富的历史文献资源。

五运六气文献丰富，卷帙浩繁，因其文辞古奥艰深、内容浩如烟海、文献整理专业要求等，影响着五运六气经典文献的传播、普及。当前最为普遍的文献问题在于，一些广为流传的现刊本，专业性的文字错讹较普遍，影响五运六气理解与学习；一些孤本、珍本的现刊本较少，难得阅览；仅限于《素问》七篇运气大论及少数文献的学习，因不系统全面易导致以偏概全的误解、分歧。

因文辞古奥、内容旁杂、版本珍稀、传播困乏，五运六气历代文献资料尚缺乏系统的整理出版，部分重要出版物中存在明显有悖于五运六气医理的文字错误，也常因文献获得缺陷导致五运六气认识与理解上的偏差与分歧。较普遍存在的文字讹误，如木、火、水诸字不分等，阴、阳两字不别，“间气”误为“问气”等。

在学习与研究五运六气文献的过程中，会遇到各种各样的五运六气文献资料困难，我们切身感受到获得相对全面系统且较少文字讹误的五运六气经典文献，对于正确领悟与全面理解五运六气是如此重要。研究团队在五运六气相关课题（2005CB23505，2008ZX10005－013，2007BAI10 B01－092，200707002，06－07JP50，ZZ2006014，YZ－1114，YZ－1426）研究中，总结历代五运六气文献研究工作，从中精选了较具代表性、参考性、系统性的五运六气经典文献，校勘正误，汇集成册，以类编、类书、摘录的形式，编纂各有侧重的《五运六气精华类编》《五运六气珍本集成》《五运六气经典集粹》，互为支撑，略有重复，旨在较全面地展现五运六气理论内涵及发展历程，为阅读涉猎者快速勾画五运六气文献与理论全貌，期冀对致力于中国传统文化、中医传统理论研学者有所帮助。

二、《五运六气典籍汇纂》校注说明

本次整理校注以薛清录主编《中国中医古籍总目》的版本信息为线索查

找资料，运用本校、对校、理校等方法校正，凡异体字、古今字、俗体字、繁体字等以规范简化字替代，竖版繁体改为横排简体，“右”改为“上”等不做说明，合理分段、标点，调整字体格式，内容保持原貌。

疑难、生僻、碍于理解的字词酌加注释。通假字、明显错讹字加注说明。不同版本的异文，依医理择选，加注说明。错讹、脱衍，确系错别字、俗字、小误，或确须明辨者，校改并加注说明。引用其他文献不失原意或有意改动者原样录用，有歧义或难以理解者考据出处及前后文，加注说明。

本次五运六气经典文献校注整理，幸得中国中医科学院孟庆云先生、中医古籍出版社刘从明先生审阅，陕西中医学院张登本先生、中国中医科学院潘桂娟先生、山西太原田合禄先生指导，中国中医科学院图书馆、上海中医药大学图书馆提供珍藏文献资料借阅，在此深表谢意！

三、《五运六气精华类编》引用文献及版本说明

本次整理校注以影印本为底本，以通行本、流通本为参校本，个别版本不详或影印本未获的文献采用流通本，所涉文献的版本情况如下：

1.《重广补注黄帝内经素问》

《重广补注黄帝内经素问》，系唐·王冰于宝应元年（762）重新整理编次并注释《黄帝内经》素问部分而成。《素问》原书九卷，81 篇。自汉至唐，屡经增改、传抄，至唐代已“篇目重叠，前后不伦，文义悬隔”，王冰以南朝全元起《内经训解》为底本，对《素问》进行了编次注释，并依据其师张公旧藏之卷，补入天元纪大论等七篇运气大论，历时 12 年，于宝应元年（762）注成《素问》24 卷，世称《次注黄帝内经素问》。

宋仁宗成立“校正医书局”，诏选林亿等儒臣而晓医术者，精校《素问》以下经典医籍，书成之后刊行天下，并为太医局教材。王冰注《素问》由林亿、孙奇、高保衡等校勘、注释，孙兆改误，更名为《重广补注黄帝内经素问》，成为后世刊刻传播《素问》的蓝本和依据，确定了运气七篇的“医经”地位。宋代林亿评价该书使“三皇遗文灿然可观”，将该书定为宋太医官学的经典教材，使之成为正经、正注，流芳后世。王冰所补天元纪大论等七篇运气大论及其注释，也成为中医五运六气理论的奠基之作，为后世学界所推崇和依靠。

《重广补注黄帝内经素问》传本有两种，一种是《重广补注黄帝内经素问》二十四卷《黄帝内经灵枢》二十四卷本。现存版本主要有明万历十二年

甲申（1584）绣谷书林周曰校刻本、明刻本、日本宽文三年癸卯（1663）据万历十二年周曰校刻本重刻本、日本宽政三年辛亥（1791）风月堂刻本、清咸丰二年壬子（1852）钱熙祚守山阁校刻本、日本清规堂刻本、日本中尾氏刻本、清大业堂刻本、1928 年中国学会据清咸丰二年钱熙祚守山阁校刻本影印本等。

另一种是《重广补注黄帝内经素问》二十四卷《黄帝内经灵枢》十二卷本。现存版本主要有明万历二十九年辛丑（1601）新安吴勉学校刻古今医统正脉全书本，明涵远斋刻本，清道光二十九年己酉（1849）金陵宋仁甫刻本，清咸丰刻本，清光绪三年丁丑（1877）浙江书局刻二十二子本，清光绪十年甲申（1884）京口文成堂摹宋刻本，清光绪十九年癸巳（1893）上海鸿文书局石印二十五子汇函本，清光绪二十三年丁酉（1897）上海图书集成印书局铅印子书二十二种本，清光绪二十三年丁酉（1897）新化三味书室刻本，清光绪三十三年丁未（1907）京师医局刻本，清宣统三年辛亥（1911）、1913、1914、1921 年上海育文书局石印子书二十八种本，1916 年上海书局石印本，1916 年上海石竹山房影印本，1919（1929）年上海商务印书馆影印四部丛刊本，1921（1924）年上海隆文书局石印本，1925 年上海鸿章书局石印本，1928 年上海大德书局石印本，1931（1939）上海商务印书馆铅印万有文库本、1933 年上海铸记书局石印本，民国上海锦章书局石印本，民国上海广益书局石印本，民国上海千顷堂书局石印本，日本刻本，1982 年人民卫生出版社影印本等。亦见载于《医学六经》《古今医统正脉全书》《四库全书》《四部丛刊》《万有文库》《四部备要》。[①] 此外，还有 2004 年学苑出版社孙国中、方向红点校本，2011 年科学技术文献出版社范登脉校注本等。

2. 《素问六气玄珠密语》

《素问六气玄珠密语》全书十六卷，共二十四篇。旧题为唐·王冰所撰，但王冰之原著早无传本，故今所见《素问六气玄珠密语》，经宋·高保衡等校正断为后世伪托，但“颇有发明”，是五运六气文献中较早和较有影响的著作。宋代林亿等校正《素问》运气七篇、刘温舒撰《运气论奥》都曾引用。

该书为论述五运六气的专书，本于《素问》之说，对《素问》之七篇大论有一定发挥，主要对五运、六气、气运加临的各种格局、气候概况及其占候方法详加论述，补充王冰《素问》注的不足。本书作者对运气理论的研究造

---

① 薛清录．中国中医古籍总目．上海：上海辞书出版社，2007：1－2.

旨较深，从运气的角度阐释医理，对气运加临产生的各种格局及气候特点给出初步解释，还结合测望、占候讨论运气，以气运附会人事。书中所论内容，对后世运气学说的发展具有一定影响。

现存版本主要有明抄本、清乾隆四十六年辛丑（1781）东仓听松居士抄本、清道光二年壬午（1822）振贤堂抄本、清抄本、1923 年上海涵芬楼据明正统道藏本影印本、1996 年中医古籍出版社影印本等。亦见载于《道藏》《道藏举要》中。① 此外，还有 2006 年中国中医药出版社张登本、孙理军校注《王冰医学全书》本。

3.《（新刊）素问入式运气论奥》

《（新刊）素问入式运气论奥》，亦称《素问运气论要》，宋·刘温舒著，是第一部系统解释五运六气理论的通俗著作，因立论醇正、深入浅出、通俗晓畅，对后世影响较大，成为初学者的入门阶梯。

该书共 3 卷，以文字叙述结合简明图表的形式分 30 个专题，对五运六气的基本概念和基本原理进行阐明和发挥，兼及天文、历法、气象等内容。全书以问题为标题，先名词、术语，次理论、格局，再则联系人体经络、疾病，最后归结到疾病的治则上来，篇末分析元丰四年辛酉（1081）的气候实况与运气推算间的异同，批驳了那种浅试不应、随即否定的做法，示范性地讲解了运气的运用方法。《素问入式运气论奥》对经典运气学说的概念和原理所作的阐发，对后世五运六气的理解、研究有较大影响，尤为众多五运六气入门读本所本。

现存版本主要有元刻本、元刻明配补本、明成化十年甲午（1474）鳌峰熊氏种德堂刻本、明嘉靖七年戊子（1528）刻本、日本宽永二年乙丑（1625）刻本、日本宽永十二年乙亥（1635）刻本、日本正保三年丙戌（1646）文台屋次郎兵卫刻本、日本庆安二年己丑（1649）吉野屋刻本、日本元禄七年甲戌（1694）铜驼坊书肆上平乐寺刻本、清光绪十年甲申（1884）广东方功惠刻本、清光绪十四年戊子（1888）松竹斋抄本、清宣统三年辛亥（1911）许昭文抄本、1923 年上海涵芬楼据明正统道藏本影印本、1930 年抄本、日本芳野屋刻本等。亦见载于《补注释黄帝内经素问十二卷黄帝内经灵枢十二卷》版本附录及《道藏》《四库全书》《碧琳琅馆丛书》《芋园丛书》《道藏举要》

① 薛清录. 中国中医古籍总目. 上海：上海辞书出版社，2007：37.

等书中。[①] 2006 年被纳入《中华再造善本》丛书，由北京图书馆出版社出版。

4.《三因极一病证方论》

《三因极一病证方论》，简称《三因方》，宋·陈言著，全书 18 卷，分证 180 门，载方 1050 余首，内容丰富。其分病因为内、外、不内外三因之说，对后世有很大影响。《三因极一病证方论》书中阐述"五运论""五运时气民病论""六气叙论"等内容，尤其针对年干、年支详细而具体地开列了治疗五运太过不及、六气司天所致病证的 16 首方剂，包括适应证、药物组成、剂量、剂型、炮制、煎服法，及六气方在一年六步中的药物加减法以符合各步主客气之不同。这种将运气治疗原则落实到具体方药的做法，丰富和发展了五运六气理论的治疗学说，所创 16 首方剂也被众多后世医书引用，广为流传。

现存版本主要有南宋刻本、元刻本、日本宽文二年壬寅（1662）刻本、日本元禄六年癸酉（1693）越后屋治兵卫刻本、日本元禄六年癸酉（1693）平安书林橘枝堂刻本、日本元禄刻本、日本文化七年庚午（1810）平安书林尚书堂刻本、日本文化十一年甲戌（1814）石田治兵卫刻本、清道光二十三年癸卯（1843）青莲花馆刻本、清竹溪书屋抄本、清长洲何钜抄本、清瑞竹堂抄本、清徐行抄本、1920（1927、1930、1934、1935）年上海文瑞楼石印本、1927（1934）年上海鸿章书局石印本、涵春堂刻本等，亦见载于《四库全书》。[②] 此外，还有 1957 年人民卫生出版社点校本，2007 年中国中医药出版社王象礼等校注本，2007 年人民卫生出版社王咪咪整理本等。

5.《医学启源》

《医学启源》，金·张元素著，据传是张元素为教导门人而作。书分三卷，上卷论脏腑、经脉、病因、主治心法等；中卷述《内经》主治备要及六气方治等；下卷为用药备旨。

张元素作为金元时期五运六气发展的代表性人物，其五运六气思想与成就主要体现在《医学启源·卷中》当中，他强调古今气运不同，病症所出各异，治疗不能墨守成规，把运气与脏腑疾病认识做了联系，并深入研究药物的阴阳、升降、浮沉、补泻的各种性能，发明药理，注重创新方剂，在治疗思想上强调"扶护元气"的意义，对后世医家产生重要影响。

现存版本主要有明嘉靖十一年壬辰（1532）安正堂刻本、明正德五年刻

① 薛清录. 中国中医古籍总目. 上海：上海辞书出版社，2007：37.

② 薛清录. 中国中医古籍总目. 上海：上海辞书出版社，2007：268.

本复制本、1995 年上海古籍出版社影印本等。[①] 此外，还有 1978 年人民卫生出版社任应秋点校本，2007 年中国中医药出版社郑洪新校注本等。

6.《素问玄机原病式》

《素问玄机原病式》，金 · 刘完素撰。该书是一部以阐述病因、病机为重点的著作。“原病式”为“推究诸病病原的程式”，主要针对《素问 · 至真要大论》的病机十九条，分析、整理、发挥、归纳为“五运主病”“六气为病”两大类，分别阐释。又自拟“诸涩枯涸，乾劲皴揭，皆属于燥”一条，示范性地说明以病气归于五运六气之化的原因和方法，拓展了五运六气之说。

现存版本主要有明嘉靖元年壬午（1522）刻本、明嘉靖六年丁亥（1527）刻本、明嘉靖七年戊子（1528）刻本、明嘉靖十四年乙未（1535）胡缵宗刻本、日本宽永七年庚午（1630）梅寿刻本、日本宽永七年庚午（1630）会通馆翻刻本、日本庆安四年辛卯（1651）东庵飨庭立伯校村上平休寺刻本、清康熙十六年丁巳（1677）聚文堂刻本、日本延宝五年丁巳（1677）武村新兵卫刻本、1956 年人民卫生出版社据金刻本影印本等。亦见载于《刘河间医学六书》《古今医统正脉全书》《四库全书》《丛书集成新编》中。[②]

此外，还有 1983 年人民卫生出版社曹公寿、宗全和注释本，1985 年中华书局排印本，1985 年江苏科学技术出版社孙桐校注本，1997 年辽宁科学技术出版社石学文点校本，2005 年人民卫生出版社孙洽熙、孙峰整理本，2007 年中国中医药出版社宋乃光点校本等。

7.《（新刊）图解素问要旨论》

《（新刊）图解素问要旨论》又称《内经运气要旨论》，金 · 刘完素著，元 · 马宗素编。本书专论五运六气，备述“圣经”（指《内经》）、“贤经”（达者之论）在运气方面的高见和妙用，为运气论述汇编性质的著作，是刘完素专为批驳“运气为惑人之说”或运气繁难等看法而著，是研究五运六气理论的重要参考资料之一。该书现存清抄本。[③]

8.《医学纲目 ·〈内经〉运气类注》

《医学纲目》，明 · 楼英著。《医学纲目》系综合性医书，全书共 40 卷，汇集明以前中医学术之大成，并结合个人见解分部论述，纲目清晰，资料丰富，内容包括阴阳脏腑、运气占候、各科病证诊治、针灸及调摄等，列有《运

---

① 薛清录. 中国中医古籍总目. 上海：上海辞书出版社，2007：34.

② 薛清录. 中国中医古籍总目. 上海：上海辞书出版社，2007：21.

③ 薛清录. 中国中医古籍总目. 上海：上海辞书出版社，2007：22.

气占候》《〈内经〉运气类注》诸篇。

《运气占候》“占”乃测之意，强调五运六气的预测能力，主要根据《内经》运气七篇原文对五运六气的“天道、气化、物候、病候”规律进行阐述。《〈内经〉运气类注》对运气七篇分类进行了注解发挥，分析缕细，颇有见地。

现存版本主要有明嘉靖四十四年乙丑（1565）曹灼刻本、明刻本、明抄本、1937 年上海世界书局铅印本、明世德堂刻本复制本等。[①] 此外，还有 1987 年人民卫生出版社高登瀛、鲁兆麟点校本，1996 年中国中医药出版社阿静等点校本，1996 年上海古籍出版社点校本等。

9. 《运气易览》

《运气易览》，明·汪机著，是明代早期对于五运六气的一次总结。汪机《运气易览》搜集历代各家运气理论，间以己见，对运气学说的传承起到积极作用。该书论以明理，图以揭要，歌诀便于记诵，语言通俗，深入浅出，是较为流行的运气初学之作。

汪机针对运气学说中的很多疑难问题提出相应的解答，或出于自身对五运六气的认识，或撷取他人研究之成果，多有发挥。他提出：读五运六气不应只限于一年一时，而应考虑百千年间运气的作用和规律，别世、运、会、元之律，实揭后世大司天理论之端倪。《运气易览·论五天五运之气》还转载了四则医案，结合岁气、岁运分析病情、加减方药，确使临证疗效得以提高。

现存版本主要有明嘉靖十二年癸巳（1533）刻本、清光绪石印本、1995 年上海古籍出版社影印本等，亦见载于《汪石山医书》《古今医统大全》中。[②]

10. 《类经》《类经图翼》

《类经》《类经图翼》，明·张介宾著。《类经》是将《素问》《灵枢》原文分门别类，重新编次而成，提纲挈领，便于学习。“类之者，以《灵枢》启《素问》之微，《素问》发《灵枢》之秘，相为表里，通其义也。”所加注释，融会各家注经，剖析疑义，颇多发明阴阳、运气之理，卷 23—28 列为运气类。

《类经图翼》采用图解形式，对《类经》注释中未能尽言其义者加以说明，“盖以义有深邃而言不能赅者，不拾以图，其精莫聚；图象虽显而意有未达者，不翼以说，其奥难窥”。成为研究和学习阴阳、五行、运气的重要参考资料。

---

① 薛清录. 中国中医古籍总目. 上海：上海辞书出版社，2007：889.

② 薛清录. 中国中医古籍总目. 上海：上海辞书出版社，2007：37－38.

现存版本主要有明天启四年甲子（1624）天德堂刻本、明天启金阊万贤楼刻本、明金阊童涌泉刻本、日本宽政三年辛亥（1791）刻本（无附翼）、清嘉庆四年己未（1799）金阊萃英堂刻本、清嘉庆四年己未（1799）刻本天德堂藏版、清道光二十年庚子（1840）宏道堂刻本、清光绪三十一年乙巳（1905）刻本、清致和堂刻本、清聚文堂刻本、清崇让堂刻本、清天德尚贤堂刻本、1919 年上海江东茂记书局石印本、日本据明天启四年刻本重刻本、1957 年人民卫生出版社据明金阊童涌泉刻本影印本等。[①] 此外，还有 1965 年人民卫生出版社排印本，1996 年陕西科学技术出版社王玉生评注本，1997 年中国中医药出版社郭洪耀等校注本，2005 年学苑出版社孙国中、方向红点校本等。

11.《医学穷源集》

《医学穷源集》，明·王肯堂著，殷宅心编。缘“知圣经运气之说，为审证之捷法，疗病之秘钥”，另撰《医学穷源集》六卷，倡“运气之说为审证之捷法”。该书前二卷为运气图说，系王肯堂本人所撰。后四卷是殷宅心整理的殷氏本人及其他门人记录的王氏医案。医案以就诊年的岁运归类，合计 14 年 112 病案，是以气运分析病情、指导处方用药的珍贵史料。

《医学穷源集》病案部分的写作体例，均首标年干支，下注司天、岁运、在泉，气化类型，尺寸脉应；后标主客六气及主运五运。其后，另行书写病例，记其姓氏、年龄、病证，以“案”字示诊断，下列处方；处方之后加辑者按语，以“释”字标明。每换方一次，记录服药后的反应，脉证变化及处方，再加释语，直至痊愈。从其病案实例可窥见王肯堂应用五运六气理论指导诊断、治疗之一斑，足为临证借鉴。

现存版本主要有清嘉庆十三年戊辰（1808）刻本吟香书屋藏板、清嘉庆二十二年丁丑（1817）书业堂刻本等。[②]

12.《运气商》

《运气商》，明·徐亦穉撰，刻于崇祯七年甲戌（1634）。徐亦穉，字季孺，浙江杭州人，生平事迹不详，仅知其幼习儒学，后弃举业而修研《内经》，又为佛家居士。

《运气商》为徐亦穉研习《内经》运气之学的商悟之作，发明运气之理，

---

① 薛清录. 中国中医古籍总目. 上海：上海辞书出版社，2007：7.

② 薛清录. 中国中医古籍总目. 上海：上海辞书出版社，2007：795.

阐扬运气病机治法之要，参时审证变通立方，以十二则亲身治验商讨临证之效，对五运六气的理论理解、临床应用颇有独到之处。

现存版本主要有明崇祯刻本。[①] 另有2009年中医古籍出版社影印本。

13.《医宗金鉴》

《医宗金鉴》，清·吴谦等主编，是清代乾隆年间由政府组织编写的大型医学丛书，刊于1742年。全书采辑自《内经》至清代诸家医书，“分门聚类，删其驳杂，采其精粹，发其余蕴，补其未备”（见卷首奏疏），以内容丰富、编次清晰、论述扼要、选方平稳、注重临证、便于记忆著称，切合实用，易学易用，曾用作太医院教本。

其中所载《运气要诀》一卷，以图文并茂、歌诀加注的形式，概括阐述五运六气造化之理，为后世所重视，流传甚广。其特点是：以歌诀为纲，图文并用，言简意赅，易于理解、记忆；重视客运、客气对疾病的影响，强调知常而达变；将五运、六气所见病状进行合并归纳，简捷清晰，易于初学者临证按图索骥。

现存版本主要有清乾隆七年壬戌（1742）内府稿本、清乾隆武英殿聚珍本、清乾隆吴经元堂重刻本、清道光四年甲申（1824）云南刻本、清同治光绪间刻本、清光绪二年丙子（1876）江西书局刻本、清光绪四年戊寅（1878）潘氏敏德堂刻本、清光绪九年癸未（1883）扫叶山房刻本、清光绪十七年辛卯（1891）文远堂刻本、清光绪十八年壬辰（1892）上海五彩书局铅印本、清光绪十八年壬辰（1892）上海图书集成印书局铅印本、清光绪二十二年丙申（1896）上海同仁馆石印本、清光绪二十八年壬寅（1902）上海醉六堂石印本、清光绪二十九年癸卯（1903）上海经香阁石印本、清光绪二十九年癸卯（1903）上海飞鸿阁书林石印本、清光绪三十二年丙午（1906）上海锦章书局石印本、清光绪三十二年丙午（1906）上海有益斋石印本、清光绪三十二年丙午（1906）上海文新书局石印本、清光绪蜀都会友堂刻本、清宣统元年己酉（1909）铸记书局石印本、清宣统元年己酉（1909）章福记书局石印本、清宣统元年己酉（1909）简青斋书局石印本、清宣统三年辛亥（1911）上海文盛书局石印本、清三让堂刻本、清经元堂刻本、清宝仁堂刻本、清善成堂刻本、清聚奎堂刻本、清刻本尊经阁藏板、1912（1949）年上海商务印书馆铅印本、1916（1934）年上海锦章书局石印本、1919（1925、1929）年上海

---

① 薛清录．中国中医古籍总目．上海：上海辞书出版社，2007：38.

鸿宝斋书局石印本、1922（1949）年上海中华图书馆石印本、1922（1949）年上海文化书局石印本、1923年成文厚书局石印本、1929年上海昌文书局石印本、1929年上海校经山房石印本、1936年中国医药书局铅印本、1939（1942）年上海鸿文书局石印本、1943年沈阳艺光书店铅印本、1943年上海广益书局石印本、民国上海大成书局石印本、民国上海启新书局石印本、民国闽沪明怡斋石印本、民国铅印本、1957（1980）年人民卫生出版社据清乾隆聚珍版影印本等。亦收载于《四库全书》中。[①]

此外，还有1963、1982年人民卫生出版社武英殿版排印本，1994年中国中医药出版社闫志安、何源校注本，1995年中医古籍出版社刘国正校注本，2006年人民卫生出版社郑金生整理本等。

14.《世补斋医书》

《世补斋医书》，清·陆懋修（九芝）著。其对于五运六气理论的论述主要集中在《六气大司天》上下篇，《内经运气病释》《内经运气表》《时病气候决病法》等。

《六气大司天》上下篇专论六气司天、六气大司天，完善了运气的大司天理论。类似司天、在泉之气各统上下半年而随年支轮替，"大司天"是指气候的"六十年一周"，客气逐三十年而更替，第360年轮替往复。陆懋修强调六气司天的重要意义，认为欲明"前人治法，必先明六气司天之为病"。书中还附有大司天三元甲子考，颇有参考价值。

现存版本主要有稿本、清光绪十年甲申（1884）刻本（前集）、清光绪10年甲申（1884）刻本光绪十二年山左书局重印本（前集）、清宣统二年庚戌（1910）陆润庠刻本（后集）、1912—1914年上海江东书局石印本、1931年上海中医书局铅印本等。[②] 点校本主要为1999年中国中医药出版社出版的《陆懋修医学全书》。

15.《松峰说疫》

《松峰说疫》，清·刘奎撰。刘奎，字文甫，自号松峰山人，山东诸城人，约生于清雍正末年，卒于嘉庆初年。刘奎精研医经、医术，博采历代防治瘟疫之方、论，上源《内经》运气之说，下宗吴又可《瘟疫论》，撰成《松峰说疫》一书。

---

① 薛清录．中国中医古籍总目．上海：上海辞书出版社，2007：929－930.

② 薛清录．中国中医古籍总目．上海：上海辞书出版社，2007：952－953.

该书总分瘟疫、寒疫、杂疫三类，首倡瘟疫统治八法（解毒、针刮、涌吐、罨熨、助汗、除秽、宜忌、符咒），且本于五运六气，探讨疫病的诊疗，阐述三年化疫之说。

现存版本主要有清嘉庆四年己未（1799）刻本本衙藏板、清道光刻本、清咸丰刻本、清两衡堂刻本、清解经书屋刻本、抄本、日本抄本等。亦见载于《说疫全书》。[①] 此外，还有 1987 年人民卫生出版社张灿玾等点校本，2003 年学苑出版社海陵、李顺保校注本等。

① 薛清录. 中国中医古籍总目. 上海：上海辞书出版社，2007：485－486.

目 录

第一章　五运六气总论

明·汪机《运气易览》

运气说

五运六气之说，不见于儒者之六经，而见于医家之《素问》。夫《素问》乃先秦古书，虽未必皆黄帝、岐伯之言，然秦火已前，春秋战国之际，有如和、缓、秦越人辈，虽甚精于医，其察天地五行之用，未能若是精密也。则其言虽不尽出于黄帝、岐伯，其旨亦必有所从受矣。且夫寒、湿、暑、燥、风、火者，天之阴阳，三阴三阳上奉之；木、火、土、金、水者，地之阴阳，生长化收藏下应之。而五运行于其间，则五行之化气也。天数终于五，六居之；地数终六，七居之，戊己土也，化气必以五六，故甲己化土而居于其首；土生金，故乙庚次之；金生水，故丙辛次之；水生木，故丁壬次之；木生火，故戊癸次之，此化气之序也。地之三阴三阳，亦五行耳，而火独有二，五行之妙理也。盖木旺于东，火旺于南，金旺于西，水旺于北，而土旺于四维。戊附于戌而在乾，己附于辰而在巽，而未之对冲在丑，故辰戌丑未寄旺之位也。未在西南，其卦为坤，其时为长夏，以其处四时之中，《吕氏月令》为之中央。

假如太角木壬之化为启坼而变为摧拉，太徵火戊之化为喧燠而变为炎烈，正化之为变者然也。少角木丁，木气不足，清胜而热复；少徵癸火，火气不足，寒胜而雨复，邪化之为复者然也。寒甚而为阳焰，是为火郁；热甚而为凄清，是为金郁，抑而不伸者然也。水郁而发则为冰雹，土郁而发则为飘骤，郁而怒起者然也。风淫所甚则克太阴，热淫所胜则克阳明，凌其所胜者然也。相火之下，水气承之，湿土之下，风气承之，极则有反者然也。然摧拉之变不应，普天悉皆大风；炎烈之变不应，薄海悉皆燔灼；清气之胜不应，宇宙无不明沽；雨气之复不应，山泽无不蒸溽。郁也，发也，淫也，承也，其理皆然。凡此者，其应非有候，其至非有期，是以可知而不可必也。其应非有候，则有不时而应者矣。其至非有时，则有卒然而至者矣。是故千里之远，其变相似者有之。百里之近，其变不同者亦有之。即其时当其处，随其变而占焉，则吉凶可知，况《素问》所以论天地之气化者，将以观其变而救民之疾也。夫大而天地，小而人之一身，五行之气皆在焉。天地之气，有常无变，则人亦和平而无灾。天地之气，变而失常，则疾疠之所从出也。是故木气胜，则肝以实病，脾以虚病；火气胜，则心以实病，肺以虚病，此医者所能致察，儒者不得其详也。至于官天地、理阴阳、顺五行，使冬无愆阳，夏无伏阴，秋无苦雨，春无凄风，和平之气，行于两间，国无水旱之灾，民无妖孽之疾，此儒者所当致察，医宗未必能知也。《素问》亦略言之矣。

五行之精，是为五纬，与运气相应，有岁星、有畏星，以此察其行之逆顺，而占其吉凶。然必曰德者福之，过者罪之，则是运气之和平，而为休祥，有德者召之也；运气之乖戾，而为疾凊，有过者致之也。虽然其说略而未详，吾儒之经则详矣。《洪范》《九畴》，始于五行，终于皇极，终于五福、六极。圣人建极于上，以顺五行之用，是以天下之民，有五福而无六极，有五福皆可以康谧矣，无六极皆免于疾病矣。此其道固有行乎运气之外者，是谓大顺。成周之时尝见之，由庚之诗作①而阴阳得由其道，华黍之诗作而四时不失其和，由仪之诗作而万物各得其宜，此建皇极，顺五行，使民有五福而无六极之验矣。是故《素问》方伎之书，《洪范》则圣人经世之大法也。知有《素问》，不知有《洪范》，方伎之流也。知有《洪范》，不知有《素问》，儒者何病焉！

《运气易览·卷之一·运气说》

明·王肯堂《医学穷源集》

运气总论

在昔洪荒肇启，历度未彰，天以无心而成化，人以顺受而得正。沿至轩皇，风气渐开，疾疢间作，乃警乃咨，延访廷臣，惟岐伯、雷公、鬼臾区诸贤圣不惮烦赜，缕述条陈，而五运六气之说以明。如六节藏象、天元纪、五运行、六微旨、六元正纪、气交变、至真要、五常政诸论，连篇累幅，旨深词奥，其间正变、盛衰之义，不下千百条。愚者昧焉，废而不讲，而拘墟之流，

① 由庚之诗作：《诗经·小雅》篇名。南陔、白华、华黍、由庚、崇丘、由仪六篇，有篇名而无文辞，又称“笙诗”。

执其一端，不能会通，用多窒凝。是皆未达运气之大旨，而徒事枝节之末务者也。

经曰：得其要者，一言而终；不知其要，流散无穷。然则欲穷运气之说，当求至简至要之方矣。经曰：有余而往，不足随之；不足而往，有余从之。言气运之迭为消长也。未至而至，此谓太过，则薄其所不胜，而乘其所胜，命曰气淫。至而不至，此谓不及，则所胜妄行，而所生受病，所不胜薄之，命曰气迫。太过、不及之外，复有平气之纪，盖太过有制，不及得助也。然太过之岁，其气专一，即非有制，而施其正化，不必致疾。惟亢则害，斯承乃制耳。不及之岁，胜己者来兼化，其气较弱，又且驳杂不纯，其生变也较太过之岁为多。和则为化、为政，气之常也；不和则为胜、为复，气之变也。胜甚则复甚，胜微则复微。岁运太过，则运星北越，畏星失色而兼其母气相得，则各行以道。不及，则包兼其所不胜。太者之至，徐而常；少者之至，暴而亡。《六元正纪大论》曰：天气不足，地气随之；地气不足，天气从之。运居其中而常先也，恶所不胜，归所和同，随运归从而生其病也，故上胜则天气降而下，下胜则地气迁而上。胜多少而差其分，微者小差，甚者大差，甚则位易气交易，则大变生而病作矣。《大要》曰：甚纪五分，微纪七分，其差可见，此之谓也。

数之始，起于上而终于下，岁半之前，天气主之；岁半之后，地气主之；上下交互，气交主之。谓司天主上半年，在泉主下半年，中运主三气、四气之交也。夫六气之用，各归不胜而为化，故太阴雨化，施于太阳；太阳寒化，施于少阴；少阴热化，施于阳明；阳明燥化，施于厥阴；厥阴风化，施于太阴。各命所在之方月征之：风温春化同，热曛夏化同，燥清烟露秋化同，云雨昏埃长夏化同，寒气霜雪冰冬化同。胜与复同。其岁有不病而脏气不应不用者，天气制之，气有所从也。火司天而金从木眚①，木司天而土从水眚，水司天而火从金眚，金司天而木从土眚，土司天而水从火眚，亦惟岁气弱而天气强为然，否则，不必尔矣。主胜逆，客胜从，高者抑之，下者举之，有余者折之，不足者补之，佐以所利，和以所宜，必安其主客，适其寒温，同者逆之，异者从之。六气之胜，则所胜者伤，脏气应焉，复亦如之。胜复之作，动不当位，或后时而至，衰盛异也。寒暑温凉，盛衰之用，其在四维，差凡三十度也。胜气未尽，复而再胜；复气未尽，胜而再复，必相当而后已。

---

① 眚（shěng）：疾病，疾苦。《国语·楚语下》：“夫谁无疾眚，能者早除之。”又为灾异。《后汉书·杨震传》：“上天降威，实眚屡作。”

五郁之见，皆有先兆：土郁之发，云横天山，蜉蝣生灭，其气四；金郁之发，山泽焦枯，土凝霜卤，其气五；水郁之发，太虚深玄，气犹麻散，微见而隐，色黑微黄；木郁之发，长川草偃，柔叶呈阴，松吟高山，虎啸岩岫；火郁之发，华发水凝，山川冰雪，焰阳午泽，其气四。木发无时，水随火也。然此亦惟五运之郁如是。若兼齐二化，及六气之胜复，则不能拘定。盖胜气多属前三气，复气多属后三气。或亦有待主客之气而发者，所谓当其时则甚也。胜为本年天度之灾变，其机难测。复则可操券而待矣。主客之气，虽胜无复，时过则已，谓六步之转换也。

运气相临，不期而至，验之之法，无过天星、脉应、物产、气候数者。水曰辰星，火曰荧惑，木曰岁星，金曰太白，土曰镇星，气盛则明，衰则暗。厥阴之至其脉弦，少阴之至其脉钩，太阴之至其脉沉，少阳之至大而浮，阳明之至短而涩，太阳之至大而长。至而至者，和；至而不至，来气不及；未至而至，来气有余也。木应肝，其主目，其谷麻，其果李，其实核，其虫毛，其畜鸡，其色苍，其味酸，其应角。火应心，其主舌，其谷麦，其果杏，其实络，其虫羽，其畜羊，其色赤，其味苦，其音徵。土应脾，其主口，其谷稷，其果枣，其实肉，其虫倮，其畜牛，其色黄，其味甘，其音宫。金应肺，其主鼻，其谷稻，其果桃，其实壳，其虫介，其畜马，其色白，其味辛，其音商。水应肾，其主二阴，其谷豆，其果栗，其实濡，其虫鳞，其畜彘，其色黑，其味咸，其音羽。木应春，其气端，其用曲直，其化生荣，其政发散，其候温和，其令风。火应夏，其气高，其用燔灼，其化蕃茂，其政明曜，其候炎暑，其令热。土应长夏，其气平，其用高下，其化丰满，其政安静，其候溽蒸，其令湿。金应秋，其气洁，其用散落，其化坚敛，其政劲肃，其候清切，其令燥。水应冬，其气明，其用沃衍，其化凝坚，其政流演，其候凝肃，其令寒。气平则各应其所属，盛则兼其所胜，衰则兼所不胜焉。

六气之化，配乎五运，故少阴不司岁运之气化，亦以君火为万化之本，尊无不统，不屑于纪岁也。然六步之中，未尝不分司其事。第热之与火，微分浅深。少阴所至，为暄，为舒荣，为形见，为热生，为飞羽。少阳所至，为炎暑，为行出，为蕃鲜，为火生，为薄翼。君位臣则顺，臣位君则逆。君火以明，相火以位，为稍异焉耳。即此以观，生克制化之理，盈余消息之几，可微会而得，若求其病之迹象与证之繁琐，当更考《本经》原文，而潜心探索之，尺幅之中未能遍及也。

《医学穷源集·卷二·运气总论》

第二章　五运六气基础知识

第一节　五　行

一、五行总论

明·王肯堂《医学穷源集》

五行论

天地非阴阳不化生，阴阳非五行不统备。五行者，阴阳之精气，积而成形成象者也。《河图》之序，天一生水，地六成之；地二生火，天七成之；天三生木，地八成之；地四生金，天九成之；天五生土，地十成之。五行始于水者，万物之生，皆由一点真水以为化原。观于胎化卵育之际，可悟其理。土虽后生，而土即地也，地有生成五行之德，则土不为后矣。序次既立，盛衰自分。《六元正纪》云：寒化一，寒化六，灾三宫，灾五宫，其数莫不由之。惟土言五而不言十者，天地之数始于一而终于九，故不言成数也。

以五方言之，则东木、南火、西金、北水、中土。以四时言之，则春木、夏火、秋金、冬水，土寄王于四季之月。以十干言之，甲乙木、丙丁火、戊己土、庚辛金、壬癸水。以十二支言之，寅卯木、巳午火、申酉金、亥子水、辰戌丑未土。

五之而阴阳分位，十之而阴阳各配。故精浮于上，则为五星；化行于天，则为六气。以至五帝、五神、五德、五典、五谷、五果、五音、五色、五臭、五味，无非应乎五行者。其相生之序，则水生木，木生火，火生土，土生金，金生水。其相克之序，则水克火，火克金，金克木，木克土，土克水。是以天地之造化无穷，阴阳之运行不过也。

夫生克之理，人所共知，而生中有克、克中相成之义，未易明也。如水本生木，而水盛木漂，木盛水涸；木本生火，而木盛火遏，火盛木烬；火本生土，而火盛土热，土盛火灭；土本生金，而土盛金埋，金盛土竭；金本生水，而金盛水涩，水盛金溺，相生反以相贼。水性泛溢，土克之而堤防成，水始安澜；火性炎熇，水克之而既济见，火无猖獗；木性卷曲，金克之而栋梁兴，木无樗散；金性顽钝，火克之而钟鼎作，金无沙砾；土性漫衍，木克之而华实盈，土无旷废，相克转以相成。生克循环，机缄日辟，而其中又有互藏并育之妙焉。如金能生水，而水亦产金；水能生木，而木中有水；木能生火，而火中有木；火能生土，而土亦生火；土能生金，而金亦兼土，是母生子，子反哺之义也。他如甘泉具于土中，阴火然于海滏，黄金成于丹砂，汞铅炼于果实，烟焰发于钻燧，一行各呈其材，而五行互彰其用，子母相养，祖孙一气，己所生者生之，己所克者亦生之，克己与生己者亦无不有以生之。

顺其则者，五行之性情；变而化者，五行之作用也。人之脏腑应乎五行，偶有偏胜，当复中和。苟不深察其生克相资、交互相养之理，而以水济水，以火胜火，吾恐其毒世而祸民也已！

《医学穷源集·卷一·五行论》

明·张介宾《类经图翼》

五行统论

五行者，水、火、木、金、土也。五行即阴阳之质，阴阳即五行之气，气非质不立，质非气不行。行也者，所以行阴阳之气也。朱子曰：五行质具于地而气行于天。其实，元初只一太极，一分为二，二分为四。天得一个四，地得一个四，又各有一个太极行乎其中，便是两其五行而已。故河图、洛书具阴阳之象，分左右中前后以列五行生成之数焉。先儒曰：天地者，阴阳对待之定体；一二三四五六七八九十者，阴阳流行之次序。对待非流行不能变化，流行非对待不能自行，此五行所以流行于天地中而为用也。故大挠察天地之阴阳，立十干、十二支以著日月之象。十干以应日，天之五行也，甲阳乙阴为木，丙阳丁阴为火，戊阳己阴为土，庚阳辛阴为金，壬阳癸阴为水；十二支以应月，地之五行也，子阳亥阴曰水，午阳巳阴曰火，寅阳卯阴曰木，申阳酉阴曰金，辰戌阳丑未阴曰土。

干支出而六甲成，运气分而时序定。所谓天地相临，阴阳相合，而生成之道存乎其中。故五行之化无乎不在，精浮于天则为五星，水曰辰星，火曰荧惑，木曰岁星，金曰太白，土曰镇星。形成于地则为五方，水位于北，火位于南，木位于东，金位于西，土位于中。其为四时，则木王于春，火王于夏，金王于秋，水王于冬，土王于四季。其为六气，则木之化风，火之化暑与热，土之化湿，金之化燥，水之化寒。其为名目，则水曰润下，火曰炎上，木曰曲直，金曰从革，土爰稼穑。其为功用，则水主润，火主熯，木主敷，金主敛，土主溽。其为形体，则水质平，火质锐，木质长，金质方，土质圜。其为赋性，则水性寒，火性热，木性温，金性清，土性蒸。其为五帝，则木曰太皞，火曰炎帝，土曰黄帝，金曰少皞，水曰颛顼。其为五神，则木曰勾芒，火曰祝融，土曰后土，金曰蓐收，水曰玄冥。其为五则，则火以应衡，水以应权，木以应规，金以应矩，土以应绳。至若五谷、五果、五畜、五音、五色、五臭、五味、五脏之类，无非属于五行也。

又如五行气数之异，阴阳之辨，亦有所不同者。若以气言时之序，则曰木、火、土、金、水，如木当春令为阳稚①，火当夏令为阳盛，金当秋令为阴稚，水当冬令为阴盛，是木火为阳，金水为阴也。若以数言生之序，则曰水、火、木、金、土，如天一生水为阳稚，天三生木为阳盛，地二生火为阴稚，地四生金为阴盛，是水木为阳，而火金为阴也。此外如《洛书》、《乐律》、刘向、班固等，义序各不同，无非变化之道，而运用之机，亦无过生克之理耳。故自其相生者言，则水以生木，木以生火，火以生土，土以生金，金以生水。自其相克者言，则水能克火，火能克金，金能克木，木能克土，土能克水。自其胜复者言，则凡有所胜，必有所败，有所败，必有所复。母之败也，子必救之。如水之太过，火受伤矣，火之子土，出而制焉；火之太过，金受伤矣，金之子水，出而制焉；金之太过，木受伤矣，木之子火，出而制焉；木之太过，土受伤矣，土之子金，出而制焉；土之太过，水受伤矣，水之子木，出而制焉。

盖造化之机，不可无生，亦不可无制。无生则发育无由，无制则亢而为害。生克循环，运行不息，而天地之道，斯无穷已。第人知夫生之为生，而不知生中有克；知克之为克，而不知克中有用；知五之为五，而不知五者之中，五五二十五，而复有互藏之妙焉。所谓生中有克者，如木以生火，火胜则木乃灰烬；火以生土，土胜则火为扑灭；土以生金，金胜则土无发生；金以生水，水胜则金为沉溺；水以生木，木胜则水为壅滞。此其所以相生者，实亦有所相

---

① 稚（zhì）："穉"的简体。幼小。

残也。所谓克中之用者，如火之炎炽，得水克而成既济之功；金之顽钝，得火克而成煅炼之器；木之曲直，得金克而成芟削之材；土之旷墁，得木克而见发生之化；水之泛滥，得土克而成堤障之用。此其所以相克者，实又所以相成也。而五常之德亦然，如木德为仁，金德为义，火德为礼，水德为智，土德为信。仁或失于柔，故以义断之；义或失于刚，故以礼节之；礼或失于拘，故以智通之；智或失于诈，故以信正之。是皆生克反用之道也。

所谓五者之中有互藏者，如木之有津，木中水也；土之有泉，土中水也；金之有液，金中水也；火之熔物，火中水也。夫水为造化之原，万物之生，其初皆水，而五行之中，一无水之不可也。火之互藏，木钻之而见，金击之而见，石凿之而见；惟是水中之火，人多不知，而油能生火，酒能生火，雨大生雷，湿多成热，皆是也。且火为阳生之本，虽若无形，而实无往不在，凡属气化之物，非火不足以生，故五行之中，一无火之不可也。土之互藏，木非土不长，火非土不荣，金非土不生，水非土不畜，万物生成，无不赖土，而五行之中，一无土之不可也。木之互藏，生于水，植于土，荣于火，成于金。凡发生之气，其化在木。即以人生而言，所衣所食皆木也，得木则生，失木则死，故曰人生于寅，寅者阳木之位也。由人而推，则凡动植之类，何非阳气？而又何非木化？此五行万物之中，一无木之不可也。金之互藏，产于山石，生诸土也；淘于河沙，隐诸水也；草有汞，木有鑞①，藏于木也；散可结，柔可刚，化于火也。然金之为用，坚而不毁，故《易》曰：乾为金。夫乾象正圆，形如瓜卵，柔居于中，刚包乎外，是以天愈高而愈刚，地愈下而愈刚。故始皇起坟骊山，深入黄泉三百丈，凿之不入，烧之不毁。使非至刚之气，真金之体，乃能若是其健而运行不息乎？故凡气化之物，不得金气，无以坚强。所以皮壳在外而为捍卫者，皆得乾金之气以固其形。此五行万物之中，一无金之不可也。

由此而观，则五行之理，交互无穷。故甲丙戊庚壬，天之阳干也，而交于地之子寅辰午申戌；乙丁己辛癸，天之阴干也，而交于地之丑亥酉未巳卯。天地五行挨相交配，以天之十而交于地之十二，是于五行之中，各具五行，乃成六十花甲；由六十花甲而推于天地万物，其变可胜言哉！然而变虽无穷，总不出乎阴阳；阴阳之用，总不离乎水火。所以天地之间，无往而非水火之用。欲以一言而蔽五行之理者，曰：乾坤付正性于坎离，坎离为乾坤之用耳。

《类经图翼·一卷·五行统论》

---

① 鑞（là）：铅锡合金，可焊接金属，亦可制造器物，也叫“白鑞”或“锡鑞”。

二、五行比类

《素问》

五运行大论

帝曰：寒、暑、燥、湿、风、火，在人合之奈何？其于万物，何以生化？岐伯曰：东方生风，风生木，木生酸，酸生肝，肝生筋，筋生心。其在天为玄，在人为道，在地为化。化生五味，道生智，玄生神，化生气。神在天为风，在地为木，在体为筋，在气为柔，在藏为肝。其性为暄，其德为和，其用为动，其色为苍，其化为荣，其虫毛，其政为散，其令宣发，其变摧拉，其眚为陨，其味为酸，其志为怒。怒伤肝，悲胜怒；风伤肝，燥胜风；酸伤筋，辛胜酸。

南方生热，热生火，火生苦，苦生心，心生血，血生脾。其在天为热，在地为火，在体为脉，在气为息，在藏为心。其性为暑，其德为显，其用为躁，其色为赤，其化为茂，其虫羽，其政为明，其令郁蒸，其变炎烁，其眚燔焫，其味为苦，其志为喜。喜伤心，恐胜喜；热伤气，寒胜热；苦伤气，咸胜苦。

中央生湿，湿生土，土生甘，甘生脾，脾生肉，肉生肺。其在天为湿，在地为土，在体为肉，在气为充，在藏为脾。其性静兼，其德为濡，其用为化，其色为黄，其化为盈，其虫倮，其政为谧，其令云雨，其变动注，其眚淫溃，其味为甘，其志为思。思伤脾，怒胜思；湿伤肉，风胜湿；甘伤脾，酸胜甘。

西方生燥，燥生金，金生辛，辛生肺，肺生皮毛，皮毛生肾。其在天为燥，在地为金，在体为皮毛，在气为成，在藏为肺。其性为凉，其德为清，其用为固，其色为白，其化为敛，其虫介，其政为劲，其令雾露，其变肃杀，其眚苍落，其味为辛，其志为忧。忧伤肺，喜胜忧；热伤皮毛，寒胜热；辛伤皮毛，苦胜辛。

北方生寒，寒生水，水生咸，咸生肾，肾生骨髓，髓生肝。其在天为寒，在地为水，在体为骨，在气为坚，在藏为肾。其性为凛，其德为寒，其用为藏，其色为黑，其化为肃，其虫鳞，其政为静，其令霰雪，其变凝冽，其眚冰雹，其味为咸，其志为恐。恐伤肾，思胜恐；寒伤血，燥胜寒；咸伤血，甘胜咸。

五气更立，各有所先，非其位则邪，当其位则正。

《素问·五运行大论》

明·孙一奎《医旨绪余》

问五行金木水火土之义

生生子曰：夫五行者，一水、二火、三木、四金、五土，咸有所也，何以然？《素问》运气曰：水之为言润也，阴气濡润，任养万物也。火之为言化也，阳在上，阴在下，燬①然盛而化生万物也。木之为言触也，阳气触动，冒地而生地。金之为言禁也，阴气始，禁止万物而揫敛。土之为言吐也。含吐万物，将生者出，将死者归，为万物家。

水生于一。《灵枢经》曰：太一者，水之尊号。一，数之始也。天地未分，万物未成之初，莫不先见于水，先地之母，后万物之源。以今验之，则草木子实未就，人虫胎卵胚胎皆水也，故天一生水。一，阳数也；子，北方水之位也。子者，阳生之初，故水曰一。地二生火。二，阴数也；午，南方火之位也。午者，阴生之初，故火曰二。天三生木。三，奇之数；木居东，东亦阳也，故木曰三。地四生金。四，偶之数；金居西，西亦阴也，故金曰四。天五生土。五者，奇之数，亦阳也；土应西南长夏，故土曰五。

以上下左右合而观之，卒莫不有一定之理，而人身应之。午位居上，故火旺于午，在人以心应之，故心居上。子位居下，水旺于子，在人以肾应之，故肾居下。卯位居左，木旺于卯，在人以肝应之，故肝居左。酉位居右，金旺于酉，在人以肺应之，故肺居右。中者，土位，土居未，在人以脾胃应之，故脾胃居中。此五行不易之定位也。观五行一定之理，则火不在下部，尤可见矣。

《医旨绪余·卷上·问五行金木水火土之义》

清·吴谦《医宗金鉴》

五行德政令化灾变歌

木德温和政舒启，其令宣发化生荣，其变烈风云物飞，其灾摧拔殒落零。

【注】木主春，故其德温暖柔和也。春气发，故其政舒展开启也。春气升，故其令宣发也。春主生，故其化生荣也。春主风，故其变烈风而云物飞

① 燬（huǐ）：烈火；焚烧。

扬，此风之胜也。木胜不已，则为摧折拔殒，散落飘零之灾也。

火德彰显化蕃茂，其令为热政曜明，其变灾烈水泉涸，其灾焦灼萎枯形。

【注】火主夏，故其德彰著昭显也。夏主长，故其化蕃秀茂盛也。夏阳盛，故其令热也。夏阳外，故其政光明显曜也。夏主热，故其变炎光赫烈而水泉干涸，此热之胜也。火胜不已，则为万物焦灼，草萎木枯之灾也。

土德溽蒸政安静，其令云雨其化丰，其变阴埃震骤注，其灾霖雨岸堤崩。

【注】土主长夏，故其德溽蒸热也。土主静，故其政安静也。长夏气濡，故其令云雨也。土气厚，故其化万物丰备也。长夏主湿，故其变阴晦烟埃震雷，骤注暴雨，此湿之胜也。土胜不已，则为久霖淫雨，溃岸崩堤之灾也。

金德清洁政劲切，其化紧敛令露膏，其变肃杀霜早降，其灾苍干草木凋。

【注】金主秋，故其德清凉皎洁也。秋气肃，故其政肃劲齐切也。秋主收，故其化紧收敛缩也。秋主露，故其令露膏万物也。秋主燥，故其变肃寒早霜杀物，此燥之胜也。金胜不已，则为苍枯，草木凋零之灾也。

水德凄沧政坚肃，其化清谧其令寒，其变凛冽寒太甚，其灾冰雹霜雪连。

【注】水主冬，故其德凄沧而寒也。冬气固，故其政坚凝肃劲也。冬主藏，故其化清冷静谧也。冬主寒，故其变凛冽，寒气太盛，此寒之胜也。水胜不已，则为冰雪霜雹之灾也。

《医宗金鉴· 卷三十五·运气要诀·五行德政令化灾变歌》

三、五行生克

宋·刘温舒《素问运气论奥》

论五行生死顺逆

五行相生相克，其理昭然。十干，十二支，五运六气，岁月日时，皆自此立，更相为用。在天则为气，寒、暑、燥、湿、风；在地则成形，金、木、水、火、土；形气相感而化生万物，此造化生成之大纪也。原其妙用，可谓无穷矣。

木主于东，应春。木之为言，触也，冒也。阳气触动，冒地而也生。水流趋东，以生木也。木上发而复下，乃自然之质也。

火主于南，应夏。火之为言，化也，燬也。阳在上，阴在下，燬然盛而变化万物也。钻木作火，木所生也。然火无正体，体本木焉。出以应物，尽而复入，乃自然之理也。

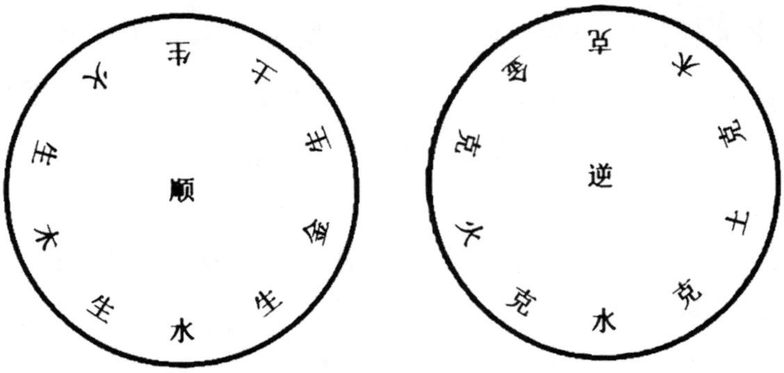

图 2－1　《素问运气论奥》五行生死顺逆之图

金主于西，应秋。金之为言，禁也。阴气始，禁止万物而揫[①]敛。披沙拣金，土所生也。生于土而别于土，乃自然之形也。

水主于北，应冬。水之为言，润也。阴气濡润，任养万物也。水西而东，金所生也。水流曲折，顺而下达，乃自然之性也。

土主于中央，兼位西南，应于长夏。土之为言，吐也。含吐万物，将生者出，将死者归，为万物家。故长于夏末，火所生也。土或胜水，水乃反一，自然之义也。

其相克者，子能为母复仇也。木克土，土之子金，反克木；木之子火，反克金；金之子水，反克火；火之子土，反克水；水之子木，反克土也。互能相生，乃其始也；互能相克，乃其终也，皆出乎天之性也。强可攻弱，土得木而达；实可胜虚，水得土而绝；阴可消阳，火得水而灭；烈可敌刚，金得火而缺；坚可制柔，木得金而伐。故五者流行而更转，顺则相生，逆则相克，如是各各为用，以成其道而已。

《素问运气论奥·卷上·论五行生死顺逆第一》

清·吴谦《医宗金鉴》

五行质气生克制化歌

天地阴阳生五行，各一其质各一气，质具于地气行天，五行顺布四时序。木火土金水相生，木土水火金克制，亢害承制制生化，生生化化万物立。

① 揫：聚，集聚。

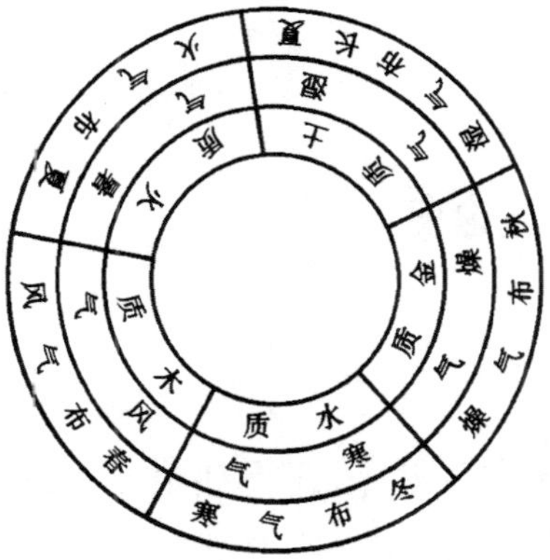

图 2－2　《医宗金鉴》五行图

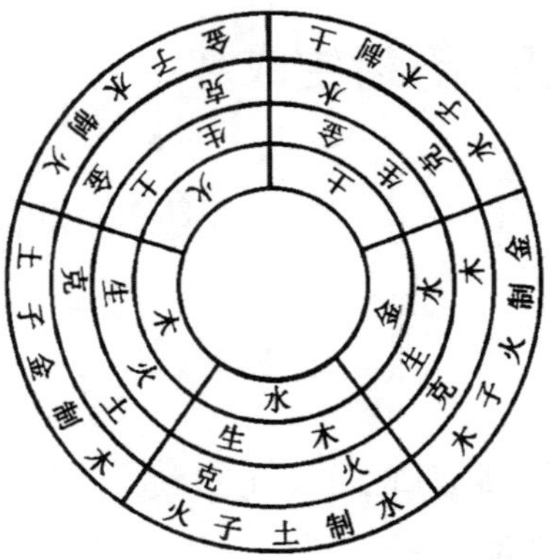

图 2－3　《医宗金鉴》五行生克制化图

【注】天地既立，而阴阳即在天地之中，阳动而变，阴静而合，生五行也。天一生水，地六成之；地二生火，天七成之；天三生木，地八成之；地四生金，天九成之；天五生土，地十成之，是五行各一其质也。东方生木，木之气风；南方生火，火之气热；中央生土，土之气湿；西方生金，金之气燥；北方生水，水之气寒，是五行各一其气也。在地曰木，在天曰风；在地曰火，在天曰热；在地曰土，在天曰湿；在地曰金，在天曰燥；在地曰水，在天曰寒，是五行质具于地，气行于天也。木位东方，风气布春；火位南方，热气布夏；土位中央四维，湿气布长夏；金位西方，燥气布秋；水位北方，寒气布冬，是五气顺布四时之序也。即周子曰：阳变阴合，而生水、火、木、金、土。五气顺布，四时行焉。木生火，火生土，土生金，金生水，水复生木，是五行相生，主生养万物者也。木克土，土克水，水克火，火克金，金克木，木复克土，是五行相克，主杀害万物者也。相克则死，相制则生。木亢害土，土亢害水，水亢害火，火亢害金，金亢害木，此克其所胜者也。然我之所胜之子，即我之所不胜者也。我畏彼子出救母害，不敢妄行，承受乃制，制则生化，则各恒其德，而生化万物无不具也。假如木亢太过，土受害矣，是我胜其我之所胜者也。土之子金，承而制焉，则我畏我之所不胜，自然承受乃制，制则生化矣。火亢太过，金受制矣，金之子水，承而制焉。土亢太过，水受制矣，水之子木，承而制焉。金亢太过，木受制矣，木之子火，承而制焉。水亢太过，火受制矣，火之子土，承而制焉。五行皆若此也。此所以相生而不害，相制而不克也。而生生化化，万物立命之道，即在于是矣。此五行生克制化之理，不可不知者也。

《医宗金鉴·卷三十五·运气要诀·五行质气生克制化歌》

四、五行生成数

宋·刘温舒《素问运气论奥》

论生成数

天高寥廓，六气回旋，以成于四时。地厚幽深也，五行生化，以成于万物，可谓无穷而莫测也。圣人立法，以推步者，盖不能逃其数，观其立数之因，亦皆出乎自然。故载于经典，同而不异。推以达其机，穷以通其变，皆不离于数内。

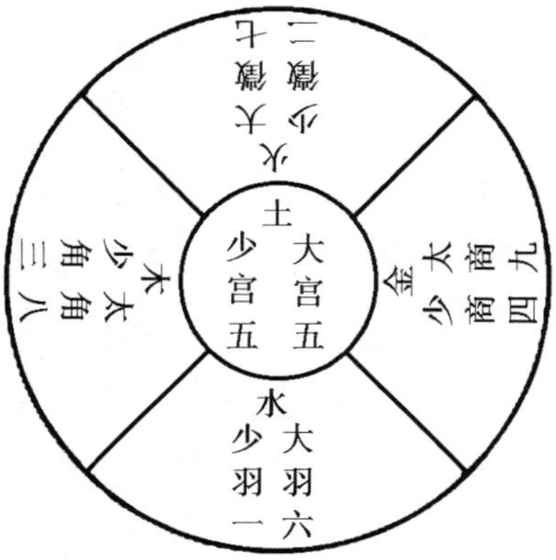

图 2－4　《素问运气论奥》生成数图

一曰水，二曰火，三曰木，四曰金，五曰土者，咸有所也。水，北方子之位也，子者，阳生之初，一阳数也，故水曰一。火，南方午之位也，午者阴生之初，二阴数也，故火曰二。木，居东方，东阳也，三者奇之数，亦阳也，故木曰三。金，居西方，西阴也，四者偶之数，亦阴也，故金曰四。土，应西南长夏，五者奇之数，亦阳也，故土曰五。

由是论之，则数以阴阳而配者也。若考其深义，则水生于一，天地未分，万物未成之初，莫不先见于水，故《灵枢经》曰：太一者，水尊号也。先地之母，后万物之源。以今验之，则草木子实未就，人虫胎卵胎胚，皆水也，岂不以水为一。及其水之聚而形、质、化莫不备，阴阳之气在中而后成，故物之小而味苦者，火之兆也；物熟则甘，土之味也；甘极则反淡，淡，本也。

然人禀父母阴阳生成之化，故先生二肾。左肾属水，右肾属火，火曰命门，则火之因水而后见，故火曰次二。盖草木子实，大小虽异，其皆有两以相合者，与人肾同，亦阴阳之兆。是以万物非阴阳合体，则不能生化也。既阴阳合体，则然后有春生秋成，故次三曰木，次四曰金。盖水有所属，火有所藏，木有所发，金有所别，莫不皆因土而后成也，故次五曰土。

木居于东，金居于西，火居于南，水居于北，土居中央而寄位四维、应令四季、在人四肢，故金、木、水、火皆待土而后成，兼其土数五以成之，则水

六、火七、木八、金九。土常以五之生数，不可至十者，土不待十以成，是生成之数皆五以合之，则大衍之数由是以立，则万物岂能逃其数哉！

三阴三阳，正化者从本，生数；对化者从标，成数。五运之纪，则太过者其数成，不及者其数生。各取其数之生成多少，以占政令、气化、胜复之述作，盖明诸用也。

《素问运气论奥·卷上·论生成数第十》

明·张介宾《类经图翼》

五行生成数解

五行之理，原出自然，天地生成，莫不有数，圣人察河图而推定之。其序曰：天一生水，地六成之；地二生火，天七成之；天三生木，地八成之；地四生金，天九成之；天五生土，地十成之。夫五行各具形质，而惟水火最为轻清，乃为造化之初，故天以一奇生水，地以二偶生火。若以物理论之，亦必水火为先，以小验大，以今验古，可知之矣。如草木未实，胎卵未生，莫不先由于水而后成形，是水为万物之先，故水数一。化生已兆，必分阴阳，既有天一之阳水，必有地二之阴火，故火次之，其数则二。阴阳既合，必有发生，水气生木，故木次之，其数则三。既有发生，必有收杀，燥气生金，故金次之，其数则四。至若天五生土，地十成之，似乎土生最后，而戴廷槐曰：有地即有土矣。若土生在后，则天三之木，地四之金，将何所附？且水、火、木、金无不赖土，土岂后生者哉？然土之所以言五与十者，盖以五为全数之中，十为成数之极。中者言土之不偏而总统乎四方，极者言物之归宿而包藏乎万有，皆非所以言后也。再以方位阴阳之理合之亦然。如水王于子，子者阳生之初，一者阳起之数，故水曰一。火王于午，午者阴生之初，二者阴起之数，故火曰二。木王东方，东者阳也，三者奇数亦阳也，故木曰三。金王西方，西者阴也，四者偶数亦阴也，故金曰四。土王中宫而统乎四维，五为数中，故土曰五。此五行生数之祖，先有生数而后有成数，乃成一阴一阳生成之道，此天地自然之理也。虽河图列五行之次序，而实以分五行之阴阳，阴阳既有次序，气数必有盛衰，如《六元正纪大论》云寒化一、寒化六、灾一宫、灾三宫之类，皆由此数而定。岐伯曰：太过者其数成，不及者其数生，土常以生也。谓如甲丙戊庚壬五太之年为太过，其数应于成；乙丁己辛癸五少之年为不及，其数应于生。

惟土之常以生数者，盖五为数之中，土居位之中，而兼乎四方之气，故土数常应于中也。虽《易·系》有天十成之之谓，而《三部九候论》曰：天地之数，始于一，终于九焉。此所以土不待十而后成也。先圣察生成之数以求运气者，盖欲因数以占夫气化之盛衰，而示人以法阴阳、和术数、先岁气、合天和也。其所以关于生道者非浅，观者其毋忽之。

《类经图翼·一卷·五行生成数解》

五、六化

宋·刘温舒《素问运气论奥》

论六化

五行施形于地，为化日用，相生相制，为万物之宗元。推而上之，则其气化，百度何可量也。是以感之于人，则形体具，而为神机之枢；达之于天，则寒暑运，而为生化之原。由是上圣造其微，而《内经》作，故论曰“在地成形，在天为气”也。然行有五，气有六，以分君火、相火之化六气。化者，谓寒、暑、燥、湿、风、火也，乃天之元气，然后三阴三阳上奉之，谓之标本之论，俱在下文。六气皆有一化，举大概也，寻明其性而已。

木之化风，主于春，春之为言蠢也。阳气蠢动，故风所以鼓舞万物为天号令。

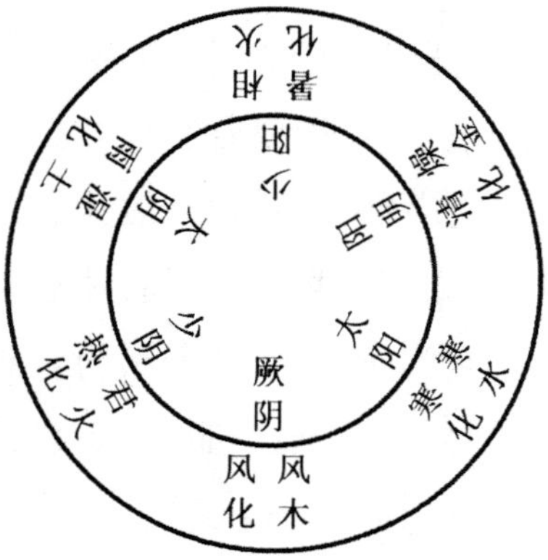

图2-5 《素问运气论奥》六化之图

君火之化热，主春末夏初，行暄淑令，而不行炎暑，应君之德也；相火之化暑，主于夏，夏之为言大也，与午同意，炎暑乃行。

金之化清与燥，主于秋，秋之为言揫也。与金同意，清凉乃行，白露清气也。金属庚辛，辛为丙妇，带火之气，故燥。《难经》曰：“辛，商也，丙之柔。”则金燥之化可明矣。久雨霖霪，西风而晴，燥之兆也。西风而雨，燥湿争也，而乃自晴。

水之化寒，主于冬，冬之为言终也，严凛乃行。

土之化湿与雨，主于长夏，夏谓六月也。土生于火，长在夏中，既长而王。土润溽，暑湿化行也。盖湿则土生，干则土死。泉出地中，湿化信矣。《经》曰："地气上为云，天气下为雨。雨出地气，云出天气"，则土雨之化见矣。同为一岁之令，巡还而治之也。

夫四时寒暄之序，加以六气司化之令，则岁岁各异。凡春温、夏热、秋凉，冬寒，皆天地之正气也。其客行于主位，则自有逆、顺、淫、胜之异。由是气候不一，岂可一定而论之。阴阳四时之气候，则始于仲月，而盛于季月。故《经》曰：差三十度而有奇。又言：气令盛衰之用，其在四维。故阳之动始于温而盛于暑，阴之动始于清而盛于寒，春、夏、秋、冬各有差其分者，此之谓也。四维者，辰戌丑未四季月也。盖春气始于二月，盛温于三月。夏气始于五月，盛暑于六月。秋气始于八月，胜凉于九月。冬气始于十一月，寒盛于十二月。以此见之，则气差明矣。然五月夏至，阴气生，而反大热，十二月冬至，阳气生，而反大寒者，盖气自下生，则推而上之也，故阴生则阳上而愈热，阳生则阴上而愈寒。以今验之，夏井清凉，冬井温和，则可知也，是所谓岁之常矣。

《素问运气论奥·卷上·论六化第五》

明·汪机《运气易览》

论六化

夫五行在地成形，金、木、水、火、土，在天为气，而气有六，乃天之元气，然后三阴三阳上奉之。少阴君火、太阴湿土、厥阴风木、少阳相火、太阳寒水、阳明燥金，谓之六气，皆有一化。木之化风，主于春；君火之化热，主春末夏初，行暄淑之令，应君之德；相火之化暑，主于夏，炎暑乃行；金之化清与燥，主于秋，清凉乃行。白露清气也，金为庚辛，辛为丙妇，带火之气故燥，久雨霖霪，西风而晴，燥之兆也，西风而雨，燥湿争也，而乃自晴。水之化寒，主于冬，严凛乃行；土之化湿与雨，主于长夏六月。土主于火，长在夏中，既成而主土润，溽暑湿化行也。《经》曰"地气上为云，天气下为雨，雨出地气，云出天气"，则主雨之化见矣。凡春温、夏暑、秋凉、冬寒，皆天地之正气，六气司化之令，其客行于主运，则自有逆顺淫胜之异，由是气候不一，岂可一定而论之？夫阴阳四时气候，则始于仲月，而盛于季月，故《经》曰：差三十度而有奇。又言气令盛衰之用，其在四维，四维者，辰戌丑未四季月也。盖春气始于二月，盛温于三月；夏气始于五月，盛暑于六月；秋气始于八月，盛凉于九月；冬气始于十一月，盛寒于十二月，则气差明矣。然五月夏至，阴气生而反大热，十一月冬至，阳气生而反大寒者，盖气自下生，推而上之也，故阴生则阳上而愈热，阳生则阴上而愈寒。夏井清凉，冬井温和，则可验矣。

六化图歌

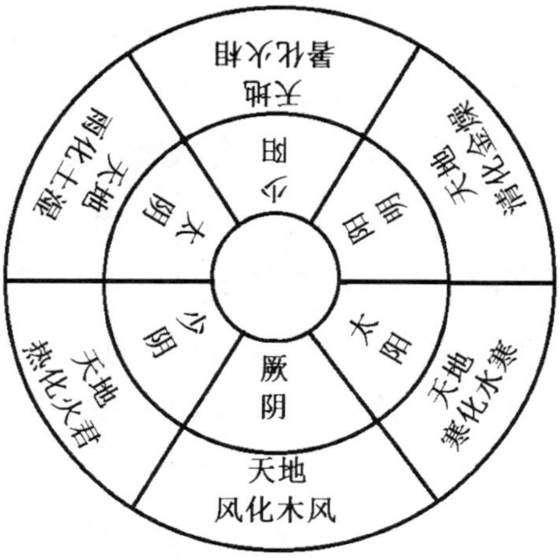

图 2－6 《运气易览》六化图

歌曰：君热金清燥，水寒木化风，相行炎暑令，土湿雨同功。

《运气易览·卷之一·论六化》

清·陆懋修《世补斋医书》

五行化为六气表

五行，木、火、土、金、水也。六气，风、热、湿、火、燥、寒，为六经之本气也。天之五气加临地之五行。五气在天，暑分火、热而为六；五行在地，火分君、相亦为六。人在气交之中，不能离此六气。气得其常，谓之经气；有变眚则为病。风、湿、燥、寒，各居其一，而惟火有二，故病亦因火者多，此人身不可有之火，即人身不可无之火也。然不可无之火不病也，火而变为病人之火，则所以治此火者，自有道矣。苟不言六经之本气，而但言手足之六经，几何不以病始太阳者，谓其病独在于膀胱、小肠乎？经曰：治病必求于本，此之谓也。而与《灵枢》“经脉”“经别”“经水”三篇有不同也。

表 2－1　《世补斋医书》五行化为六气表

木	火	土	火	金	水
为风气。厥阴风木应之。入通于肝、包络。	为暑气，又为热。少阴君火应之。入通于心。	为湿气。太阴湿土应之。入通于脾。	为火气。少阳相火应之。入通于胆、三焦。	为燥气。阳明燥金应之。入通于肺、胃、大肠。	为寒气。太阳寒水应之。入通于肾、膀胱、小肠。

《世补斋医书·内经运气表·五行化为六气表第二》

六、标本

宋·刘温舒《素问运气论奥》

论标本

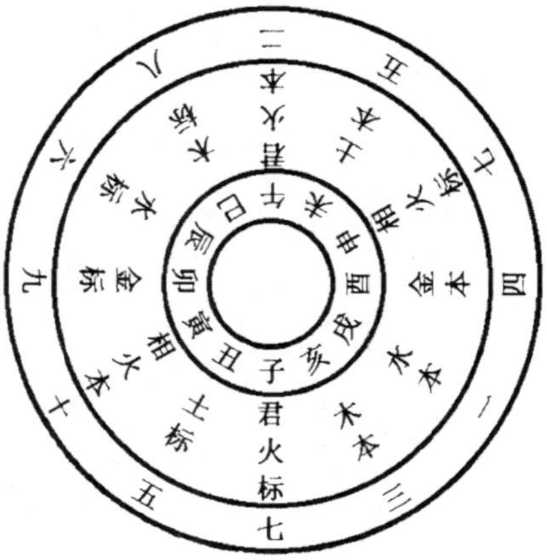

图 2－7　《素问运气论奥》标本之图

三阴三阳，天之六气，标也。水、火、大、金、土，地之五行，本也。生、长、化、收、藏，故阳中有阴，阴中有阳，动静相召，上下相临，阴阳相错，而变所由生也。是道也，非特徒然而书之，各有至道至理存焉。详《素问》篇论。交相而言标本，则莫测其源。

太阴湿土，少阳相火，为标本同。至于少阴君火，太阳寒水，则阴阳寒热，互相不同。义从何来，岂不知出于自然，而非人意之所能名邪。古今之论，阳则顺行，又以进为盛，自先太阳而后少阳也；阴则逆行，又以退为盛，自先少阴而后太阴也，此易爻、卜筮之所同。是以君火司于午，午者，一阴生之位。火本热，而其气当阴生之初，故标本异，而君火属少阴也；水居北方子，而子者，一阳生之位。水本寒，而其气当阳生之初，故标本异，而寒水属太阳也。

土者，乃西南维未之位，应于长夏之月。未乃午之次，故土曰太阴也。相火者，司于寅，寅乃丑之次，故相火曰少阳也。木者，位居东方震，在人主于肝。肝者，阴未退干之而出，虽阳藏，居鬲下，处阴之位。木必待阴而后生，故属厥阴也。金者，居西方兑，在人主肺。肺为华盖，虽阴藏，居鬲上，处阳之位。金必待阳而后发，故属阳明也。然六气之不同，标本之义盖由此。

《素问运气论奥·卷上·论标本第九》

明·汪机《运气易览》

论标本

《经》曰：少阳、太阴从本治，少阴、太阳从标治；阳明、厥阴不从标本，从乎中治。阳明之中太阴也，太阴、阳明为表里而相合。厥阴之中少阳也，厥阴少阳为表里而相合。

六气之本：少阴午，太阴未，少阳寅，阳明酉，太阳戌，厥阴亥。

歌曰：子君丑土卯金标，辰水犹偕巳木调，申相亦原兹数内，余稽正化本然条。

《运气易览·卷之一·论标本》

明·张介宾《类经》

六气标本所从不同

《素问·至真要大论》

帝曰：六气标本，所从不同奈何？六气者，风、寒、暑、湿、火、燥，天之令也。标，末也。本，原也。犹树木之有根枝也。分言之则根枝异形，合言之则标出乎本。此篇当与六微旨大论“少阳之上，火气治之，中见厥阴”之义参看，详运气类第六。岐伯曰：气有从本者，有从标本者，有不从标本者也。帝曰：愿卒闻之。不从标本者，从中气也。岐伯曰：少阳太阴，从本。六气少阳为相火，是少阳从火而化，故火为本，少阳为标。太阴为湿土，是太阴从湿而化，故湿为本，太阴为标。二气之标本同，故经病之化皆从乎本。**少阴太阳，从本从标。**少阴为君火，从热而化，故热为本，少阴为标，是阴从乎阳也。太阳为寒水，从寒而化，故寒为本，太阳为标，是阳从乎阴也。二气之标本异，故经病之化，或从乎标，或从乎本。**阳明厥阴，不从标本，从乎中也。**阳明为燥金，从燥而化，故燥为本，阳明为标。厥阴为风木，从风而化，故风为本，厥阴为标。但阳明与太阴为表里，故以太阴为中气，而金从湿土之化。厥阴与少阳为表里，故以少阳为中气，而木从相火之化。是皆从乎中也，详义见《图翼》三卷，上中下本标中气图解。**故从本者，化生于本；从标本者，有标本之化；从中者，以中气为化也。**六气之太过、不及皆能为病，病之化生必有所因，故或从乎本，或从乎标，或从乎中气，知其所从，则治无失矣。**帝曰：脉从而病反者，其诊何如？**谓脉之阴阳必从乎病，其有脉病不应而相反者，诊当何如也。**岐伯曰：脉至而从，按之不鼓，诸阳皆然。**阳病见阳脉，脉至而从也。若浮、洪、滑、大之类，本皆阳脉，但按之不鼓，指下无力，便非真阳之候，不可误认为阳。凡诸阳证得此者，似阳非阳皆然也。故有为假热、有为格阳等证，此脉病之为反也。**帝曰：诸阴之反，其脉何如？岐伯曰：脉至而从，按之鼓甚而盛也。**阴病见阴脉，脉至而从矣。若虽细小而按之鼓甚有力者，此则似阴非阴也。凡诸阴病而得此，有为假寒，有为格阴，表里异形，所以为反。凡此相反者，皆标本不同也。如阴脉而阳证，本阴标阳也。阳脉而阴证，本阳标阴也。故治病当必求其本。

《类经·十卷·标本类·六气标本所从不同》

第二节　天干地支

一、干支

宋·刘温舒《素问运气论奥》

论十干

天气始于甲干，地气始于子支者，乃圣人究乎阴阳重轻之用也。著名以彰其德，立号以表其事。由是甲子相合，然后成其纪。远可布于岁，而统六十年。近可推于日，而明十二时。岁运之盈虚，气令之早晏，万物生死，将今验古，咸得而知之，非特是也。将考其细，而知人未萌之祸福，明其用而察病向往之死生，则精微之义可谓大矣哉。

是以东方甲乙，南方丙丁，西方庚辛，北方壬癸，中央戊己，五行之位也。

盖甲乙，其位木，行春之令。甲乃阳内而阴尚包之，草木始甲而出也。乙者阳过中，然未得正方，尚乙屈也。又云：乙，轧也。万物皆解孚甲，自抽轧而出之。

丙丁，其位火，行夏之令。丙乃阳上而阴下，阴内而阳外。丁阳其强，适能与阴气相丁。又云：丙，炳也，万物皆炳然着见而强也。

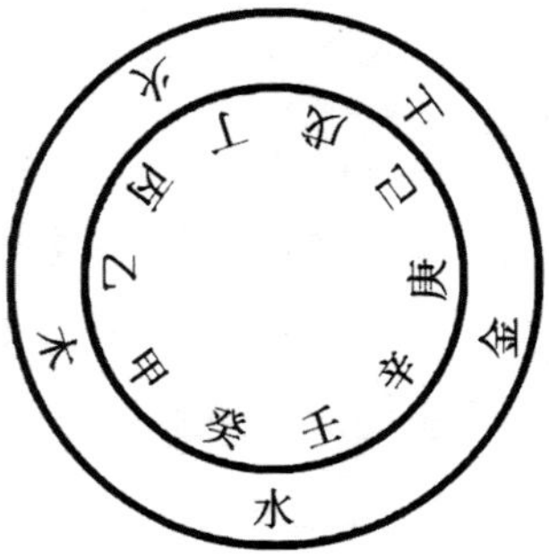

图 2－8　《素问运气论奥》十干之图

戊己，其位土，行周四季。戊，阳土也，万物生而出之，万物伐而入之。己，阴土也，无所为而得己者也。又云：戊，茂也；己，起也。土行四季之末，万物含秀者，抑屈而起也。

庚辛，其位金，行秋之令。庚乃阴干，阳更而续者也。辛乃阳在下、阴在上，阴干阳极于此。庚，更故也。而辛，新也。庚辛皆金，金味辛，物成而后有味。又云：万物肃然，更茂实新成。

壬癸，其位水，行冬之令。壬乃阳既受胎阴壬之，乃阳生之位。壬而为胎，与子同意。癸者，揆也。天令至此，万物闭藏，怀妊于其下，揆然萌芽。

天之道也，以为日名焉。故《经》曰“天有十日，日六竟而周甲”者，此也。乃天地之数。故甲、丙、戊、庚、壬为阳，乙、丁、己、辛、癸为阴，五行各一阴一阳，故有十日也。

《素问运气论奥·卷上·论十干第二》

宋·刘温舒《素问运气论奥》

论十二支

清阳为天，五行彰而十干立。浊阴为地，八方定而十二支分。运移气迁，岁岁而盈虚应纪。上升下降，物物而变化可期。所以支干配合，共臻妙用矣。

子者，北方至阴，寒水之位，而一阳肇生之始，故阴极则阳生。壬而为胎，子之为子，此十一月之辰也。

至丑，阴尚执而纽之。又，丑，阴也，助也。谓十二月终始之际，以结纽为名焉。

寅，正月也，阳以在上，阴以在下，人始见之时，故律管飞灰以候之，可以述事之始也。又，寅，演也，律也，谓物之津涂也。

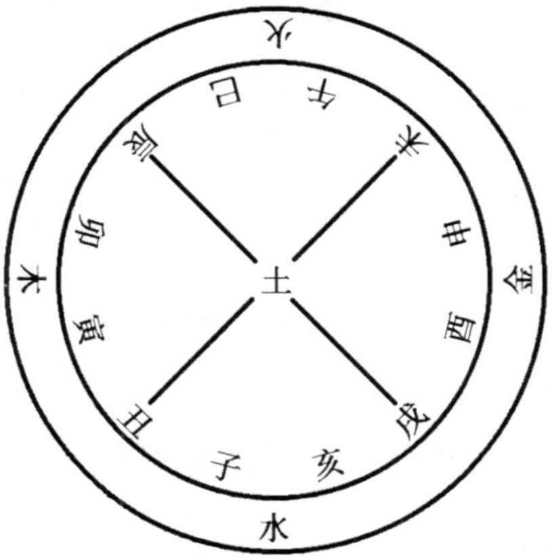

图 2－9　《素问运气论奥》十二支图

卯者，日升之时也。又，卯，茂也。言二月阳气盛而孳茂也。

辰者，阳以过半。三月之时，物尽震而长。又谓：辰，言震也。

巳者，四月正阳而无阴也。自子至巳，阳之位，阳于是当。又巳，起也。物毕尽而起。

午者，阳尚未屈，阴始生而为主。又云：午，长也，大也。物至五月，皆满长大矣。

未，六月，木已重而成矣。又云：未，味也。物成而有味，与辛同意。

申者，七月之辰，申阳所为，而已阴至于申，上下通而人始见。白露叶落，乃成其候也。可以述阴事以成之。又云：申，身也，言物体皆成。

酉者，日入之时乃阴，正八月也，又云：酉，緧也。万物皆緧缩收敛。

九月，戌，阳未既也，然不用事，潜藏于戊土中，乃乾位戌，为天门故也。又云：戌，灭也，万物皆衰灭矣。

十月，亥，纯阴也。又，亥，劾也。言阴气劾杀万物。

此地之道，故以此名月焉。甲之干，乃天之五行，一阴一阳言之。子之支，以地方隅言之。故子、寅、午、申为阳，卯、巳、酉、亥为阴。土居四维，王在四季之末，土有四，辰、戌为阳，丑、未为阴，故其数不同也。合而言之，十配十二，共成六十日，复六六而成岁。故《经》曰："天以六六之节而成一岁"，此之谓也。

十二支，亦曰十二律，亦曰十二辰。其辰有属者，乃位中所临二十八宿之主星禽也，故当其星与宿之禽，同为所属故也。而星禽又有正副焉，如尾，火虎，箕，水豹，皆在寅；亢，金龙，角，木蛟，皆在辰；虎，龙为正，余皆此例。火虎、金龙者，又以七曜纪之。今所谓密日者，乃七曜之名号。以太阳值日则日密，是随日宿而言也。二者虽于《素问》无所明，亦阴阳之奥义，故随文略以举之尔。

《素问运气论奥·卷上·论十二支第三》

明·汪机《运气易览》

干支五行所属图歌

歌曰：甲乙寅卯木东藏，丙丁巳午火南交，庚辛申酉金西属，壬癸子亥水北乡，戊己辰戌丑未土，寄旺四季位中央。

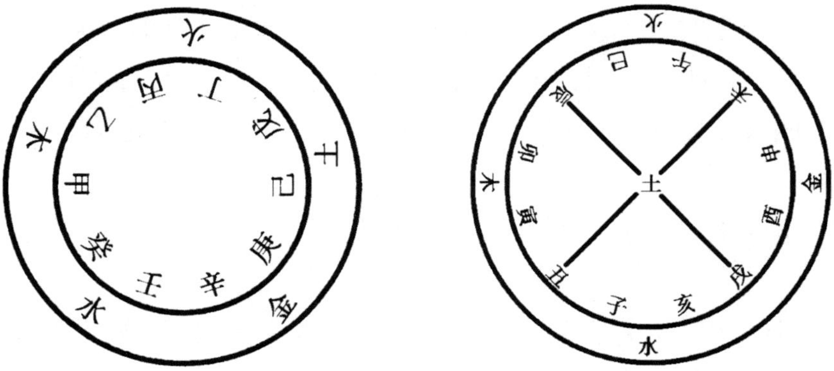

图 2－10　《运气易览》干支五行所属图

《运气易览·卷之一·干支五行所属图歌》

二、纳音

宋·刘温舒《素问运气论奥》

论纳音

十干、十二支相承，共成六十日，乃天地之纪，符会以统日焉。甲，东方，春始生，为时之长；子，北方，阳始生，为气之先，则甲子为首，而乙丑次之。然辰之中，交相参同，则五行互以临遇，无一专致其统矣。

又有纳音之法，乃旋相为宫之法也，正与律吕之用同。而一辰之中，又合五音十二辰，共纳六十音也。如子之一辰，甲子金，丙子水，戊子火，庚子土，壬子木是也。按《汉志》"同类娶妻，隔八生子"者，此纳音法也。

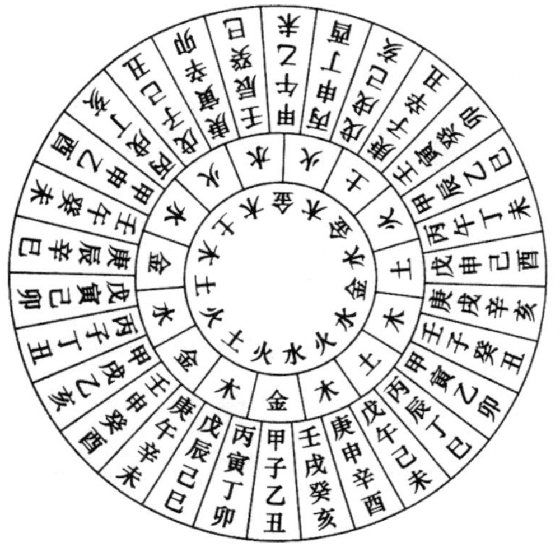

图 2－11 《素问运气论奥》纳音之图

"同类娶妻"，为甲，阳之干，子，阳之辰，上下相临，皆阳则亢，而无以兆其和，故娶乙丑为妻。乙丑，干、辰皆阴也，余位并同。

"隔八生子"，谓甲子前八位，下生壬申金，又隔八，生庚辰金。三位然后左行向火，至火依前隔八生火。火三下生，而后至木；木三下生，而后至水；水三下生，而后至土；土三下生，而后至金，乃为一周，复自甲午上生金，依次而转。然隔八生子，则除上下两位而言。隔八，非第八也，若自甲子至癸酉，通数之，乃共十矣。此周甲之气耳。

纳音之所以金先者，谓五行之中，唯金有声，铸而为器，则音升彰矣。《白虎通》曰：钟，兑音也。感之于人，则成肺，亦为五脏先，以主音声，外应皮毛。坚而响，亦由金之化也。至秋肃杀，万物坚燥，而风劲凄鸣，乃金之性也。

支干自东右行向火，五音始西而左行向南。阳生于子，所以下生。阴生于午，所以上生。夫上下生者，正谓"天气下降，地气上升"。《易》曰"天地交泰"，义见此也。

然所生止三者，亦三元之义，故经曰："三而成天，三而成地，三而成人。"易爻之象取三。《老子》曰："一生二，二生三，三生万物。"即其意也。

盖有始，有中，有终，毕矣。

五音变而周，乃十二辰，各含五音，则成三十位，而遍六十甲子也。故经曰："阴阳相错，（而）变由生也。"又曰："高下相召，升降相因，而变作矣"，此之谓也。

《素问运气论奥·卷上·论纳音第四》

明·汪机《运气易览》

论六十花甲纳音名义

甲子、乙丑，海中金。金有五，何者为海中金？盖天一生水，必先有金，而后生水，水自金生，所以始于海中金，而终于大海水也。此金要知其象，则盐也。遇火成象，遇水复化为水，故之海中金者盐也。又按子丑北方水旺之地，虽有丑土之制，又按天干甲乙之木所克，则土虚水旺而为海也。金为水母，子旺母必随，故子丑中有金，此金之火成象，遇水复化水，而从子者，盐也。盐出于海，故曰海中金也。

壬申、癸酉，剑锋金。金之至刚者，铁也。又临官于申，旺于酉，则金已成材，至坚至刚，得位西方申酉之地，假天干壬癸之水，以磨砺之则锋刃清明，成利器也，非剑锋而何？

庚戌、辛亥，钗钏金。金旺于酉，当衰于戌，而病于亥。亥属乾，乾为金，况庚辛以临其上，处刚健之时，虽日气衰，则体健而不衰。其洁白之性益壮，金处此时，乾为天、为首、为饬。庚辛既洁而不衰，体坚而不乏，在首饬之上，非钗钏而何？

壬寅、癸卯，金箔金。盖金生于巳，而绝于寅，其壬癸水，亦病死于寅，卯以垂绝之，母又被病子以窃其气，肌体薄矣。然壬癸子死于卯，母无所窃得，以复究于卯，不绝于寅矣。况寅为造化之炉，万物有生之地，金性至刚，入炉陶泻成器，愈炼愈刚，金体至此，纵薄如箔，继能复完，受胎为卯也，故喻以金箔金焉。

甲午、乙未，沙中金。天元甲乙属木支神，午火未土何以曰金？且以沙石为喻，盖坤土在于午未，土气充实，况聚于坤，唯能养金，缘金至午木浴，又曰暴败。力懦气弱不能支持，须假母土，以长养之，方能冠带成材。但土气太厚，能藏其金，意若混于沙石，故曰沙中金也。

庚辰、辛巳，白蜡金。金绝于寅，复孕于卯，涵养于辰，形于内也，至巳长生，始形见于外。谓庚辛至辰，函养之地，如人在腹，如物在土。至巳方生，如人出腹，如物出土类，婴孩也，虽禀坚成刚健之性，而体气尚弱，未能强实，类五金中之铅锡，言气刚而体柔，故以喻为也。

庚寅、辛卯，松柏木。木临官于寅，旺于卯，东方震之位，得时得位，可谓至旺之木矣。况天干受庚辛坚成之气，体坚性直，凌霜耐雪，坚不可蠹，冬则不凋，故以松柏为喻也。

壬午、癸未，杨柳木。木死于午，墓于未，水至午位失时气弱。况木假水生金，壬癸水至午未则竭，水至午未则炎上，火气燥，其木根不深，蒂不固，躯不实，性不坚，有木之形，无木之实，纵花不果，标干柔弱，故以杨柳为喻也。

庚申、辛酉，石榴木。天元庚辛属金，又临辛酉正位兑宫，则金得时得位，当以金名，却以为木，何哉？盖四时之木，各以其时而旺，以时而实，然石榴受夏火之气，不荣于春，乃荣于仲夏，故花红而象火。以受庚辛金，故结实于秋，犹藏火色。若以金气至旺，木绝于申，则木当终绝于此矣，殊不知此木受火之令，七月流火，则金气烁而木不可以终穷，是以不绝于申，复孕于酉。酉剑兑，兑者，悦也。万物泽悦之时，木复胎孕，养成于戌，长生于亥，故庚申、辛酉以石榴名之，言怀火令金弱，木众虽无任用之材，则应而果实，亦木之自用，能实而复有金也，立名取义，岂苟然哉！

戊辰、己巳，大林木。戊戌、己亥，平地木，不肯指名，混言木者，何也？盖天干戊己土也，辰戌、未丑则土维也，土生万物为母，春生夏长，秋收冬藏，土之德也，故《易》曰：动万物者，莫过于雷卯震二月也；齐万物也，莫过于巽辰巳三月、四月也。盖戊己之土，长养万物，而齐与巽不独私于一物，则万物俱齐，物齐成林木矣。

戊戌、己亥，平地木。戊己之土，长养万物，春夏结实，至秋冬则当收敛，收之与敛，非母而谁当？假土之覆护，复命归根，聚土之下，戌为九月，万物凋零之时，亥为十月，万物肃杀之地，母当蔽藏，万物悉在怀抱，如在其腹地，无私藏，无一不被其藏，则戊己土如地之平，藏木其下，故以平地名之也。

壬子、癸丑，桑柘木。天干壬水，癸水，子水，丑土，何以为木？殊不知子、丑两月，时当盛冬，兼壬癸水聚之时，若纳音不以木名，则万物当终绝于此也，所以木生在亥，暴败于子，冠带于丑，临官帝旺于寅卯，万物之生，无非水土。盖子为十一月，丑为十二月，水土凝聚之时，天寒地冻，阳气潜藏在下，阴气凝结在上，水土虽在凝寒之时，万物归根复命于此，藏土之下，萌芽于地，故就之以阳也。立春之后，阳气上升，万物甲拆[①]而荣于上矣。原木所贵，先取有材，可以任重；后取有用，可以济人。桑柘虽受水土凝寒之气，体屈而无材，不能以任重，万物有用，农桑为首，岂不为世之有用而济人者耶？故以桑柘为喻也。

庚午、辛未，路傍土者，然坤为地，居未申之间，午未则处乎坤之上，何以名路傍？盖天高西北则乾也，地缺东南则巽也，巽乃辰巳之位，坤乃未申之位，坤地重厚而连巽，缺之隅，陷之侧，如路之傍，故取此为喻也。

戊申、己酉，大驿土者，盖坤在申，当泽悦万物于其西，寝西北，位向乾，天至此益高，地至此益广，况寅申、巳亥为四驿马之神土，既在坤，大不可测，广不可量，载人立物，如驿之广容人畜物地之事也。故以大驿为喻也。

丙戌、丁亥，屋上土者，盖戌为九月，亥为十月。九月则万物凋零，敛藏，十月则万物复命归根，悉于土也。况土寒则肃杀万物，土暖则养成万物。火库在戌而得丙，临官于亥而得丁，土受丙丁和土之气于其中，则庇覆万物于其下矣，如人至冬不可露居，当在屋下，如土盖万物于下，故以屋为喻也。

庚子、辛丑，壁上土者，土于丙戌、丁亥已，盖万物于下，而喻以屋，然子为十一月，丑为十二月，天寒地冻，况资以庚辛之金，则风益冷，气益寒，万物虽得土以盖之，然四围风雨亦必假土以庇之，故用庚子、辛丑土以围之，如屋复有壁也。人得以居室周密，物得以固本深藏，故丑名壁上土也。

戊寅、己卯，城头土者，土自九月、十月庇复万物于其下，十一月、十二月围护万物于其中，又包裹至寅卯之地，有如城焉。况戊己之土，置寅卯木上，非城而何？万物得土包藏，见寅正月东风解冻，万物当甲拆。卯为二月，雷乃动声，万物皆奋土而出，物在土内如人在城中，拥并候门，欲奋城出，故物之与人俱候其时次第而出，故以城为喻也。

丙辰、丁巳，沙中土者，盖土自路傍积，坤成地为驿，路为城头，受覆万物，至于动雷，齐巽则长成矣。物既长成，于巽各自奋荣，土乃木母，至此气血枯燥，退居于缺之隅，虽假天干丙丁火以相生，然体终枯燥，不能复生物也。虽有土之名，诚不足以培物，如沙石焉，故以为喻。

丙午、丁未，天河水者，盖午未南方属火，为盛夏，午为离位，则真火

---

① 甲拆：种子外皮裂开。

也。况丙丁之火，加于午未之上，则阳极矣。阳极阴生，故《素问》曰：热极生寒，寒极生热，水化为火，火化为水。又曰：地气上升为云，天气下降为雨，天地气交，物穷则变。火者，阳也；水者，阴也。阳化为阴，水自火出，非雨而何？且如盛夏天气郁蒸，而雨必作，自上而下，其雨及地，故曰天河水也。自此润下为泉源，为涧，为溪沼、大海，为长流，济舟楫，能润物以及人也。

甲申、乙酉，泉中水者，自丙午、丁未火化为水，须赖土以容受。土者，坤也，而居为申，故水生于申。因土而生，此则雨出地气也。坤土既受天河之水，当润下为泉源，然后有江、淮、河济以流，衍泽万物于其西，水在土下，非木凿土不能以见，泉是用天干甲乙之木，凿坤之土，始见泉源，所以甲申、乙酉为井泉水也。

壬戌、癸亥，大海水者，盖戌亥为乾，乾为天而属金，是乾为出水之源而连于坎，加之天干壬癸之水，临于其上，壬癸得位，上则生于乾，下则聚于坎，流荡无穷，源深浩浩，土不可遏，非海而何？故以大海名之。

丙子、丁丑，涧下水。盖子为北坎，丑连乎艮。北坎乃水之正位，坎在艮山之奥，为水之源，非艮止而聚之，则漂流浩荡，损物害人，非天干丙丁火以和暖之，上化为霜雪，下凝为冰冻，杀物而绝物也。故艮山之奥，习坎之水止而聚，和而暖，所以能灌物而生物也。山奥积水曰涧，故曰涧下水也。

甲寅、乙卯，大溪水。盖水聚艮山之奥，出艮之下，曰溪。以天高西北，地缺东南，艮山渐近，于巽将至，缺陷之危，其水则顺流而下，水深土陷，流衍于东，可以润物而济人也。故天干甲乙临官于寅卯之位，上下俱木为舟楫，以济其流，利人济物，故以大溪名之。

壬辰、癸巳，长流水。其水始自雨露，下降为天河，纳于坤地，润土之下为泉源，入乾为海，入坎为涧，出艮为溪，为长流，而纳于巽。盖巽乃百川所聚之地，始自天河，终于巽，故曰长流水也。

戊子、己丑，霹雳火。子为坎，为水，况属冬季。雷者，阳也；阳者，火也。水在雷上，雷在水下，坎于是而旺，而雷当屯六阴，既穷于亥，而阳当生于子。子为十一月，丑为十二月，阳虽欲生，则阴凝结，非击触而阳不能复也，故以戊己之土，触坎之水，阴当迎刃而解，阴阳交攻，阳自阴出，则轰然有声，所以取喻于霹雳也，是知剥而复，穷则变，变则通，故丙午、丁未火变为水，戊子、己丑水变为火也。

丙寅、丁卯，炉中火者，寅为三阳而遇丙。丙者，火也；火者，阳也。阳于是而生日，于是而升至卯，而出寅。卯属木，临官帝旺，四时之首，万物至此而甲拆，各见其象，此天地造化之炉也，故以炉为喻。

丙申、丁酉，山下火。又曰白茆[①]，何哉？天元丙丁真火，则太阳也。以岁言之，申酉则七月、八月，火气渐衰，暑气渐减。以日言之，至申酉之时，则水退火微，日已西矣，故火病于申，而死于酉，其火至此，则当没而无炎上之性，明不能广，气不能炎，况坤为地，日自东北，终于西南艮山之下，故以山下名之。火在东南，有巨木而发生，遇巽与离，则炎毕而成灰炉，况火至申酉则衰，木至申酉则枯槁无力以生火，其喻如草、如茆，纵能生火，一哄[②]之市，而力不足以炎上与升明矣，故又喻如茆也。

戊午、己未，天上火。火属离，升明，高高在上则当照临下土，以明为德。缘戊己属土，正位乎坤，坤为地，乃下土也。其火在离升明，则照坤下土，丽光明之德，烛物之功，故曰天上火也。盖《易》以火在上，土在下，曰火地晋；火在下，土在上，曰地火明，夷正此谓也。

甲戌、乙亥，山头火者，以火当墓绝于戌，亥为乾，乾为天，天高西北，火在高，高之上有甲乙木，以生其火，如在山之头，故以此喻也。

甲辰、乙巳，覆灯火。盖辰为五阳，巳为六阳，火将升明于离，天干甲乙属木，复资火以极其明，大则覆照天下，小则偏烛幽隐，无往不照，喻如覆灯，能照人而烛物也。又按，以笼灯曰覆灯，灯无草则灭，草亦明也，故藉天干之木以生，又藉木为笼，为竿，则灯高明而照明矣。正如六阳升明于离而照，则普也。

草庐吴先生曰：予尝谓纳甲之五行，犹先天之卦；纳音之五行，犹后天之卦也。且纳音始于谁乎？五行之上，曰某水、某火、某土、某金、某木者，又始于谁乎？疑末世术家猥琐之所为也。予壮岁遇朱光父家，见其所撰《甲子释义》。凡余支之属五行，及其上所加二字，皆以理论，虽甚精密，而亦不无牵强者。予曰□□□以数起，得木数者木，得金数者金，得土数则水，得水数则火，得火数则土也，先生布算，算之而悉合，曰：当。而正之越三十余年，出所改《释义》以示下之。五行概诸数上之二字拆，诸理愈明白，而愈精密。

《运气易览·卷之三·论六十花甲纳音名义》

---

① 茆（máo）：同“茅”。茅草。

② 哄：原作“閧”，异体字。

明·汪机《运气易览》

十二支纳音

干支者甲子，阳先阴后，甲子阳，乙丑阴，顺轮，故阳娶阴，甲子娶乙丑，同类为妻也，生子谓甲子，隔八生壬申，壬申生庚辰，三皆金。金即子，余子义同。次向戊子火，三生至木，木三生至水，水三生至土，土三生终，复自甲午，金三生至戊午火，依序转毕十二辰，各含五音如子之一辰，甲子金，丙子水，戊子火，庚子土，壬子木是也，遍六甲共纳六十音。隔八非第八，若甲子至癸酉通十，除前位，此名纳甲之法，运气则急为用。

《运气易览·卷之三·十二支纳音》

明·汪机《运气易览》

五行纳音之图

歌曰：五行举一为例，干支阳夫甲子，阴妻乙丑，甲子能娶乙丑，隔八三生金兮。假如子之一辰，其中而含五音，甲金，丙水、戊火、庚土、壬水相临。

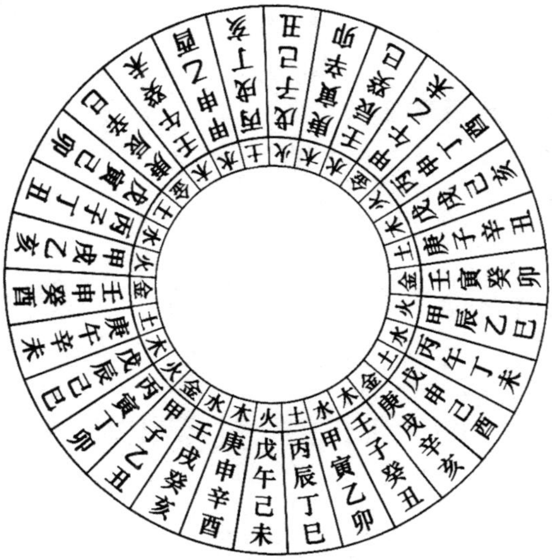

图 2－12　《运气易览》五行纳音之图

《运气易览·卷之三·五行纳音之图》

三、月建

明·汪机《运气易览》

论月建

夫十二支为十二月，则正月寅，二月卯是也。甲己之岁，正月建丙寅；乙庚之岁，正月建戊寅；丙辛之岁，正月建庚寅；丁壬之岁，正月建壬寅；戊癸之岁，正月建甲寅。乃用十干建于寅，上观其法，甲子年为首，亦用六十甲子内，初建者先建之，次建者次建之。故丙寅为初，戊寅为次，依先后循而转之可见也。前六十甲子纳音图中立位既终，复转于其上，以终其纪者，明矣。建时贴用日干同法，若五运阴年不及之岁，大寒日交初气，其日时建干与年干合者，谓之干德符，当为平气，非过与不及也。略举此，以明其用而已。

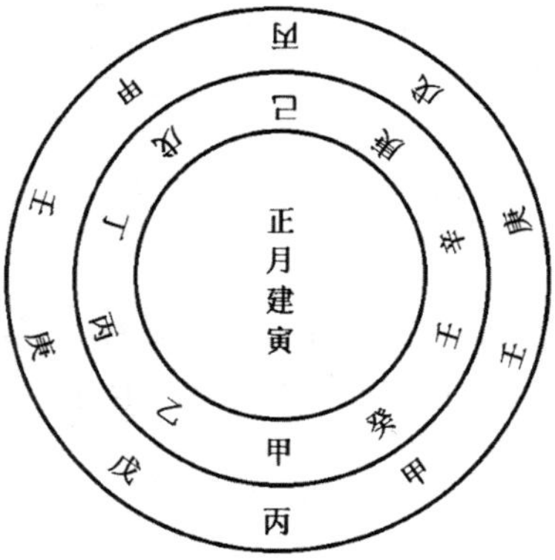

图2－13　《运气易览》月建图

月建图歌

歌曰：甲己丙为寅，余年更酌斟，乙庚当起戊，辛丙向庚寻，戊癸先生甲，丁壬复建壬。

甲己岁正月建丙，丙火生甲己土，余以类推，则立运理皆相合，其逐岁月干德符用此类起。

《运气易览·卷之一·论月建》

第三节　四时气候

明·张介宾《类经图翼》

气数统论

气者天地之气候，数者天地之定数。天地之道，一阴一阳而尽之，升降有期而气候行，阴阳有数而次第立。次第既立，则先后因之而定；气候既行，则节序由之而成。节序之所以分者，由寒暑之再更；寒暑之所以更者，由日行之度异。每岁之气，阳生于子而极于午，阴生于午而极于子，阳之进者阴之退，阳之退者阴之生，一往一来，以成一岁。朱子①曰：冬至前四十五日属今年，后四十五日属明年。子时前四刻属今日，后四刻属明日。邵子曰：冬至子之半，天心无改移。是俱言一岁之气，终始皆在于子半，而冬至之日，正当斗柄建于子中，是为一岁之首尾也。岁有三百六十五日二十五刻者，以周天之度，凡三百六十五度四分度之一也。天之行速，故于一昼一夜，行尽一周而过日一度。日行稍迟，每日少天一度，凡行三百六十五日二十五刻，少天一周，复至旧处而与天会，是为一岁。故岁之日数，由天之度数而定；天之度数，实由于日之行数而见也。

岁有十二月者，以月之行天，又迟于日，每日少天十三度十九分度之七。又曰：百分度之三十七。积二十九日九百四十分日之四百九十九，与日合朔而为一月。岁有十二会，故为十二月。斗有十二建，故为十二辰。斗之所建地上辰，辰之所会天上次，斗与辰合而月建昭然矣。故十一月建在子，一阳卦复；十二月建在丑，二阳卦临；正月建在寅，三阳卦泰；二月建在卯，四阳卦大壮；三月建在辰，五阳卦夬；四月建在巳，六阳卦乾；五月建在午，一阴卦姤；六月建在未，二阴卦遁；七月建在申，三阴卦否；八月建在酉，四阴卦观；九月建在戌，五阳卦剥；十月建在亥，六阴卦坤，是为一岁之气而统言其月日也。

月日既定，时序乃分，四而分之，是为四季，曰春、曰夏、曰秋、曰冬。春为阳始，阳始则温，故曰少阳，少阳数七，阴中阳也，其气木，自东而西，其令生，自下而上。春者蠢也，言万物之蠢动也。夏为阳极，阳极则热，故曰老阳，老阳数九，阳中阳也，其气火，自南而北，其令长，自长而茂。夏者大也，言万物之盛大也。秋为阴始，阴始则凉，故曰少阴，少阴数八，阳中阴也，其气金，自西而东，其令收，自上而下。秋者收也，言万物之收敛也。冬为阴极，阴极则寒，故曰老阴，老阴数六，阴中阴也，其气水，自北而南，其令藏，自下而闭。冬者终也，言万物之尽藏也。土为充气，其位象君，故不主时，分王四季，各一十八日。以五分而分四季，每分各得七十二日，以成一岁之数。然而一岁之气始于子，四季之春始于寅者，何也？盖以建子之月，阳气

① 朱子：朱熹（1130—1200），字元晦，号晦庵，徽州婺源（今江西婺源县）人。南宋时期理学思想的集大成者和儒学教育家，著《四书章句集注》《太极图说解》《周易本义》等。

虽始于黄钟，然犹潜伏地下，未见发生之功，及其历丑转寅，三阳始备，于是和风至而万物生，萌芽动而蛰藏振，遍满寰区，无非生意，故阳虽始于子，而春必起于寅。是以寅卯辰为春，巳午未为夏，申酉戌为秋，亥子丑为冬，而各分其孟仲季焉。

由四季而分为八节，则春秋有立而有分，夏冬有立而有至。四季何以言立？立者建也，谓一季之气，建立于此也。春秋何以言分？分者半也，谓阴阳气数，中分于此也。故以刻数之多寡言，则此时昼夜各得五十刻，是为昼夜百刻之中分。以阴阳之寒暄言，则春分前寒而后热，秋分前热而后寒，是为阴阳寒热之中分。以日行之度数言，则春分后，日就赤道之北，赤道者，天之平线，居两极之中，各去九十一度三分度之一，横络天腹，以纪经纬之度数也。日行之路，谓之黄道。月行之路，谓之白道。秋分后，日就赤道之南，是为日行南北之中分。故春分曰阳中，秋分曰阴中也。夏冬何以言至？至者极也，言阴阳气数，消长之极也。故以刻数之多寡言，则夏至昼长五十九刻，夜长四十一刻，冬至昼长四十一刻，夜长五十九刻，是为昼夜长短之至极。以阴阳之寒暄言，则冬至阴极而阳生，夏至阳极而阴生，是为阴阳寒热之至极。以日行之度数言，则冬至日南极而北返，夏至日北极而南返，是为日行南北之至极。故冬至曰阳始，夏至曰阴始也。《至真要大论》曰：气分谓之分，气至谓之至，至则气同，分则气异者是也。

由四季而分为二十四气，则每季各得六气，如立春、雨水、惊蛰、春分、清明、谷雨，为春之六气，而四季各六也。由二十四气而分为七十二候，则每气各得三候，如《礼记·月令》及《吕氏春秋》云：立春节，初五日东风解冻为初候，次五日蛰虫始振为二候，后五日鱼陟负冰为三候也。候之所以五日者，天数五以竟五行之气也。《六节藏象论》曰：五日谓之候，三候谓之气，六气谓之时，四时谓之岁也。然而一岁之中，复又有大六气以统之者，曰风、热、暑、湿、燥、寒，分司天、在泉、左右间气，以行客主之令。斯天地之气，如环无端，周而复始，而亿万斯年，运行不息矣。

然而既有其气，亦必有其数，数非气不行，气非数不立，故《易传》曰：天地之数，所以成变化而行鬼神者。然太极未动，气未见也，数何有焉？及自动而生阳，便有一数，自动而静，便是二数，静极复动，便是三数，动极复静，便是四数。朱子曰：两仪者，始为一画以分阴阳；四象者，次为二画以分太少也。是数之所起，亦惟阴阳而已。老子曰：一生二，二生三，三生万物。夫一者太极也，二者阴阳也，三者阴阳之交也，阴阳交而万物生矣。阳数奇而属天，阴数偶而属地。天圆径一而围三，三各一奇，故曰参天。三三而九，阳数从此而流行；地方径一而围四，四为二偶，故曰两地。二四合六，阴数从此而凝定。三二相合，是为五数，故图、书之数，皆以五居中也。

河图以天一生水，一得五而六，故地以六成之而居北；地二生火，二得五而七，故天以七成之而居南；天三生木，三得五而八，故地以八成之而居东；地四生金，四得五而九，故天以九成之而居西；天以五生土，五得五为十，故地以十成之而居中。生数为主而居内，成数为配而居外，此则河图之定数也。若以阴阳之次第、老少参之，则老阳位一而数九，少阴位二而数八，少阳位三而数七，老阴位四而数六。阳主进，故由少阳之七，逾八至九而其进已极，故曰老阳；阴主退，故由少阳之八，逾七至六而其退已极，故曰老阴。阳数长，故少阳之七长于六，老阳之九长于八；阴数消，故少阴之八消于九，老阴之六消于七。此阴阳老少、消长、进退之理也。故河图以老阳之位一而配老阴之数六，少阴之位二而配少阳之数七，少阳之位三而配少阴之数八，老阴之位四而配老阳之数九，是又河图阴阳互藏之妙也。故伏羲则之以画八卦，孔子推之而为大衍，而三百八十四爻，一万一千五百二十策，而乾坤万物之数备矣。

洛书之数，则阳为君而阴为臣，君居正而臣居侧。故戴九履一，左三右七，二四为肩，六八为足，五居于中，而纵横之数皆十五。一居正北，得中为六，而合南方之九为十五；三居正东，得中为八，而合西方之七为十五；二居西南，得中为七，而合东北之八为十五；四居东南，得中为九，而合西北之六为十五。故大禹则之以叙九畴：一曰五行，二曰五事，三曰八政，四曰五纪，五曰皇极，六曰三德，七曰稽疑，八曰庶征，九曰福德。皇极居中，而八者环列于外。

河图之数，分生成而言其全，以生数为主而以成数合之，故河图之位十，而数凡五十五；洛书之数，分奇偶而言其变，以四正之阳而统四隅之阴，故洛书之位九，而数凡四十五。合河洛二数，共成一百，乃为天地自然之全数。然二数虽有异同，而理则相为迭用，是以天地之数，始于一而全于十。天数五，一、三、五、七、九是也；地数五，二、四、六、八、十是也。天数二十五，五其五也；地数三十，六其五也。小衍为十，两其五也；大衍五十，十其五也。故又曰五为数祖。邵子曰：天地之本起于中。夫数之中者，五与六也。五居一、三、七、九之中，故曰五居天中，为生数之主；六居二、四、八、十之中，故曰六居地中，为成数之主。《天元纪大论》曰：天以六为节，地以五为制。是以万候之数，总不离于五与六也。而五六之用，其变见于昭著者，尤其显证。如初春之桃五其瓣，天之所生也；深冬之雪六其出，地之所成也。造化之妙，夫岂偶然？故以五而言，则天有五星，地有五岳，人有五常，以至五色、五味、五谷、五畜之类，无非五也。而十根于一，百根于十，小之而厘毫尘秒，大之而亿兆无量，总属五之所化，而皆统于天之五中也。以六而言，则天有六合，岁有六气，卦有六爻，以至六律、六吕、六甲、六艺之类，无非六也。而老阳之数三十六，老阴之数二十四，合之而为六十；少阳之数二十八，少阴之数三十二，合之亦为六十。总属六之所化，而皆统于地之六中也。总之五为阳也，而五实统乎阴之六；六为阴也，而六实节于阳之五。

《天元纪大论》曰：所以欲知天地之阴阳者，应天之气，动而不息，故五岁而右迁；应地之气，静而守位，故六期而环会。五六相合，而七百二十气为一纪。得非天地之气，总皆五六之所生成者欤？试举一岁之气及干支之数而言，从天用干，则五日一候，五阴五阳而天之所以有十干，甲戊以阳变，己癸以阴变，五之变也；从地用支，则六日一变，六刚六柔而地之所以有十二支，子巳以阳变，午亥以阴变，六之变也。十干以应日，十二支以应月。故一年之月两其六，一月之日六其五，一年之气四其六，一气之候三其五。总计一年之数，三十六甲而周以天之五，三十子而周以地之六。故为十二月以二因六，得此，二十四气以十五日，归三百六十，得此，七十二候以五日，归三百六十，得此，三百六十日以三十日，因十二月，得此，四千三百二十辰以十二辰，因三百六十日，得此，十二万九千六百分以三百六十日，因三百六十分，得此，何非五六之所化？一岁之数如此，而元、会、运、世之数亦如此。如一岁之统十二月，一月之统三十日，一日之统十二时，一时之统三十分，故一元之统十二会，一会之统三十运，一运之统十二世，一世之统三十年，而天地气运之道，概乎此矣。惟是数之为学，圆通万变，大则弥纶宇宙，小则纤悉秋毫。若夫拆一为二，拆二为四，拆四为八，拆八而十六，拆之到底，何有穷已。譬之因根而干，因干而枝，愈多则愈细，愈细则愈繁，固茫然莫可测其微，而实则各得其一耳。故凡象之在天下，形之在地上，鬼神居幽冥之间，无不丽乎数。而先王所以察河、洛之图、书，垂奇偶之名目，数天以度，数地以里，数神鬼以阴阳，数气候以律吕，轻重者数以权衡，方圆者数以规矩，长短者数之以度，浅深者数之以量，归除可以数消，因乘可以数长。然则仰而观，俯而察，上而苍天，下而黄泉，大含元气，细入无伦，亦有能逃于数之外者否乎？故以天地而观人，则人实太仓之一粟；以数而观天地，则天地特数中之一物耳。数之为学，岂易言哉！苟能通之，则幽显高下，无不会通，而天地之大，象数之多，可因一而推矣。明乎此者，自列圣而下，惟康节先生一人哉。

《类经图翼·一卷·气数统论》

宋·刘温舒《素问运气论奥》

论四时气候

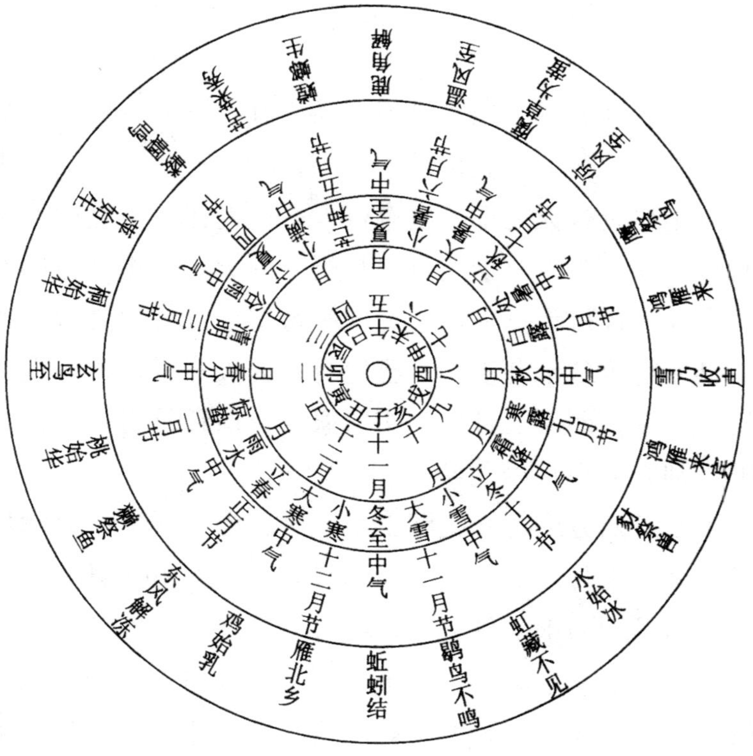

图 2－14　《素问运气论奥》四时气候之图

日月运行而四时成，以其有常也，故圣人立法以步之。阴阳相错而万物生，以其无穷也，故圣人指物以候之。

其六气终始、早晏，五运大少、盈虚，原之以至理，考之以至数，而垂示万古，无有差忒也。经曰：五日谓之候，三候谓之气，六气谓之时，四时谓之岁。又曰：日为阳，月为阴，行有分纪，周有道里。日行一度，月行十三度而有奇焉。故大小月三百六十五日而成岁，积气余而盈闰矣。

经云：日常于昼夜行天之一度，则一日也，共三百六十五日四分之一，而周天度，乃成一岁。常五日一候应之，故三候成一气，即十五日也。三气成一节，节谓立春、春分、立夏、夏至、立秋、秋分、立冬、冬至，此八节也。三八二十四气而分主四时，一岁成矣。

春秋言分者，以六气言之，二月半初气终而交二之气，八月半四气尽而交五之气。若以四时之令言之，则阴阳寒暄之气，到此可分之时也。昼夜分为五十刻，亦阴阳之中分也。故经曰："分则气异"，此之谓也。冬夏言至者，以六气言之，则五月半司天之气至其所在，十一月半在泉之气至其所在。以四时之令言之，阴阳至此极致之时也。夏至日长不过六十刻，阳至此而极。冬至日短不过四十刻，阴至此而极。皆天候之未变，故经曰："至则气同"，此之谓也。

天自西而东转，其日月、五行循天，从东而西转，故《白虎通》曰：天左旋，日月五星右行。日月、五星在天为阴，故右行，犹臣对君也。日则昼夜行天之一度，月则昼夜行天之十三度有奇者，谓复行一度之中作十九分，分之得七。大率月行疾速，终以二十七日，月行一周天。是将十三度及十九分之七数总之，则二十九日计行天三百八十七度有奇。计月行疾之数，比日行迟之数则二十九日。日方行天二十九度，月已先行一周天三百六十五度，外又行天之二十二度，反少七度，而不及日也。阴阳家说，谓日月之行，自有前后迟速不等。故无常准，则有大小月尽之异也。

本三百六十五日四分度之一，即二十五刻，当为一岁。自除岁外之余，则有三百六十日。又除小月所少之六日，则只有三百五十四日而成一岁，通少十一日二十五刻，乃盈闰为十二月之制，则有立首之气，气乃三候之至。月半示斗建之方，乃十二辰之方也。闰月之纪，则无立气建方，皆他气。但依历以八节见之，推其所余，乃成闰，天度毕矣。故经曰"立端于始，表正于中。推余于终，而天度毕矣"者，此之谓也。

观天之杳冥，岂复有度乎？乃日月行一日之处，指二十八宿为证，而记之曰度。故经曰："星辰者，所以制日月之行也。"制，谓制度也。

天亦无候，以风、雨、霜、露、草、木之类应期，可验而测之，曰候。言一候之日，亦五运之气相生而值之，即五日也。如环之无端，周而复始。《书》曰："期三百六旬有六日，以闰月定四时成岁"，即其义也。医工之流，不可不知。经曰：不知年之所加，气之盛衰，虚实之所起，不可以为工矣。

《素问运气论奥·卷上·论四时气候第六》

明·汪机《运气易览》

二十四气之图歌

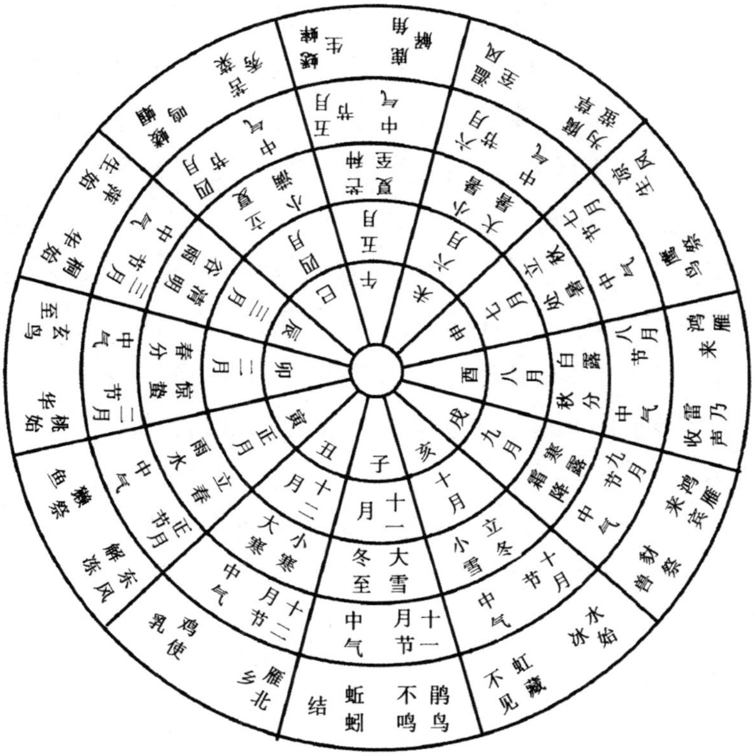

图 2－15　《运气易览》二十四气之图

五日谓之候，三候成一气，大小月、闰月但依所交之。凡四时寒暑温凉盛于季月，然差正位三十日有奇也。

歌曰：立春雨水惊蛰节，春分清明谷雨时。立夏小满芒种候，夏至小暑大暑期。立秋处暑白露日，秋分寒露霜降随。立冬小雪及大雪，冬至小寒大寒推。

《运气易览·卷之一·二十四气之图歌》

明·汪机《运气易览》

论六十年交气日刻

夫日一昼一夜十二时，当均分于一日，故上智设铜壶，贮水漏下浮箭，箭分百刻以度之。虽日月晦明，终不能逃。是以一日之中，有百刻之候也。夫六气通主一岁，则一气主六十日八十七刻半，乃知交气之时，有早晏也，故此立图以明之也。冬夏日有长短之异，则昼夜互相推移，而日出入时刻不同，然终于百刻也。其气交之刻，则不能移。

甲子之岁，初之气，始于漏水下一刻寅初，终于八十七刻半，子正之中也；二之气，复始于八十七刻六分，终于七十五刻，戌正四刻也；三之气，复始于七十六刻，终于二十六刻半，酉正之中也；四之气，复始于六十二刻六分，终于五十刻，未正四刻也；五之气，复始于五十一刻，终于三十七刻半，午正之中也；六之气，复始于三十七刻六分，终于二十五刻，辰正四刻也。此之谓一周天之岁度，余刻交入乙丑岁之初矣。如此而转，至戊辰年初之气，复始于漏水下一刻，则四岁而一小周也。故申子辰气会同者此也。巳酉丑初之气，俱起于二十六刻；寅午戌初之气，俱起于五十一刻；亥卯未初之气，俱起于七十六刻。气皆起于同刻，故谓之三合者，义由此也，以十五小周为一大周，则六十年矣。

《运气易览·卷之一·论六十年交气日刻》

明·张介宾《类经图翼》

二十四气七十二候

［正月］

立春：初候，东风解冻；阳和至而坚凝散也。二候，蛰虫始振；振，动也。三候，鱼陟负冰。陟，音职，升也，高也。阳气已动，鱼渐上游而近于冰也。

雨水：初候，獭祭鱼；此时鱼肥而出，故獭先祭而后食。二候，候雁北；自南而北也。三候，草木萌动。是为可耕之候。

［二月］

惊蛰：初候，桃始华；阳和发生，自此渐盛。二候，仓庚鸣；黄鹂也。三候，鹰化为鸠。鹰，鸷鸟也。此时鹰化为鸠，至秋则鸠复化为鹰。

春分：初候，玄鸟至；燕来也。二候，雷乃发声；雷者阳之声，阳在阴内不得出，故奋激而为雷。三候，始电。电者阳之光，阳气微则光不见，阳盛欲达而抑于阴，其光乃发，故云始电。

［三月］

清明：初候，桐始华；二候，田鼠化为鴽，牡丹华；鴽，音如，鹌鹑属。鼠，阴类。阳气盛则鼠化为鴽，阴气盛则鴽复化为鼠。三候，虹始见。虹，音洪。阴阳交会之气，纯阴纯阳则无。若云薄漏日，日穿雨影，则虹见。

谷雨：初候，萍始生；二候，鸣鸠拂其羽；飞而两翼相拍，农急时也。三候，戴胜降于桑。织纴之鸟，一名戴鵀，降于桑以示蚕妇也，故曰女功兴而戴鵀鸣。

［四月］

立夏：初候，蝼蝈鸣；蝼蛄也，诸言蚓者非。二候，蚯蚓出；蚯蚓阴物，感阳气而出。三候，王瓜生。王瓜色赤，阳之胜也。

小满：初候，苦菜秀；火炎上而味苦，故苦菜秀。二候，靡草死；葶苈之属。三候，麦秋至。秋者，百谷成熟之期。此时麦熟，故曰麦秋。

［五月］

芒种：初候，螳螂生；俗名刀螂，《说文》名拒斧。二候，鵙始鸣；鵙居畜切，伯劳也。三候，反舌无声。百舌鸟也。

夏至：初候，鹿角解；阳兽也，得阴气而解。二候，蜩始鸣；蜩，音调，蝉也。三候，半夏生。药名也。阳极阴生。

［六月］

小暑：初候，温风至；二候，蟋蟀居壁；亦名促织，此时羽翼未成，故居壁。三候，鹰始挚。挚，音至。鹰感阴气，乃生杀心，学习击搏之事。

大暑：初候，腐草为萤；离明之极，故幽类化为明类。二候，土润溽暑；溽，音辱，湿也。三候，大雨时行。

［七月］

立秋：初候，凉风至；二候，白露降；三候，寒蝉鸣。蝉小而青赤色者。

处暑：初候，鹰乃祭鸟；鹰，杀鸟，不敢先尝，示报本也。二候，天地始肃；清肃也。三候，禾乃登。稷为五谷之长，首熟此时。

［八月］

白露：初候，鸿雁来；自北而南也。一曰：大曰鸿，小曰雁。二候，玄鸟归；燕去也。三候，群鸟养羞。羞，粮食也。养羞以备冬月。

秋分：初候，雷始收声；雷于二月阳中发声，八月阴中收声。二候，蛰虫坯户；坯，音培。坯户，培益其穴之户窍而将蛰也。三候，水始涸。《国语》曰：辰角见而雨毕，天根见而水涸；雨毕而除道，水涸而成梁。辰角者，角宿也。天根者，氐房之间也。见者，旦见于东方也。辰角见九月本，天根见九月末，本末相去二十一日余。

［九月］

寒露：初候，**鸿雁来宾**；宾，客也。先至者为主，后至者为宾，盖将尽之谓。二候，**雀入大水为蛤**；飞者化潜，阳变阴也。三候，**菊有黄花**。诸花皆不言，而此独言之，以其华于阴而独盛于秋也。

霜降：初候，**豺乃祭兽**；孟秋鹰祭鸟，飞者形小而杀气方萌；季秋豺祭兽，走者形大而杀气乃盛也。二候，**草木黄落**；阳气去也。三候，**蛰虫咸俯**。俯，蛰伏也。

［十月］

立冬：初候，**水始冰**；二候，**地始冻**；三候，**雉入大水为蜃**。蜃，肾慎二音，蚌属。

小雪：初候，**虹藏不见**；季春阳胜阴，故虹见；孟冬阴胜阳，故藏而不见。二候，**天气上升，地气下降**；三候，**闭塞而成冬**。阳气下藏地中，阴气闭固而成冬。

［十一月］

大雪：初候，**鹖鴠不鸣**；鹖鴠，音曷旦，夜鸣求旦之鸟，亦名寒号虫，乃阴类而求阳者，兹得一阳之生，故不鸣矣。二候，**虎始交**；虎本阴类，感一阳而交也。三候，**荔挺出**。荔，一名马兰，叶似蒲而小，根可为刷。

冬至：初候，**蚯蚓结**；阳气未动，屈首下向，阳气已动，回首上向，故屈曲而结。二候，**麋角解**；阴兽也，得阳气而解。三候，**水泉动**。天一之阳生也。

［十二月］

小寒：初候，**雁北乡**；一岁之气，雁凡四候。如十二月雁北乡者，乃大雁，雁之父母也。正月候雁北者，乃小雁，雁之子也。八月鸿雁来，亦大雁，雁之父母。九月鸿雁来宾，亦小雁，雁之子也。盖先行者其大，随后者其小也。此说出晋·干宝，宋人述之以为的论。二候，**鹊始巢**；鹊知气至，故为来岁之巢。三候，**雉雊**。雊，句、姤二音，雉鸣也。雉，火畜，感于阳而后有声。

大寒：初候，**鸡乳**；鸡，木畜也，得阳气而卵育，故云乳。二候，**征鸟厉疾**；征鸟，鹰隼之属，杀气盛极，故猛厉迅疾而善于击也。三候，**水泽腹坚**。阳气未达，东风未至，故水泽正结而坚。

《类经图翼·一卷·二十四气七十二候》

明·张介宾《类经图翼》

二十四气斗纲图

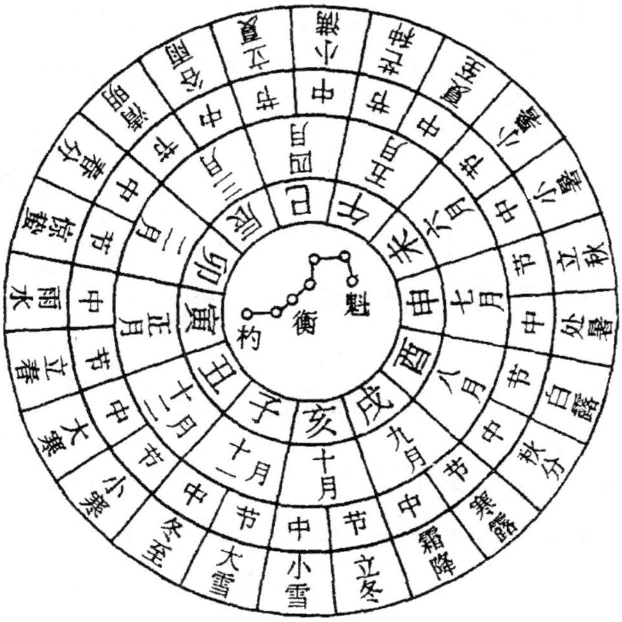

图 2－16　《类经图翼》二十四气斗纲图

五日谓之一候，积三候十五日有零谓之一气，积六气九十日有零为一时，积四时三百六十五日二十五刻为一岁。

《类经图翼·一卷·二十四气斗纲图》

第四节　星　象

一、二十八宿

明·张介宾《类经图翼》

二十八宿说

二十八宿，《史记》作二十八舍。如角、亢、氐、房、心、尾、箕，为东方七宿，位应苍龙，共计七十五度。斗、牛、女、虚、危、室、壁，为北方七宿，位应玄武，共九十八度四分度之一。奎、娄、胃、昴、毕、觜、参，为西方七宿，位应白虎，共八十度。井、鬼、柳、星、张、翼、轸，为南方七宿，位应朱雀，共一百一十二度。自房至毕十四宿为阳主昼，自昴至心十四宿为阴主夜，此经星之不动而分主四方昼夜者，总计一百六十八星，三百六十五度四分度之一，以成周天之额数，而凡阴阳气数之变化，莫不昭著于此，医家不可不知。

《类经图翼·一卷·二十八宿说》

明·张介宾《类经图翼》

二十八宿过宫歌

奎二过戌胃四酉，毕七从申未井九。柳四方才过午行，张十五度归蛇首。轸十过辰氐二卯，尾三到寅斗四丑。女星二度入子宫，危十三兮从亥走。

《类经图翼·一卷·二十八宿过宫歌》

二、五气经天

唐·王冰《重广补注黄帝内经素问》

五气经天

帝曰：愿闻其所始也。岐伯曰：昭乎哉问也！臣览《太始天元册》文，丹天之气，经于牛女戊分；黅天之气，经于心尾己分；苍天之气，经于危室柳鬼；素天之气，经于亢氐昴毕；玄天之气，经于张翼娄胃。所谓戊己分者，奎壁角轸，则天地之门户也。戊土属乾，己土属巽。《遁甲经》曰：“六戊为天门，六己为地户，晨暮占雨，以西北、东南。”义取此，雨为土用，湿气生之，故此占焉。夫候之所始，道之所生，不可不通也。

《重广补注黄帝内经素问·五运行大论》

宋·刘温舒《素问运气论奥》

论五天之气

天地支干，相错而立于八方，各有定位。星宿环列，垂象于其上，而各有分野。故太古占天望气，以书于册，垂示后人，在精义以考之，而后可明也。

盖天分五气，地列五行，五气分流，散于其上，经于列宿，下合方隅，则命之以为五运。

丹天之气，经于牛、女、奎、壁四宿之上，下临戊癸之位，立为火运。

黅天之气，经于心、尾、角、轸四宿之上，下临甲己之位，立为土运。

素天之气，经于亢、氐、卯、毕四宿之上，下临乙庚之位，立为金运。

玄天之气，经于张、翼、娄、胃四宿之上，下临丙辛之位，立为水运。

苍天之气，经于危、室、柳、鬼四宿之上，下临丁壬之位，立为木运。

此五气所经，二十八宿与十二分位相临，则灼然可见，因此以经五天，而立五运也。

戊为天门，乾之位也。己为地户，巽之位也。

自房至毕十四宿，为阳，主昼。自昴至心，十四宿，为阴，主夜。通一日也。

《素问运气论奥·卷中·论五天之气第十一》

明·楼英《医学纲目》

论五天之象

黄帝坐明堂，始正天纲，临观八极，考建五常，请天师而问之曰：论言天地之动静，神明为之纪，阴阳之升降，寒暑彰其兆。余闻五运之数于夫子，夫子之所言，正五气之各主岁耳。首甲定运，余因论之。鬼臾区曰：土主甲己，金主乙庚，水主丙辛，木主丁壬，火主戊癸。子午之上，少阴主之；丑未之上，太阴主之；寅申之上，少阳主之；卯酉之上，阳明主之；辰戌之上，太阳主之；巳亥之上，厥阴主之。不合阴阳，其故何也？岐伯曰：是明道也。此天地之阴阳也。夫推之可数者，人中之阴阳也，然所合，数之可得者也。夫阴阳者，数之可十，推之可百，数之可千，推之可万。天地阴阳者，不以数推，以象之谓也。帝曰：愿闻其所始也。岐伯曰：昭乎哉问也！臣览《天元册》文，丹天之气经于牛女戊分，黅天之气经于心尾己分，苍天之气经于危室柳鬼，素天之气经于氐亢昴毕，玄天之气经于张翼娄胃。所谓戊己分者，奎壁、角轸，则天地之门户也。夫候之所始，道之所生，不可不通也。《五运行大论》

此一章覆论前章五运六气所化阴阳之义也。其论五天之象所经星宿为运气之化，皆干与支同属者及连位者齐化也。土主甲己，及丑未之上太阴主之者，黅天之气经于心尾己分之象，而心尾者甲地，己分者中宫，故甲与丑连位，己与未同属，齐化湿土也。金主乙庚，及卯酉之上阳明主之者，素天之气经于亢氐昴毕之象，而氐亢者乙地，昴毕者庚地，故乙与卯同属，庚与酉同属，齐化燥金也。水主丙辛，及辰戌之上太阳主之者，玄天之气经于张翼娄胃之象，而张翼者丙地，娄胃者辛地，故丙与辰连位，辛与戌连位，齐化寒水也。木主丁壬，及巳亥之上厥阴主之者，苍天之气经于危室柳鬼之象，而危室者壬地，柳鬼者丁地，故壬与亥同属，丁与巳同属，齐化风木也。火主戊癸，及子午之上少阴主之、寅申之上少阳主之者，丹天之气经于牛女戊分之象，而牛女者癸地，戊分者中宫，故癸与子同属，戊与午连位，齐化火热也。

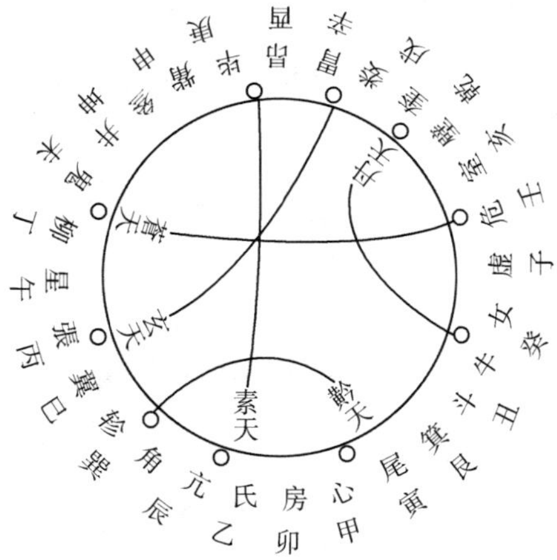

图 2－17　《医学纲目》五天之象

干之甲乙属木位东，丙丁属火位南，庚辛属金位西，壬癸属水位北，戊己属土位中宫。支之寅卯配甲乙，巳午配丙丁，申酉配庚辛，亥子配壬癸。辰位东南，未位西南，戌位西北，丑位东北，为四维，属戊己。故乙卯同属木，丁巳同属火，己未同属土，庚酉同属金，壬癸、亥子同属水也。甲寅位东之首，癸丑位北方尾，而甲丑连位，癸寅连位也。丙位南之首，辰位东之尾，而丙辰连位也。戊己位木火金水中间，在天地为门户，在四时为长夏，南连午，西连申，而戊己、午申连位，故戊己无方位，而经独言戊分己分者，表章之也。辛戌皆位酉之尾，而辛戌连位也。独戊火连申夹未土于中，癸火连寅夹丑土于中者，盖湿土在中，火游行其间，在天居土前，在地居土后，而土火常相混也，故土旺长夏火热之内。丹溪深悟此理，发明湿热相火为病十居八九，及有“湿郁生热，热久生湿”之论，良以此也。其五天之象所经星宿分野，独当五运之干位，不及六气之支位者，盖干之与支，即根本之与枝叶，经言“干则支在其中”矣，故其化皆干与支之同属者，连位齐化者，是根本与枝叶同化者也。

或曰：近世独以五运之化为出五天之象，六气之化不言五天之象，但将正化、对化立说。以土正化于未，对化于丑；金正化于酉，对化于卯；水正化于戌，对化于辰；木正化于亥，对化于巳；君火正化于午，对化于子；相火正化于寅，对化于申。又以未、酉、戌、亥、午、寅之正化为实，无胜复；丑、卯、辰、巳、子、申之对化为虚，有胜复。今子所释经文，一以运气之化，皆出五天之气，与彼说异者，何也？曰：经旨皎如日星，好事者凿此正化、对化之说也。谨按经文，帝悉陈五运之干，六气之支，一并设问，非独问五运，不及六气也。岐伯之答，亦以五天之象所经星宿，一并答五运之干、六气之支，非独答五运而分出六支不答也。今何为不究经旨，擅将运气分作二义，妄撰正化、对化异说，上乱圣经，下惑后学，而作轩岐之罪人也。至于胜复之说，经但以子午寅申辰戌六岁之纪，气化大而先天无胜复，未闻未酉亥气化少者为实无胜复；以丑未卯酉巳亥六岁之纪气化少而后天有胜复，未闻子辰申气化大者为虚有胜复也。

《医学纲目·卷之四十·内经运气类注·五运六气总论》

清·陆懋修《世补斋医书》

五气经天表

《内经·五运行大论》引《太始天元册》文，五气之经天，以著五行之合化。盖谓上有五色之分，下临十干之地，而合十化五，以各司其年者，即此合化之五行，非泛论五行之本气。不达乎此，则知甲乙之为木，而不知其为土与金。知丙丁之为火，而不知其为水与木。知壬癸之为水，而不知其为木与火。知戊与辛之为土为金，而不知其为火与水。况十干之分阴分阳者，且逐年而递嬗耶？故欲明五行之为运，必先推五运之所自焉。

表 2－2　《世补斋医书》五气经天表

黅天之气，经于心尾己分。	素天之气，经于亢氐昴毕。	元①天之气，经于张翼娄胃。	苍天之气，经于危室柳鬼。	丹天之气，经于牛女戊分。
黅天之色黄，其气土。心尾在甲度，而经中土己分，故甲己合而化土。甲，阳土也；己，阴土也。其在五音则为太宫、少宫也。	素天之色白，其气金。亢氐在乙度，而经昴毕庚度，故乙庚合而化金。乙，阴金也；庚，阳金也。其在五音则为少商、太商也。	元天之色黑，其气水。张翼在丙度，而经娄胃辛度，故丙辛合而化水。丙，阳水也；辛，阴水也。其在五音则为太羽、少羽也。	苍天之色青，其气木。危室在壬度，而经柳鬼丁度，故丁壬合而化木。丁，阴木也；壬，阳木也。其在五音则为少角、太角也。	丹天之色赤，其气火。牛女在癸度，而经中土戊分，故戊癸合而化火。戊，阳火也；癸，阴火也。其在五音则为太徵、少徵也。

《世补斋医书·内经运气表·五气经天表第一》

三、天门地户

明·张介宾《类经图翼》

奎壁角轸天地之门户说

《五运行大论》曰：所谓戊己分者，奎壁角轸，则天地之门户也。夫奎壁临乾，当戊土之位；角轸临巽，当己土之位。《遁甲经》亦曰：六戊为天门，六己为地户。然而曰门曰户，必有所谓，先贤俱未详及。予尝考周天七政躔度，则春分二月中，日躔壁初，以次而南，三月入奎娄，四月入胃昴毕，五月入觜参，六月入井鬼，七月入柳星张；秋分八月中，日躔翼末，以交于轸，循次而北，九月入角亢，十月入氐房心，十一月入尾箕，十二月入斗牛，正月入女虚危，至二月复交于春分而入奎壁矣。是日之长也，时之暖也，万物之发生也，皆从奎壁始；日之短也，时之寒也，万物之收藏也，皆从角轸始。故曰春分司启，秋分司闭。夫既司启闭，要非门户而何？然自奎壁而南，日就阳道，故曰天门；角轸而北，日就阴道，故曰地户。又如春分日躔壁初，故言奎壁；秋分日躔翼末，何以不言翼轸而言角轸？盖自角以后十四宿，计一百七十三度

① 元：或作“玄”，清代避康熙帝玄烨讳，改“玄”为“元”。

四分度之一；自奎以后十四宿，计一百九十二度。度有不齐，此秋分之所以在翼末，而经言角轸者，正以翼度将完而角轸正当其令。且奎壁、角轸为对待之宿，而奎壁为西北之交，角轸为东南之交，故经云“奎壁角轸，天地之门户也”。是以伏羲六十四卦方图，以乾居西北，坤居东南，正合天门地户之义。凡候之所始，即道之所生，有不可不通也。

《类经图翼·一卷·奎壁角轸天地之门户说》

四、九宫分野

宋·刘温舒《素问运气论奥》

论九宫分野

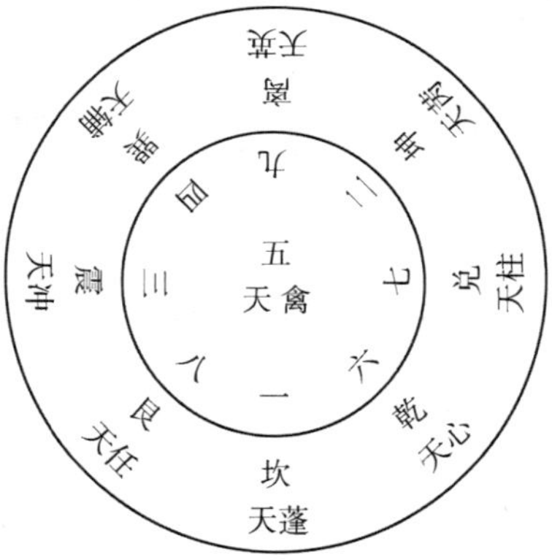

图 2－18　《素问运气论奥》九宫分野所司之图

论曰：五运不及之岁，则有灾宫所向之位，故不可一概而论灾也。

《经》曰“九星悬朗，七曜周旋”者，乃天之九星所主之分野。故少角岁云灾三宫，东室，震位，天冲司也；少徵岁云灾九宫，南室，离位，天英司也；少宫岁云灾五宫，中室，天禽司也，寄位二宫坤位；少商岁云灾七宫，西室，兑位，天柱司也；少羽岁云灾一宫，北室，坎位，天蓬司也。皆以运气不及之方言之。

按《天元玉册》曰：天蓬一，水正之宫也。天芮二，土神之应宫也。天冲三，木正之宫也。天辅四，木神之应宫也。天禽五，土正之宫也。天心六，金神之应宫也。天柱七，金正之宫也。天任八，火神之应宫也。天英九，火正之宫也。下以应九州岛之分野，谓冀、兖、青、徐、扬、荆、豫、梁、雍也。

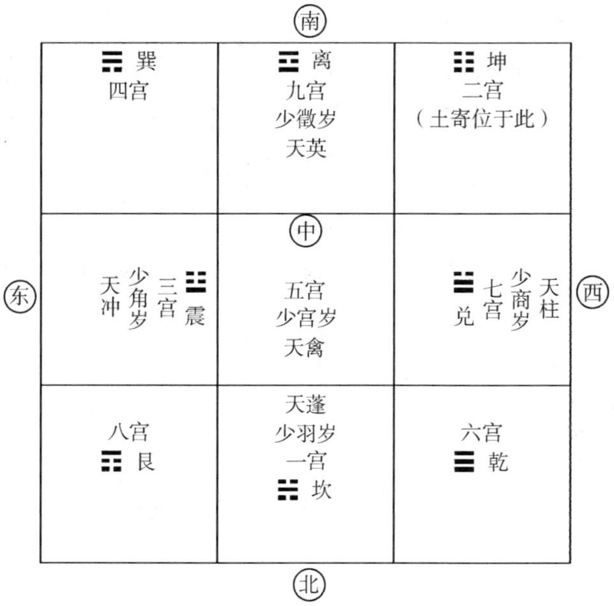

图 2－19 《素问运气论奥》九宫分野灾变图

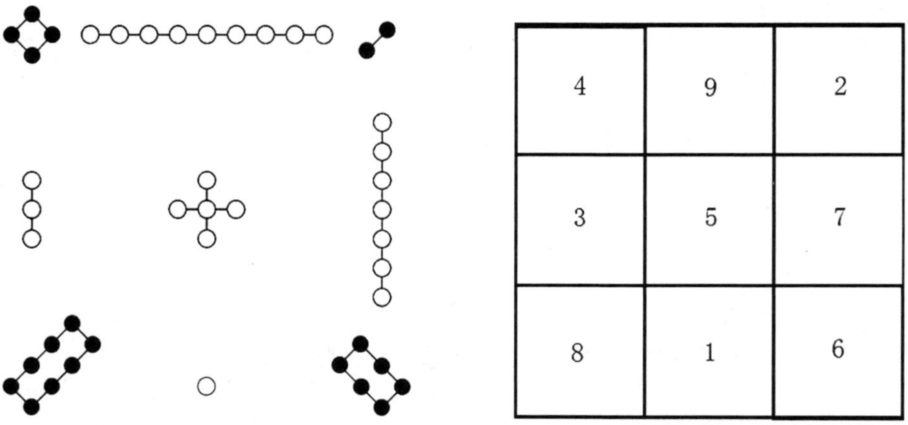

图 2－20 九宫数图

表 2－3 九星九宫九州表

九星	天蓬	天芮	天冲	天辅	天禽	天心	天柱	天任	天英
九宫	一宫 水正	二宫 土神	三宫 木正	四宫 木神	五宫 土正	六宫 金神	七宫 金正	八宫 火神	九宫 火正
九州	冀	荆	青	徐	豫	雍	梁	兖	扬

			厥阴（居初之气）			少阴（居二之气）			少阳（司天三气）			太阴（居四之气）			阳明（居五之气）			太阳（在泉终气）	
少阴	子午	太阳	寒气切冽	霜雪水冰	厥阴	为风温	雨生羽虫	少阴	大暑炎光		太阴	大雨淫淫	云雨雷电	少阳	温风乃至	万物乃荣	阳明	燥寒劲切	
太阴	丑未	厥阴	大风发荣	雨生毛虫	少阴	天下疵疫	以正得位	太阴	雷雨电雹		少阳	炎热沸腾		阳明	大凉燥疾		太阳	大寒凛冽	
少阳	寅申	少阴	热风伤人	时气流行	太阴	时雨		少阳	其热暴至，草萎河干	湿化晚布，大暑炎光	阳明	清风雾露		太阳	早寒		厥阴	寒风飘扬	雨生鳞虫
阳明	卯酉	太阳	风雨凝阴	不散	少阳	大热早行	疫疠乃行	阳明	凉风兼发		太阳	寒而害物		厥阴	凉风大作	雨生介虫	少阴	蛰虫出现	流水不冰
太阳	辰戌	少阳	为瘟疫至		阳明	温凉不时		太阳	寒气间至	热争冰雹	厥阴	风雨摧拉	雨生倮虫	少阴	秋风湿热	热病时作	太阴	凝阴寒雪	地气湿
厥阴	巳亥	阳明	清风	雾露蒙昧	太阳	寒雨间热		厥阴	热风大作	雨生羽虫	少阴	热气反用	山泽浮动，暴雨溽湿	太阴	时雨沉阴		少阳	冬温蛰出	流水不冰

图 2－21 《素问运气论奥》六十年客气旁通图

《素问运气论奥·卷下·论九宫分野第二十六》

明·汪机《运气易览》

灾宫歌

年逢不及有灾宫，辛一丁三己五同，七数即乙少商并癸九，仍将土寄二坤冲。

二乃土寄位，非灾宫之数。

《运气易览·卷之三·论九宫分野》

明·张介宾《类经图翼》

二十八宿过宫分野图

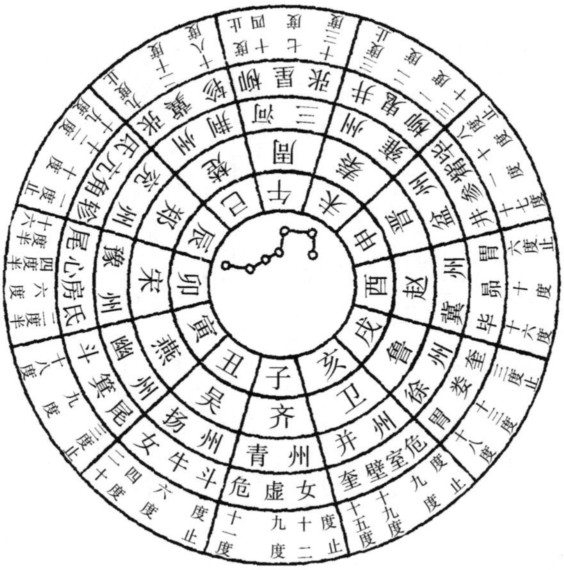

图2-22 《类经图翼》二十八宿过宫分野图

《类经图翼·一卷·二十八宿过宫分野图》

第三章　五运六气格局推演

第一节　五　运

一、十干化运

唐·王冰《重广补注黄帝内经素问》

十干化运

鬼臾区曰：昭乎哉问！明乎哉道！如鼓之应桴，响之应声也。桴，鼓椎也。响，应声也。臣闻之，甲己之岁，土运统之；乙庚之岁，金运统之；丙辛之岁，水运统之；丁壬之岁，木运统之；戊癸之岁，火运统之。太始天地初分之时，阴阳析位之际，天分五气，地列五行。五行定位，布政于四方，五气分流，散支于十干。当时黄气横于甲己，白气横于乙庚，黑气横于丙辛，青气横于丁壬，赤气横于戊癸。故甲己应土运，乙庚应金运，丙辛应水运，丁壬应木运，戊癸应火运。太古圣人望气以书天册，贤者谨奉以纪天元，下论文义备矣。新校正云："详运有太过，不及、平气，甲、庚、丙、壬、戊主太过，乙、辛、丁、癸、己主不及，大法如此。取平气之法，其说不一，具如诸篇。"

《重广补注黄帝内经素问·天元纪大论》

明·汪机《运气易览》

论五天五运之气

天分五气，地列五行，五气分流，散于其上，经于列宿，下合方隅，则命之以为五运。丹天之气，经于牛、女、奎、壁四宿之上，下临戊癸之位，立为火运。黅天之气，经于心、尾、角、轸四宿之上，下临甲己之位，立为土运。素天之气，经于亢、氐、昴、毕四宿之上，下临乙庚之位，立为金运。玄天之气，经于张、翼、娄、胃四宿之上，下临丙辛之位，立为水运。苍天之气，经于危、室、柳、鬼四宿之上，下临丁壬之位，立为木运。此五气所经，二十八宿与十二分位相临，灼然可见，因此以纪五天而立五运也。戊为天门乾之位也，己为地户巽之位也。自房至毕十四宿为阳，主昼；自昴至心十四宿，为阴，主夜，通一日也。若以月建法论之，则立运之因，又可见也。盖丙者，火之阳，建于甲己岁之首，正月建丙寅，丙火生土，故甲己为土运。戊者，土之阳，建于乙庚岁之首，正月建戊寅，戊土生金，故乙庚为金运。庚者，金之阳，建于丙辛之首，正月建庚寅，庚金生水，故丙辛为水运。甲者，木之阳，建于戊癸岁之首，正月建甲寅，甲木生火，故戊癸为火运。壬者，水之阳，建于丁壬岁之首，正月建壬寅，壬水生木，故丁壬为木运。是五运皆生于正月建干，岂非日月岁时相应而制用哉？

一说自开辟来，五气秉承元、会、运、世，自有气数，天地万物所不能逃，近世当是土运，是以人无疾而亦痰，此与胜国时多热不同胜国时火运。如俗称杨梅疮，自南行北，人物雷同。土湿生霉，当曰霉疮。读医书五运八气，南北二政，岂独止于一年一时，而烦忘世、运、会、元之统耶？

人旅寓北方，夏秋久雨，天行咳嗽，头痛，用益元散滑石六两，甘草一两，姜葱汤调服，应手效。日发数十斤，此盖甲己土运，湿令痰壅肺气上窍，但泄膀胱下窍而已，不在咳嗽例也。

戊年楚地春温，人不相吊，予以五瘟丹投泉水，率童子分给，日起数百人。五瘟丹，乙庚年黄芩为君，丁壬山栀为君，丙辛黄柏为君，戊癸黄连为君，甲己甘草梢为君，为君者多一倍也，余四味与香附、紫苏为臣者，减半也，七味生用。末用大黄三倍，煎浓汤去渣，熬膏和丸，如鸡子大，朱砂、雄黄等分为衣，贴金箔，每用一丸，取泉水浸七碗，可服七人。

丹溪曰：小儿痘，陈文仲用木香散、异攻散，温热之药，多因立方之时，乃值运气寒水司天，在泉时令又值严冬大寒，为阴寒气郁遏，疮不红绽，故用辛热之剂发之。今人不分时令寒热，一概施治，误人多矣。

一人年四十五，平生瘦弱血少，值庚子年岁金太过，至秋深燥金用事，久晴不雨，得燥症，皮肤拆裂，手足枯燥，搔之屑起，血出痛楚，十指甲厚，反而莫能搔痒。予制一方，名生血润肤饮。用归、芪、生熟地、天麦二门冬、五味、片芩、瓜蒌仁、桃仁泥、酒红花、升麻煎服十数贴，其病如脱，大便结燥，加麻仁、郁李仁。后治十数人皆验。

经天五运之图歌

五天气玄运：五行之气散流于天之五方，纪于五天，因此而命名玄运。

歌曰：金素亢氐昴毕前，水玄张翼娄胃悬，木苍危室柳鬼宿，火丹牛女奎壁边，土黅心尾角轸度，下临此是运位上经天。

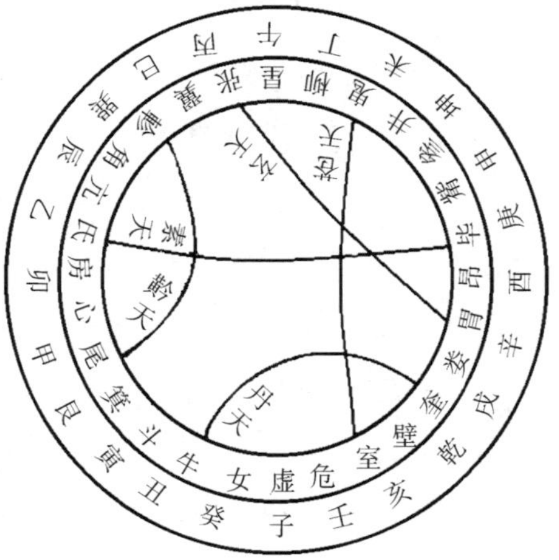

图 3－1　《运气易览》经天五运之图

十干起运化气歌

甲己土运乙庚金，丁壬之岁木当临，丙辛化气常居水，戊癸须将火察寻。

十干所化五行，由五天气各临其位而生化。或谓十二生肖中，惟龙善变属辰。每位自建寅，干支数至三，遇辰随所属化之。如甲寅至丙辰化水，丙寅至戊辰化火。或谓甲刚木克己柔土，为夫妇成土，乙柔木嫁庚刚金成金，丁阴火配壬阳水成木，丙阳火娶辛柔金成水，戊阳土娶癸阴水成火。二说意近似，而理非自然。

《运气易览·卷之一·论五天五运之气》

明·张介宾《类经图翼》

五运图解

自太始初分，阴阳析位，虽五运之象昭于五天，然尚有月建之法及十二肖之说，则立运之因是又一理。月建者，单举正月为法。如甲己之岁，正月首建丙寅，丙者火之阳，火生土，故甲己为土运。乙庚之岁，正月首建戊寅，戊者土之阳，土生金，故乙庚为金运。丙辛之岁，正月首建庚寅，庚者金之阳，金生水，故丙辛为水运。丁壬之岁，正月首建壬寅，壬者水之阳，水生木，故丁壬为木运。戊癸之岁，正月首建甲寅，甲者木之阳，木生火，故戊癸为火运。此五运生于正月之建者也。

十二肖者，谓十二宫中，惟龙善变而属辰位，凡十干起甲，但至辰宫，即随其所遇之干而与之俱变矣。如甲己干头，起于甲子，至辰属戊，戊为土，此

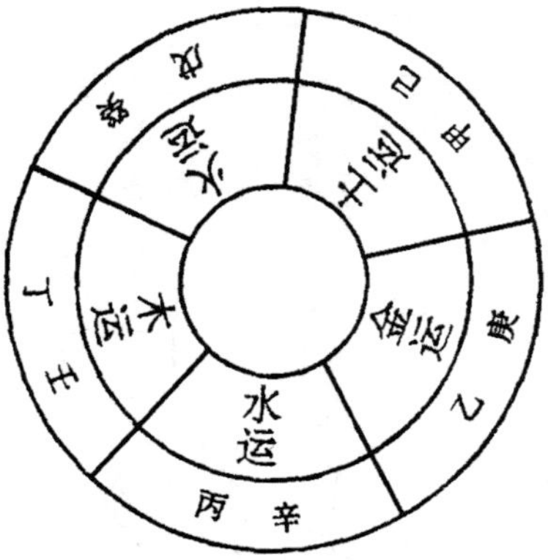

图3－2 《类经图翼》五运图

甲己之所以化土也。乙庚干头，起于丙子，至辰属庚，庚为金，此乙庚之所以化金也。丙辛干头，起于戊子，至辰属壬，壬为水，此丙辛之所以化水也。丁壬干头，起于庚子，至辰属甲，甲为水，此丁壬之所以化木也。戊癸干头，起于壬子，至辰属丙，丙为火，此戊癸之所以化火也。此又五运之遇龙而变者也。

又一说谓甲刚木，克己柔土为夫妇而成土运。乙柔木，嫁庚刚金而成金运。丁阴火，配壬阳水而成木运。丙阳火，娶辛柔金而成水运。戊阳土，娶癸阴水而成火运。

此二说者，义各不同，今并存之，以备参校。

《类经图翼·二卷·五运图》

明·张介宾《类经图翼》

五天五运图解

五天歌：木苍危室柳鬼宿，火丹牛女壁奎边，土黅心尾轸角度，金素亢氐昂毕前，水玄张翼娄胃是，下为运气上经天。

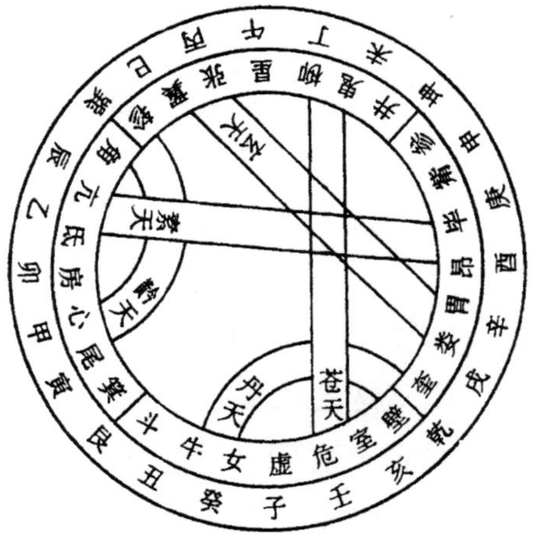

图3－3 《类经图翼》五天五运图

此太古占天之始，察五气，纪五天，而所以立五运也。五天五气者，谓望气之时，见丹天之火气，经于牛、女、壁、奎四宿之上，下临戊癸之方，此戊癸之所以为火运也。黅天之土气，经于心、尾、角、轸四宿之上，下临甲己之方，此甲己之所以为土运也。苍天之木气，经于危、室、柳、鬼四宿之上，下临丁壬之方，此丁壬之所以为木运也。素天之金气，经于亢、氐、昴、毕四宿之上，下临乙庚之方，此乙庚之所以为金运也。玄天之水气，经于张、翼、娄、胃四宿之上，下临丙辛之方，此丙辛之所以为水运也。是知五运之化，莫不有所由从，盖已肇于开辟之初矣。详《太始天元册文》及《天元纪大论》中。

《类经图翼·二卷·五天五运图》

清·陆懋修《世补斋医书》

阴阳五行中运年表

六十年之中运，以合化之五行为纪，而以在天之十干分阴阳焉，又以五音之太、少分有余、不足焉。《经》曰：有余而往，不足随之；不足而往，有余从之，而太过、不及分焉。甲、丙、戊、庚、壬，阳年为太过；乙、丁、己、辛、癸，阴年为不及。而太过、不及仍以五行之合化者分焉。土太过曰敦阜，不及曰卑监。金太过曰坚成，不及曰从革。水太过曰流衍，不及曰涸流。木太过曰发生，不及曰委和。火太过曰赫曦，不及曰伏明。其于中运之太过而得天地之制，不及而得天地之助，则宫为正宫，商为正商，羽为正羽，角为正角，徵为正徵，而曰备化、曰审平、曰敷和、曰升明、曰静顺者，是无过不及，而为平气也。

表3-1　《世补斋医书》阴阳五行中运年表

中运 太宫 阳土	中运 少商 阴金	中运 太羽 阳水	中运 少角 阴木	中运 太徵 阳火	中运 少宫 阴土	中运 太商 阳金	中运 少羽 阴水	中运 太角 阳木	中运 少徵 阴火
甲子	乙丑	丙寅	丁卯	戊辰	己巳	庚午	辛未	壬申	癸酉
甲戌	乙亥	丙子	丁丑	戊寅	己卯	庚辰	辛巳	壬午	癸未
甲申	乙酉	丙戌	丁亥	戊子	己丑	庚寅	辛卯	壬辰	癸巳
甲午	乙未	丙申	丁酉	戊戌	己亥	庚子	辛丑	壬寅	癸卯
甲辰	乙巳	丙午	丁未	戊申	己酉	庚戌	辛亥	壬亥	癸丑
甲寅	乙卯	丙辰	丁巳	戊午	己未	庚申	辛酉	壬戌	癸亥

《世补斋医书·内经运气表·阴阳五行中运年表第五》

二、中运太过不及

《素问·五常政大论》

太过不及

黄帝问曰：太虚寥廓，五运迴薄，衰盛不同，损益相从，愿闻平气何如而名？何如而纪也？岐伯对曰：昭乎哉问也！木曰敷和，火曰升明，土曰备化，金曰审平，水曰静顺。帝曰：其不及奈何？岐伯曰：木曰委和，火曰伏明，土曰卑监，金曰从革，水曰涸流。帝曰：太过何谓？岐伯曰：木曰发生，火曰赫曦，土曰敦阜，金曰坚成，水曰流衍。

帝曰：三气之纪，愿闻其候。岐伯曰：悉乎哉问也！敷和之纪，木德周行，阳舒阴布，五化宣平，其气端，其性随，其用曲直，其化生荣，其类草木，其政发散，其候温和，其令风，其藏肝，肝其畏清，其主目，其谷麻，其果李，其实核，其应春，其虫毛，其畜犬，其色苍，其养筋，其病里急支满，其味酸，其音角，其物中坚，其数八。

升明之纪，正阳而治，德施周普，五化均衡，其气高，其性速，其用燔灼，其化蕃茂，其类火，其政明曜，其候炎暑，其令热，其藏心，心其畏寒，其主舌，其谷麦，其果杏，其实络，其应夏，其虫羽，其畜马，其色赤，其养血，其病瞤瘛[①]，其味苦，其音徵，其物脉，其数七。

备化之纪，气协天休，德流四政，五化齐修，其气平，其性顺，其用高下，其化丰满，其类土，其政安静，其候溽蒸，其令湿，其藏脾，脾其畏风，其主口，其谷稷，其果枣，其实肉，其应长夏，其虫倮，其畜牛，其色黄，其养肉，其病否，其味甘，其音宫，其物肤，其数五。

审平之纪，收而不争，杀而无犯，五化宣明，其气洁，其性刚，其用散落，其化坚敛，其类金，其政劲肃，其候清切，其令燥，其藏肺，肺其畏热，其主鼻，其谷稻，其果桃，其实壳，其应秋，其虫介，其畜鸡，其色白，其养皮毛，其病咳，其味辛，其音商，其物外坚，其数九。

静顺之纪，藏而勿害，治而善下，五化咸整，其气明，其性下，其用沃

---

① 瘛（chì）：一作瘈。指筋脉拘急，手足挛掣的疾患。《素问·玉机真脏论》：“病筋脉相引而急，病名曰瘛。”

衍，其化凝坚，其类水，其政流演，其候凝肃，其令寒，其藏肾，肾其畏湿，其主二阴，其谷豆，其果栗，其实濡，其应冬，其虫鳞，其畜彘，其色黑，其养骨髓，其病厥，其味咸，其音羽，其物濡，其数六。

故生而勿杀，长而勿罚，化而勿制，收而勿害，藏而勿抑，是谓平气。

委和之纪，是谓胜生。生气不政，化气乃扬，长气自平，收令乃早，凉雨时降，风云并兴，草木晚荣，苍干凋落，物秀而实，肤肉内充。其气敛，其用聚，其动緛戾拘缓，其发惊骇，其藏肝，其果枣李，其实核壳，其谷稷稻，其味酸辛，其色白苍，其畜犬鸡，其虫毛介，其主雾露凄沧，其声角商。其病摇动注恐，从金化也，少角与判商同，上角与正角同，上商与正商同；其病支废肿疮疡，其甘虫，邪伤肝也，上宫与正宫同。萧飋肃杀，则炎赫沸腾，眚于三，所谓复也。其主飞蠹蛆雉，乃为雷霆。

伏明之纪，是谓胜长。长气不宣，藏气反布，收气自政，化令乃衡，寒清数举，暑令乃薄，承化物生，生而不长，成实而稚，遇化已老，阳气屈伏，蛰虫早藏。其气郁，其用暴，其动彰伏变易，其发痛，其藏心，其果栗桃，其实络濡，其谷豆稻，其味苦咸，其色玄丹，其畜马彘，其虫羽鳞，其主冰雪霜寒，其声徵羽。其病昏惑悲忘，从水化也，少徵与少羽同，上商与正商同，邪伤心也。凝惨溧冽，则暴雨霖霪，眚于九，其主骤注雷霆震惊，沉黔淫雨。

卑监之纪，是谓减化。化气不令，生政独彰，长气整，雨乃愆，收气平，风寒并兴，草木荣美，秀而不实，成而粃也。其气散，其用静定，其动疡涌分溃痈肿，其发濡滞，其藏脾，其果李栗，其实濡核，其谷豆麻，其味酸甘，其色苍黄，其畜牛犬，其虫倮毛，其主飘怒振发，其声宫角，其病留满否塞，从木化也，少宫与少角同，上宫与正宫同，上角与正角同，其病飧泄，邪伤脾也。振拉飘扬，则苍干散落，其眚四维，其主败折虎狼，清气乃用，生政乃辱。

从革之纪，是谓折收。收气乃后，生气乃扬，长化合德，火政乃宣，庶类以蕃。其气扬，其用躁切，其动铿禁瞀厥，其发咳喘，其藏肺，其果李杏，其实壳络，其谷麻麦，其味苦辛，其色白丹，其畜鸡羊，其虫介羽，其主明曜炎烁，其声商徵，其病嚏咳鼽衄，从火化也，少商与少徵同，上商与正商同，上角与正角同，邪伤肺也。炎光赫烈，则冰雪霜雹，眚于七，其主鳞伏彘鼠，岁气早至，乃生大寒。

涸流之纪，是谓反阳，藏令不举，化气乃昌，长气宣布，蛰虫不藏，土润水泉减，草木条茂，荣秀满盛。其气滞，其用渗泄，其动坚止，其发燥槁，其藏肾，其果枣杏，其实濡肉，其谷黍稷，其味甘咸，其色黅玄，甚畜彘牛，其虫鳞倮，其主埃郁昏翳，其声羽宫，其病痿厥坚下，从土化也，少羽与少宫同，上宫与正宫同，其病癃閟①，邪伤肾也，埃昏骤雨，则振拉摧拔，眚于一，其主毛显狐貉，变化不藏。

故乘危而行，不速而至，暴虐无德，灾反及之，微者复微，甚者复甚，气之常也。

发生之纪，是谓启陈，土疏泄，苍气达，阳和布化，阴气乃随，生气淳化，万物以荣。其化生，其气美，其政散，其令条舒，其动掉眩巅疾，其德鸣靡启坼，其变振拉摧拔，其谷麻稻，其畜鸡犬，其果李桃，其色青黄白，其味酸甘辛，其象春，其经足厥阴、少阳，其藏肝脾，其虫毛介，其物中坚外坚，其病怒，太角与上商同，上徵则其气逆，其病吐利。不务其德，则收气复，秋气劲切，甚则肃杀，清气大至，草木凋零，邪乃伤肝。

赫曦之纪，是谓蕃茂，阴气内化，阳气外荣，炎暑施化，物得以昌。其化长，其气高，其政动，其令鸣显，其动炎灼妄扰，其德暄暑郁蒸，其变炎烈沸腾，其谷麦豆，其畜羊彘，其果杏栗，其色赤白玄，其味苦辛咸，其象夏，其经手少阴、太阳，手厥阴、少阳，其藏心肺，其虫羽鳞，其物脉濡，其病笑疟疮疡血流狂妄目赤，上羽与正徵同，其收齐，其病痓，上徵而收气后也。暴烈其政，藏气乃复，时见凝惨，甚则雨水霜雹切寒，邪伤心也。

敦阜之纪，是谓广化，厚德清静，顺长以盈，至阴内实，物化充成，烟埃朦郁，见于厚土，大雨时行，湿气乃用，燥政乃辟，其化员，其气丰，其政静，其令周备，其动濡积并稸，其德柔润重淖，其变震惊飘骤崩溃，其谷稷麻，其畜牛犬，其果枣李，其色黅玄苍，其味甘咸酸，其象长夏，其经足太阴阳明，其藏脾肾，其虫倮毛，其物肌核，其病腹满，四支不举，大风迅至，邪伤脾也。

坚成之纪，谓收引，天气洁，地气明，阳气随，阴治化，燥行其政，物以司成，收气繁布，化洽不终。其化成，其气削，其政肃，其令锐切，其动暴折疡疰，其德雾露萧飋，其变肃杀凋零，其谷稻黍，其畜鸡马，其果桃杏，其色白青丹，其味辛酸苦，其象秋，其经手太阴、阳明，其藏肺肝，其虫介羽，其物壳络，其病喘喝，胸凭仰息。上徵与正商同，其生齐，其病咳，政暴变，则名木不营，柔脆焦首，长气斯救，大火流，炎烁且至，蔓将槁，邪伤肺也。

---

① 閟（bì）：古同闭。《说文解字》："閟，闭门也。"此处指小便秘闭不利。

流衍之纪，是谓封藏，寒司物化，天地严凝，藏政以布，长令不扬。其化凛，其气坚，其政谧，其令流注，其动漂泄沃涌，其德凝惨寒雰，其变冰雪霜雹，其谷豆稷，其畜彘牛，其果栗枣，其色黑丹黅，其味咸苦甘，其象冬，其经足少阴、太阳，其藏肾心，其虫鳞倮，其物濡满，其病胀，上羽而长气不化也。政过则化气大举，而埃昏气交，大雨时降，邪伤肾也。故曰：不恒其德，则所胜来复，政恒其理，则所胜同化，此之谓也。

《素问·五常政大论》

宋·刘温舒《素问运气论奥》

论纪运

十干之中，五阴五阳也，立为五运。太过、不及，互相乘之。其不及之岁，则所胜者来克，盖运之虚故也。则其间自有岁会、同岁会，亦气之平，外有年辰相合及交气日时干相合，则得为已助，号曰平气，乃得岁气之平，其物生、脉应皆必合期，无先后也，圣人立名以纪之。

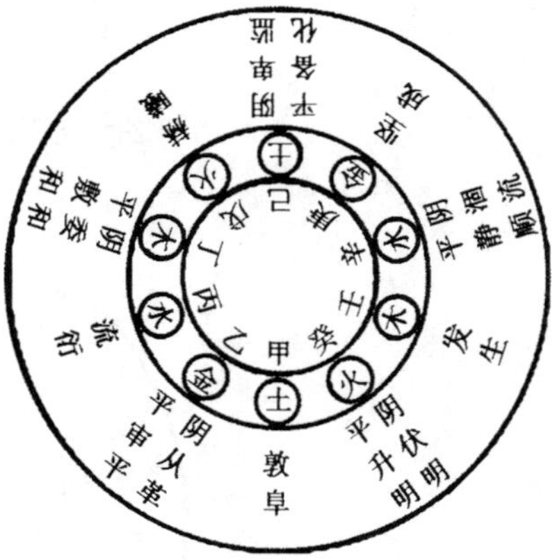

图 3－4　《素问运气论奥》经运之图

假令辛亥岁水运，当云平气何也？辛为水运阴年，遇亥属北方水，相佐水气乃平。

假令癸巳年火运，亦曰平气何也？癸为火运阴年，巳属南方火，相佐则火气乃平。

又每年交初气于年前大寒日。假令丁亥交司之日，遇日朔与壬合，名曰干德符。符者，合也，便为平气。若交司之时遇壬，亦曰干德符。除此交初气日时之后，相遇皆不相济也。余皆仿此。

所谓合者，甲己合，乙庚合，丙辛合，丁壬合，戊癸合是也。又阴年中若逢月干，皆符合相济；若未逢胜而见之干合者，亦为平气。若行胜已后行复已毕，逢月干者，即得正位。则太过、不及、平气纪岁者，当推而纪之，故平气之岁，不可预纪之。十干之下，列以阴阳年而纪者，此乃大概设此，庶易知也。平气纪，须以当年之辰日时干依法推之。

是以木运，太角岁曰发生太过，少角岁曰委和不及，正角岁曰敷和平气；火运，太徵岁曰赫曦太过，少徵岁曰伏明不及，正徵岁曰升明平气；土运，太宫岁曰敦阜太过，少宫岁曰卑监不及，正宫岁曰备化平气；金运，太商岁曰坚成太过，少商岁曰从革不及，正商岁曰审平平气；水运，大羽岁曰流衍太过，少羽岁曰涸流不及，正羽岁曰静顺平气，各以纪之也。

气之平则同正化，无过与不及也。又详太过运中，有为司天之气所抑者，亦为平气二则。赫曦之纪，寒水司天二年，坚成之纪，二火司天四年，皆平气之岁也。

《素问运气论奥·卷下·论纪运第二十二》

明·汪机《运气易览》

纪运太过不及平气之图歌

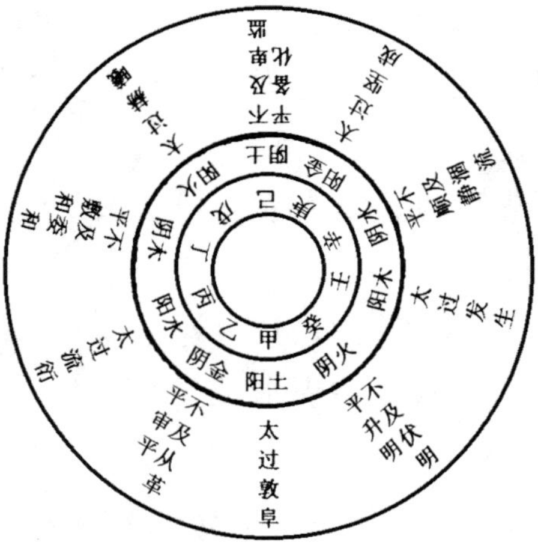

图3－5　《运气易览》纪运太过、不及、平气之图

歌曰：发生委和敷和角，赫曦伏明升明徵，敦阜卑监备化宫，流衍涸流顺静羽，坚成从革审平商，太过不及平气纪。每句三位，初太过，次不及，末平气。

《运气易览·卷之一·纪运太过不及平气之图歌》

明·张介宾《类经图翼》

五运三气之纪图

三气歌：敷和发生委和水，升明赫曦伏明火，审平坚成从革金，备化敦阜卑监土，静顺流衍涸流水，平气太过不及数。义详运气类十三。

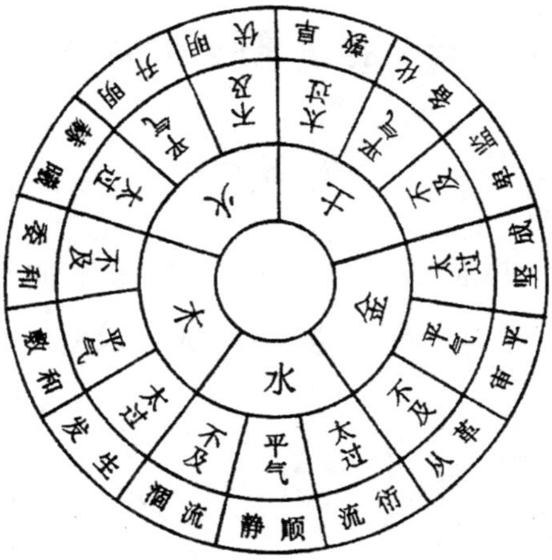

图3－6　《类经图翼》五运三气之纪图

《类经图翼·二卷·五运三气之纪图》

清·吴谦《医宗金鉴》

五运平气太过不及歌

木曰敷和火升明，土曰备化金审平，水曰静顺皆平运，太过木运曰发生，火曰赫曦土敦阜，水曰流衍金坚成；不及委和伏明共，卑监从革涸流名。

【注】太过被抑，不及得助，皆曰平运。木名敷和，敷布和气生万物也。火名升明，阳性上升，其德明也。土名备化，土母万物，无不化也。金名审平，金审而平，无妄刑也。水名静顺，体静性顺，喜安澜也。甲、丙、戊、庚、壬阳年，皆曰太过之运，木名发生，木气有余，发生盛也；火名赫曦，炎暑施化，阳光盛也；土名敦阜，敦厚高阜，土尤盛也；金名坚成，坚则成物，金有余也；水名流衍，水气太过，流漫衍也。乙、丁、己、辛、癸阴年，皆曰不及之运，木名委和，和气委弱，发生少也；火名伏明，火德不彰，光明伏

也；土名卑监，土气不及，化卑监也；金名从革，金气不及，从火革也；水名涸流，水气不及，涸其流也。

《医宗金鉴·卷三十五·运气要诀·五运平气太过不及歌》

三、主运

宋·刘温舒《素问运气论奥》

论岁中五运

地之六位，则分主于四时，天之五运，亦相生而终岁度。在《素问》篇中，止见于《六元正纪大论》，每十岁一司天，文中云初、终、正而已。此则是一岁主运也。

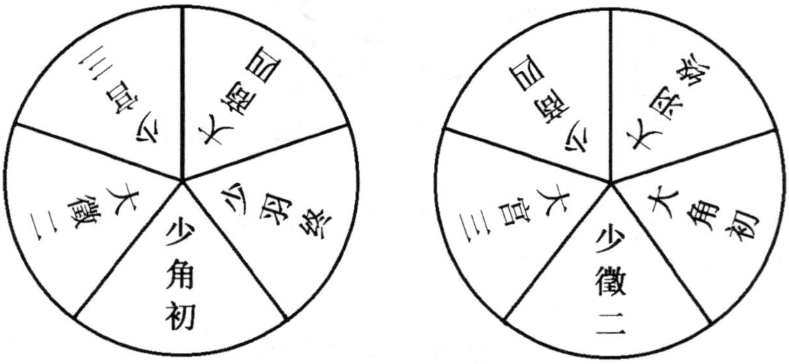

图 3-7 《素问运气论奥》岁中五运图

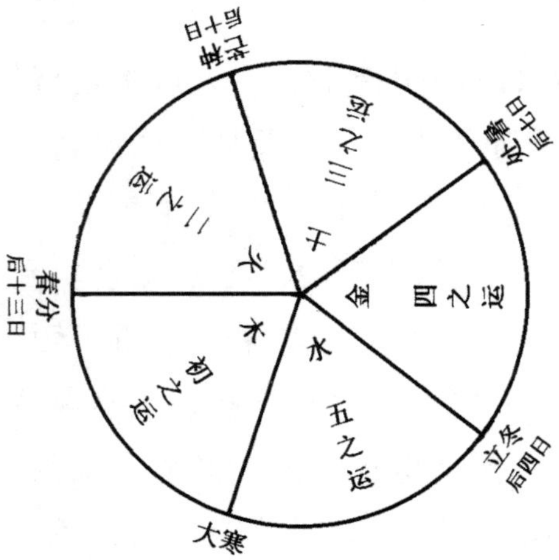

图 3-8 《素问运气论奥》主运图

每运各主七十三日零五刻，总五运之数，则三百六十五日二十五刻共成一岁。盖将当年年干起，一岁中通主三百六十五日，大运为主。

将岁之主运，上下因之，而名太、少五音也。若当年是木，合自大角而下生之，故曰初正，大角木生少徵火，少徵火生大宫土，大宫土生少商金，少商金生大羽水，则为终。若当年少宫为大运，则上下因之，少宫土上乃见火，故曰大徵，大徵火上乃见木，故曰少角，则主运自少角起故初，而至少羽水为终矣。

木为初之运，大寒日交。火为二之运，春分后十三日交。土为三之运，小满后二十五日交。金为四之运，大暑后三十七日交。水为五之运，秋分后四十九日交。此乃一岁之主运，有太少之异也。

按《天元玉册》截法中，又有岁之客运，行于主运之上，与六气主客之法同。故《玉册》曰：岁中客运者，常以应干前二干为初运。

申子辰岁，大寒日寅初交；

亥卯未岁，大寒日亥初交；

寅午戌岁，大寒日巳初交。

此五运相生而终岁度也。然于经未见其用，以六气言之，则运亦当有主客，以行天令。盖五行之运，一主其气，岂四而无用，不行生化者乎？然当年大运乃通主一岁，如司天通主上半年之法。《玄珠》指此以谓六元环周，言《素问》隐一音也。按《天元玉册》截法，言五运之客，互主一岁，则经所载者，乃逐年之主运也明。当以《玉册》为法，则其义通。《玄珠》之说，《补注》亦不取之。

《素问运气论奥·卷下·论岁中五运第二十三》

明·张介宾《类经图翼》

五运主运图说

《六元正纪大论》曰：夫五运之化，或从天气，或逆天气，或从天气而逆地气，或从地气而逆天气，或相得，或不相得。又曰：先立其年以明其气，金木水火土运行之数，寒暑燥湿风火临御之纪，则天道可见，民病可调。此经文明言五运之化有常数，客主之运有逆顺也。盖六气之有主客，而五运亦有主客；六气之有六步，而五运之气，岂一

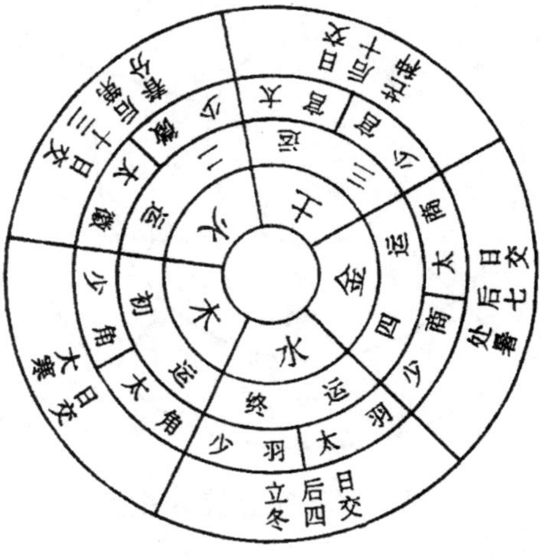

图3－9　《类经图翼》五运主运图

主其岁而四皆无用，不行生化者乎？故每岁于客运之外，仍有每岁之主运，皆起于角而以次下生者也。如木主春令而为角；木生火，故火次之，主夏令而为徵；火生土，故土又次之，主长夏令而为宫；土生金，故金又次之，主秋令而为商；金生水，故水又次之，主冬令而为羽。每岁三百六十五日二十五刻，以五分分之，则每运得七十三日零五刻，云七十二日者，以三百六十日为言也。亦与六步之主气同，而皆始于大寒日，但岁气分阴阳而主运有太少之异耳。假如甲年为阳土，运属太宫用事，而上推至初运之角，则其生太宫者少徵也，生少徵者太角也，是以甲年之主运起太角，太少相生而终于太羽。己年为阴土，运属少宫用事，而上推至初运之角，则其生少宫者太徵也，生太徵者少角也，是己年之主运起少角，亦少太相生而终于少羽也。又如乙年为阴金，运属少商，而上推至初运之角，则其生少商者太宫也，生太宫者少徵也，生少徵者太角也，是乙年之主运起太角而终于太羽。庚年为太商，上推至角属少角而终于少羽也，余年仿此。此主运之气，必始于角而终于羽，一定不易，以时交司，而为每岁之常令也。

《类经图翼·二卷·五运主运图说》

清·吴谦《医宗金鉴》

主运歌

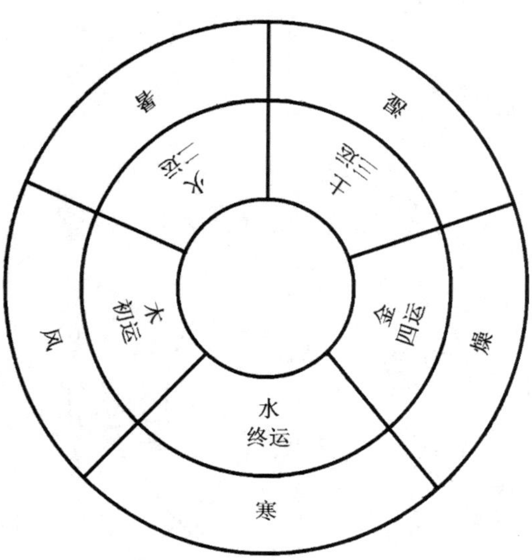

图3－10 《医宗金鉴》主运图

五运五行御五位，五气相生顺令行。此是常令年不易，然有相得或逆从。运有太过不及理，人有虚实寒热情。天时不和万物病，民病合人脏腑生。

【注】主运者，主运行四时之常令也。五行者，木、火、土、金、水也。五位者，东、南、中、西、北也。五气者，风、暑、湿、燥、寒也。木御东方风气，顺布春令，是初之运也。火御南方暑气，顺布夏令，是二之运也。土御中央四维湿气，顺布长夏之令，是三之运也。金御西方燥气，顺

布秋令，是四之运也。水御北方寒气，顺布冬令，是五之运也。此是天以五为制，分五方主之，五运五气相生，四时常令，年年相仍而不易也。然其中之气化，有相得或不相得，或从天气，或逆天气，或从天气而逆地气，或逆天气而从地气。故运有太过不及、四时不和之理，人有脏腑经络、虚实寒热不同之情，始召外邪令化而生病也。天时不和，万物皆病，而为民病者，亦必因其人脏腑不和而生也。

《医宗金鉴·卷三十五·运气要诀·主运歌》

宋·刘温舒《素问运气论奥》

论五音建运

五音者，五行之音声也。土曰宫，金曰商，木曰角，火曰徵，水曰羽。在阳年则曰太，在阴年曰少。

《晋书》曰：角，触也。象诸阳气触动而生，其位丁壬岁也。徵，止也。言物胜则止，其位戊癸岁也。商，强也。谓金性之坚强，其位乙庚岁也。羽，舒也。阳气将复，万物孳育而舒生，其位丙辛岁也。宫，中也。中和之道，无往而不理，总堂室奥阼而谓之宫，所围不一。盖土亦以通贯于金、木、水、火，王于四季，荣于四脏，皆总之之意也。其位甲己岁也。

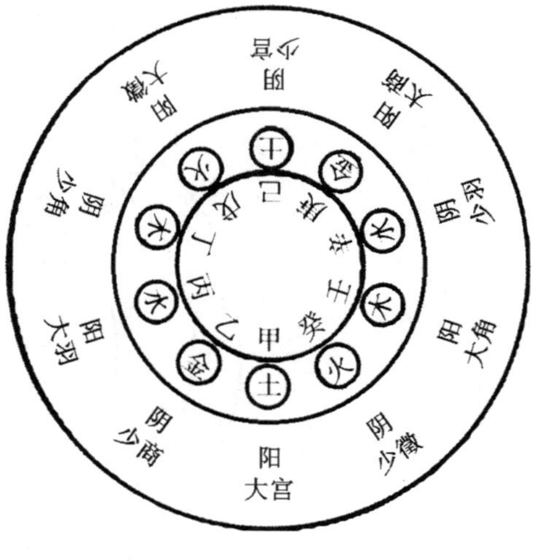

图 3－11　《素问运气论奥》五音建运之图

故五运从十干起，甲为土也，土生金，故乙次之，金生水，故丙次之，如此五行相生而转。甲为阳，乙为阴，亦相间而数，如环之无端。一详其五音五运之由，莫不上下相召，小大相乘，同归于治而已。是故因刻以成日，因日以成月，因月以成岁，递相因以制用。虽太古占天望气，定位之始，见黅天之气，横于甲己，为土运；素天之气，横于乙庚，为金运；玄天之气，横于丙辛，为水运；苍天之气，横于丁壬，为木运；丹天之气，横于戊癸，为火运，则莫不有从焉。

若以月建之法论之，则立运之因又可见也，何哉？丙者，火之阳，建于甲己岁之首。正月见丙寅，丙火生土，故甲己为土运。戊者，土之阳，建于乙庚岁之首。正月见戊寅，戊土生金，故乙庚为金运。庚者，金之阳，建于丙辛岁之首。正月见庚寅，庚金生水，故丙辛为水运。甲者，木之阳，建于戊癸岁之首。正月得甲寅，甲木生火，故戊癸为火运。壬者，水之阳，建于丁壬岁之首。正月得壬寅，壬水生木，故丁壬为木运。是五运皆生于正月建干，岂非日月岁时相因而制用哉？

《素问运气论奥·卷中·论五音建运第十二》

明·汪机《运气易览》

五音建运图歌

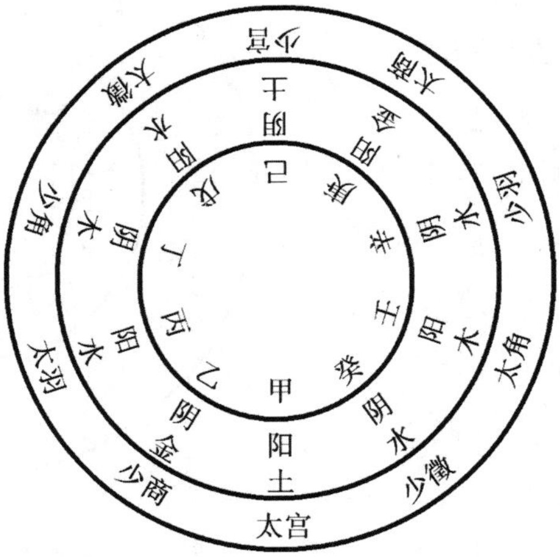

图 3-12　《运气易览》五音建运图

歌曰：羽水音兮徵火音，土宫角木及商金，年干建运阴阳位，太是其阳少是阴。

《运气易览·卷之一·论五音建运》

明·张介宾《类经图翼》

五音建运图解

《运气全书》云：五音者，五行之声音也。土曰宫，金曰商，水曰羽，木曰角，火曰徵。《晋书》曰：角者，触也，象诸阳气触动而生也，其化丁壬。徵者，止也，言物盛则止也，其化戊癸。商者，强也，言金性坚强也，其化乙庚。羽者，舒也，言阳气将复，万物将舒也，其化丙辛。宫者，中也，得中和之道，无往不畜，又总堂室奥阼谓之宫，所围不一。盖以土气贯于四行，王于四季，荣于四藏而总之之谓也，其化甲己。故天干起于甲土，土生金，故乙次之；金生水，故丙次之；水生木，故丁次之；木生火，故戊次之；火又生土，故己又次之；循序以终于癸而复于甲也。十干以甲、丙、戊、庚、壬为阳，乙、丁、己、辛、癸为阴；在阳则属太，在阴则属少；太者为有余，少者为不及。阴阳相配，太少相生，如环无端，共成气化。但气有太少，则至有迟速，故《六元正纪大论》曰：常以正月朔日平旦视之，运有余其至先，运不及其至后，非有余，非不足，是谓平岁，其至当其时也。《六微旨大论》曰：至而至者和；至而不至，来气不及也；未至而至，来气有余也。又如太过被抑，不及得助，皆为平气。所谓候之所始，道之所生，不可不通也。

《类经图翼·二卷·五音建运图解》

明·汪机《运气易览》

论主运大运太少相生

运有大运，有主运。当年年干建运，通主一年，此为大运。或太角，或少角，俱从大寒日始，以次相生，至羽而终，每运各主七十三日零五刻，总五运之数，则三百六十五日零二十五刻，而成一岁，此为主运。主运太、少皆依大运，大运阳年属太，阴年属少，上生至角而止，下生至羽而止，上下相生，皆须太少相因，不可失序。

假如甲运，太宫土也，上生太宫者少徵火，生少徵者太角木，此谓上生至角是也。又太宫土，下生者少商金，金生太羽水，此谓下生至羽是也。甲与己合，己从少宫，上下相生焉。又如乙运，少商金也，上生少商者太宫土，生太宫土者少徵火，生少徵火者太角木，此亦谓上生至角也。又少商下生者太羽水，此亦谓下生至羽也。乙与庚合，庚从太商，上下相生焉。又如丙运，太羽水也，上生太羽者少商，生少商金者太宫土，生太宫土者少徵火，生少徵火者太角木，此谓上生至角也。丙与辛合，辛从少羽，上生焉。又如丁运少角木也，少角下生者太徵火，火生少宫土，土生太商金，金生少羽水，此谓下生至羽也。丁与壬同，壬从太角，下生焉。又如戊运太徵火也，上生太徵火者少角木也，又太徵下生者少宫土，土生太商金，金生少羽水，此亦谓上生至角，下生至羽也。戊与癸合，癸从少徵，上下相生焉。

是以逐年主运皆依大运，或太角为初，则太羽为终；或少角为初，则少羽为终。《经》于各条大运角下注一初字，羽下注一终字，又以示人主运角羽之太少、初终也。甲乙丙壬癸五年，皆太角木为初运，主七十三日，自大寒日起，至春分后十三日止也。少徵火为二运，主七十三日，自春分后十三日起，至小满后二十五日止也。火宫土为三运，主七十三日，自小满后二十五日起，至大暑后三十七日止也。少商金为四运，主七十三日，自大暑后三十七日起，至秋分后四十九日止也。太羽水为终运，主七十三日，自秋分后四十九日起，至大寒而终也。戊己庚辛丁五年，皆少角木为初运，太徵火为二运，少宫土为三运，太商金为四运，少羽水为终运也。

按《天元玉册》又有岁之客运行于主运之上，与六气主客之法同，故曰岁中客运者常以应于前二十为初运。

申子辰岁大寒日寅初交，亥卯未岁大寒日亥初交，寅午戌岁大寒日申初交，巳酉丑岁大寒日巳初交。

此五运相生而终岁度也。然于经未见其用，以六气言之，则运亦当有主客以行天令，盖五行之运，一主其气，当四而无用不行生化者乎？然当年大运乃通主一岁，如司天通主上半年之法，《天元玉册》言五运之客互主一年，则经所载者，乃逐年之主运也，明当以《玉册》为法。

大运主运太少相因歌

先分大运过不及，大运音生岁音，五音生己倒推上，太少相因逢角寻，角初羽终起岁运，太少次生复下临，木岁角初同大运，太少次生亦下侵。

当年大运为主，将岁主运，上下因之，名太少五音。假令少宫为大运，上见太徵火，火上见少角木，则岁初运自少角起，下生至少羽水终。惟木阳年初运自太角起，阴年自少角起，下生亦以太少随之。

五运邪正化度歌

五运太过惟一化，正乃阳兮当勿差，克己已生同化度，运为不及却有邪。

度，日也。一化，阳岁天运，泉之气自化，阴则五行胜复之邪共气，然经中阴亦有正化者，指本岁自化而言。

大运主运太少之图歌

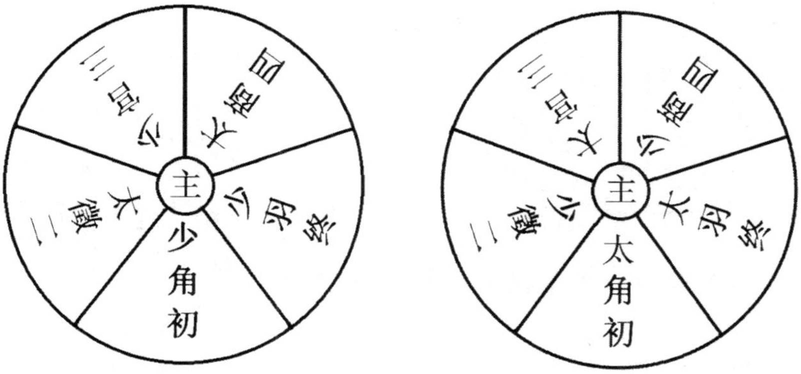

图 3－13　《运气易览》大运主运太少之图

歌曰：木初火二土期三，金四相维五水参，此号岁中之主运，静而不动匪虚谈。

太岁中主运时日

大寒木运始交真，清明前三火用亲，芒种十朝应见土，立秋念二燥金辰，立冬四日宜言水，每逢七十三朝五刻轮。

《运气易览·卷之三·论主运大运太少相生》

明·张介宾《类经图翼》

五音五运太少相生解

运气有三，曰大运、主运、客运，皆有五音之属。大运者，中运也，主一岁之气，如“甲已之年，土运统之”之类也。主运者，四时之常令也，如春木属角，夏火属徵，秋金属商，冬水属羽，土寄四季属宫，岁岁相仍者是也。客运者，十年一周，如甲年阳土，则太宫起初运，乙年阴金，则少商起初运，五运不同，迭相用事者是也。然三运之中，俱有太少相生之异。盖太者属阳，少者属阴，阴以生阳，阳以生阴，一动一静，乃成易道。故甲以阳土，生乙之少商；乙以阴金，生丙之太羽；丙以阳水，生丁之少角；丁以阴木，生戊之太

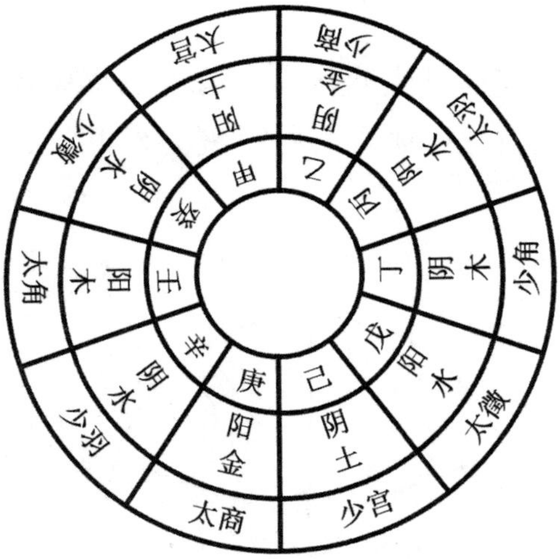

图 3－14 《类经图翼》五音五运太少相生图

徵；戊以阳火，生己之少宫；己以阴土，生庚之太商；庚以阳金，生辛之少羽；辛以阴水，生壬之太角；壬以阳木，生癸之少徵；癸以阴火，复生甲之太宫。大运不离于阴阳，主客不离于大运。主运之气，每岁相同，故春必始于角，而冬则终于羽。客运之气，各以本年中运为初运而以次相生也，故《六元正纪大论》列各年运气，如太阳、少阳、少阴之政，子午、寅申、辰戌之纪，三十年运皆起于五太；太阴、阳明、厥阴之政，丑未、卯酉、巳亥之纪，三十年运皆起于五少者，所以纪客运也。又如角下注一初字，羽下注一终字，凡甲乙丙壬癸五年，皆以太角为初，戊己庚辛丁五年，皆以少角为初者，所以纪主运也。主客运图如上。六十年运气之纪，详运气类十七。

《类经图翼·二卷·五音五运太少相生解》

清·吴谦《医宗金鉴》

五音主客太少相生歌

主运角徵宫商羽，五音太少中运取。如逢太徵太商年，必是少角少宫羽。若逢太角宫羽年，必是少商与少徵。以客取主太少生，以主定客重角羽。

【注】主运之音，必始角而终羽者，乃五音分主四时，顺布之常序也。然阳年为太，阴年为少者，是五音四时太过、不及之变化也。如逢戊年太徵，庚年太商之年，则主运初运，必是少角，二运则是太徵，三运必是少宫，四运则是太商，终运必是少羽也。若逢壬年太角，甲年太宫，丙年太羽之年，则主运初运则是太角，二运必是少徵，三运则是太宫，四运必是少商，终运则是太羽也。故曰太少皆以中运取，此是以客之中运取主之五运，太少相生之义也。又以主之太少，定客之五运，太少相重之法，以发明相加相临，太过不及之理也。

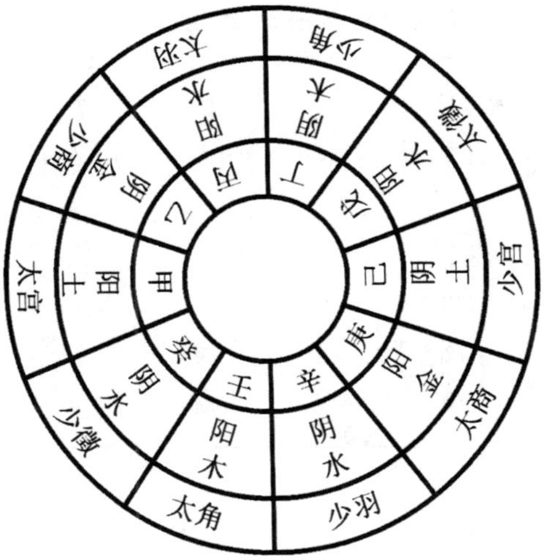

图 3－15　《医宗金鉴》五音太少相生图

《医宗金鉴·卷三十五·运气要诀·五音主客太少相生歌》

清·陆懋修《世补斋医书》

五运合五音太少相生

凡数，以少羽为一，少徵为二，少角为三，少商为四，少宫为五，太羽为六，太徵为七，太角为八，太商为九，此五音太少之原也。而以之论五行之化运，则以宫、商、羽、角、徵为次，如土为宫、金为商、水为羽、木为角、火为徵是也。以之论五运之阴阳，则以角、徵、宫、商、羽为次，如阳木为太角，阴木为少角；阳火为太徵，阴火为少徵；阳土为太宫，阴土为少宫；阳金为太商，阴金为少商；阳水为太羽，阴水为少羽是也。以之论五行之中运，则亦以宫、商、羽、角、徵为次，如甲己土之皆为宫，乙庚金之皆为商，丙辛水之皆为羽，丁壬木之皆为角，戊癸火之皆为徵是也。以之论年年不动之主运，则亦以角、徵、宫、商、羽为次，如阳年太角为初运，少徵为二运，太宫为三运，少商为四运，太羽为终运；阴年少角为初运，太徵为二运，少宫为三运，太商为四运，少羽为终运是也。以之论逐年加临之客运，则即以当年之中运为初运，而仍以主运之太、少为次，如初运太角，二运少徵，三运太宫，四运少商，终运太羽。又如初运太徵，二运少宫，三运太商，四运少羽，终运则不为太角而为少角者是也。此五运司年，及初、终五步主客之大概也。

表 3－2　《世补斋医书》五运合五音太少相生表

六甲 阳土	六乙 阴金	六丙 阳水	六丁 阴木	六戊 阳火	六己 阴土	六庚 阳金	六辛 阴水	六壬 阳木	六癸 阴火
以甲 太宫 生乙 少商	以乙 少商 生丙 太羽	以丙 太羽 生丁 少角	以丁 少角 生戊 太徵	以戊 太徵 生己 少宫	以己 少宫 生庚 太商	以庚 太商 生辛 少羽	以辛 少羽 生壬 太角	以壬 太角 生癸 少徵	以癸 少徵 又生 甲太宫

《世补斋医书·内经运气表·五运合五音太少相生表三》

明·张介宾《类经图翼》

各年五运交司时日

申子辰年

初运，大寒日寅初初刻起。

二运，春分后第十三日寅正一刻起。

三运，芒种后第十日卯初二刻起。

四运，处暑后第七日卯正三刻起。

五运，立冬后第四日辰初四刻起。

巳酉丑年

初运，大寒日巳初初刻起。

二运，春分后第十三日巳正一刻起。

三运，芒种后第十日午初二刻起。

四运，处暑后第七日午正三刻起。

五运，立冬后第四日未初四刻起。

寅午戌年

初运，大寒日申初初刻起。

二运，春分后第十三日申正一刻起。

三运，芒种后第十日酉初二刻起。

四运，处暑后第七日酉正三刻起。

五运，立冬后第四日戌初四刻起。

亥卯未年

初运，大寒日亥初初刻起。

二运，春分后第十三日亥正一刻起。

三运，芒种后第十一日子初二刻起。

四运，处暑后第七日子正三刻起。

五运，立冬后第四日丑初四刻起。

《类经图翼·卷二·各年五运交司时日》

清·吴谦《医宗金鉴》

运气所至先后时歌

应时而至气和平，正化承天不妄行。太过气淫先时至，侮刑我者乘我刑。不及气迫后时至，所胜妄行刑所生。所生被刑受其病，我所不胜亦来乘。

【注】应时而至，谓交五运六气之日、之时，正当其日、其时而气即至，则为正化平气，承天之令，不妄行也。如时未至而气先至，来气有余则为太过，名曰气淫，即邪化也。刑我，谓克我者也；我刑，谓我克者也。假如木气有余，克我之金不能制我，金反受木之侮，则木盛而土受克也必矣。其年若见肝病为正邪，见肺病为微邪，见脾病则为贼邪也，余时法此。若时已至而气未至，来气不足，则为不及，名曰气迫，亦邪化也。所胜谓我所胜，即我克者也。所生，我所生者也。所不胜，谓我所不胜，即克我者也。假如木气不及，我克之土，无畏妄行，则生我之水必受病也；木衰，金乘其衰亦来刑木为病也。其年若肾病为实邪，见心病为虚邪，见肺病则贼邪也。余时法此，推此可知二经三经兼病之理矣。

《医宗金鉴· 卷三十五·运气要诀·运气所至先后时歌》

四、客运

明·汪机《运气易览》

逐年客运之图歌

歌曰：假令甲己年为例，却用当年土作初，五运顺生临□位，逐年效此次加诸。□于经未见其用，姑载之以备参考。

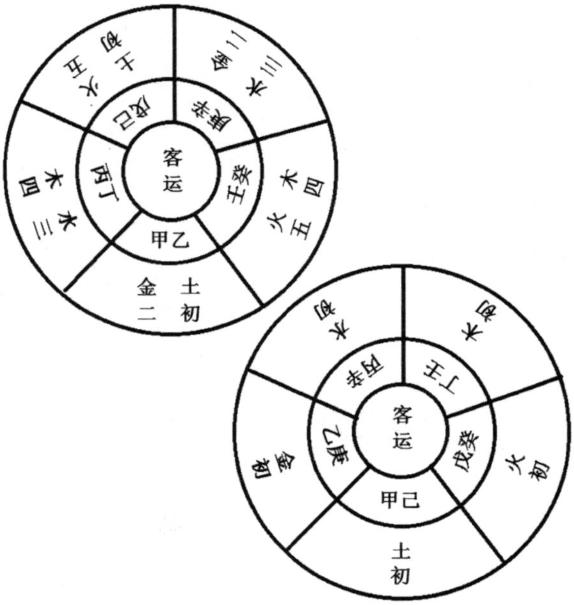

图 3-16　《运气易览》逐年客运之图

《运气易览·卷之三·逐年客运之图歌》

明·张介宾《类经图翼》

五运客运图说

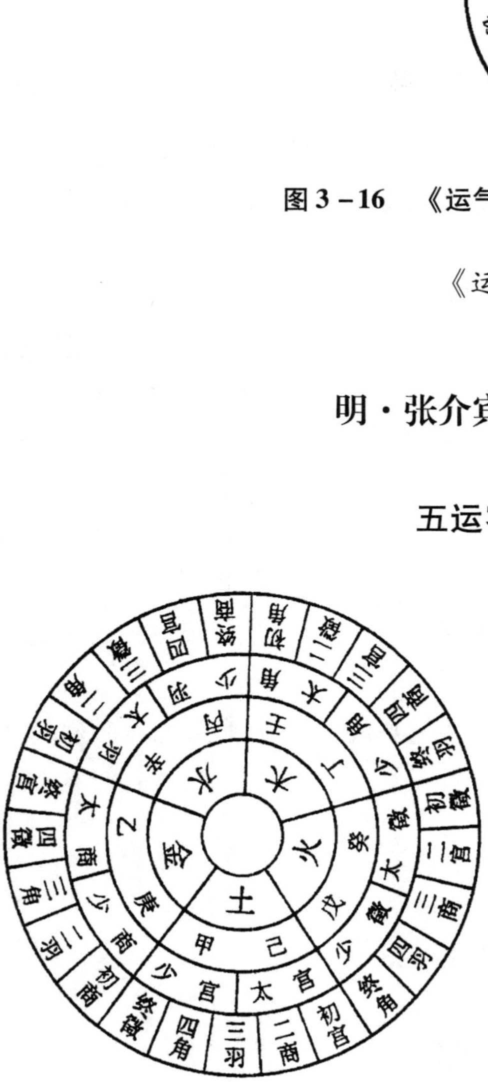

图 3-17　《类经图翼》五运客运图

客运者，亦一年五步，每步各得七十三日零五刻。假如甲己之年为土运，甲属阳土为太宫，己属阴土为少宫，故甲年则太宫为初运；太生少，故少商为二运；少又生太，故太羽为三运；太又生少，故少角为四运；少又生太，故太徵为终运。己年则少宫阴土为初运，少宫生太商为二运，太商生少羽为三运，少羽生太角为四运，太角生少徵为终运。太少互生，凡十年一主令而竟天干也。但主运则必春始于角而冬终于羽，客运则以本年中运为初运而以次相生，此主运、客运之所以有异也。夫五运六气者，无非天地之气候，六气有司天、在泉以主岁，五运有大运以主岁，六气有主客气以主岁时，五运亦有主客运以行天令。《运气全书》云：地之六位则分主于四时，天之五运亦相生而终岁度。《天元玉册》截法中亦有“岁之客运，行于主运之上，与六气主客之法同”。虽本经未有明言，而气运生化之理，在所必至，当以《天元玉册》为法。

《类经图翼·二卷·五运客运图说》

清·吴谦《医宗金鉴》

客运歌

五天苍丹黅玄素，天气天干合化临，甲己化土丙辛水，丁壬化木乙庚金，戊癸化火五客运，起以中运相生轮。阴少乙丁己辛癸，阳太甲丙戊庚壬。

【注】五天者，苍天，天之色青者也；丹天，天之色赤者也；黅天，天之色黄者也；玄天，天之色黑者也；素天，天之色白者也。天气者，苍天之气，木也；丹天之气，火也；黅天之气，土也；玄天之气，水也；素天之气，金也。天干者，甲、乙、丙、丁、戊、己、庚、辛、壬、癸也。古圣仰观五天五气，苍天木气下临丁壬之方，故识丁壬合化而生木运也；丹天火气下临戊癸之方，故识戊癸合化而生火运也；黅天土气下临甲己之方，故识甲己合化而生土运也；玄天水气下临丙辛之方，故识丙辛合化而生水运也；素天金气下临乙庚之方，故识乙庚合化而生金运也，此天气天干合化，加临主运五位之客运也。起以所化，统主本年中运为初运，五行相生，以次轮取。如甲己之年，土运统之，起初运，土生金为二运，金生水为三运，水生木为四运，木生火为五运。余四运皆仿土运起之。乙、丁、己、辛、癸属阴干，为五阴年，主五少，不及之运；

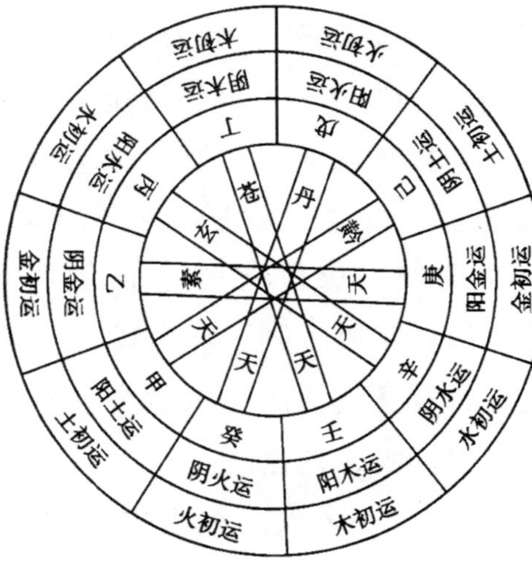

图 3－18　《医宗金鉴》客运图

甲、丙、戊、庚、壬属阳干，为五阳年，主五太，太过之运也。

《医宗金鉴·卷三十五·运气要诀·客运歌》

五、五行胜复

宋·刘温舒《素问运气论奥》

论胜复

运有盛衰，气有虚实，更相迎随，以司岁也。故《经》曰“有余而往，不足随之，不足而往，有余从之”者此也，故运互有大小，胜复之变作矣。太过则先天时化，以气胜实，故不胜者受邪；不及则后天时化，以气衰虚，故胜己者来克，被克之后，毕待时而复也。行复于所胜，则己不可前，故待得时，则子当王，然后子为母复仇也。如木运少角岁，金清化来胜，则子火为复，反热化胜金。火运少徵岁，水寒化来胜，则子土为复，反湿化胜水。土运少宫岁，木风化来胜，则子金为复，反清化胜水。金运少商岁，火热化来胜，则子水为复，反寒化胜火。水运少羽岁，土湿化来胜，则子木为复，反风化胜土。故言胜复同者，此也。

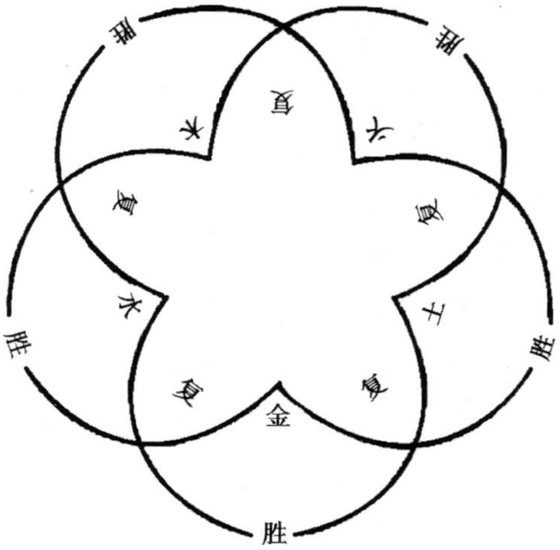

图 3－19 《素问运气论奥》胜复之图

《玄珠》论六气，有正化、对化之司，若正司化令之实甚，则胜而不复；对司化令之虚微，则胜而有复。胜甚则复甚，胜微则复微，所谓邪气化日也，如是气不相得，则邪气中人而疾病矣。

然天地之气亦行胜复，故《经》曰：“初气终三气，天气主之，胜之常也。四气尽终气，地气主之，复之常也。”盖胜至则复，复已而胜，故无常气乃止。复而不胜，则是生气已绝，故曰伤生也。

又岁气太过，则不胜者受邪，若得其实，而又欺侮其所不胜己者；运不及，所胜者来克，乘气之虚，又为不胜己者凌侮，如是必受邪，以原非胜己之气，必自伤也。故《经》曰：“侮反受邪”，此之谓也。五行之变，如是不一，则在气候以别之矣。

《素问运气论奥·卷下·论胜复第二十五》

宋·刘温舒《素问运气论奥》

五行胜复论

《素问》之书，载黄帝与岐伯、雷公、鬼臾区答问。其间论太虚之寥廓，纪五运回薄，并包该贯，微妙精密。天地之数，不可得而逃；鬼神之情，不可得而遁。世之学者，往往伏而读之，每患其不能通也。

客有好其书者，指五运六气之疑，诣澶渊胡源，而问曰：元丰之四年，岁在辛酉，阳明司天为上商，少阴在泉为下徵。天气燥，地气热，运得少羽，岁水不及，是谓涸流之纪。而河决大水，盖与涸流之名纪异矣。请试为我言之。胡源喟然叹曰：深乎哉问也！此非不敏之所能及也，然昔尝侍坐于先生，而得闻先生之绪余。

先生之论五行也，成象而丽乎天，为五星；成形而镇乎地，为五岳；其精而藏乎内，为五脏；其神而运乎外，为五官；以至德为五常，和为五味，彰为五色，发为五声；其植物五谷、五果为异宜；其动物五畜、五虫为异类。

盖天数五，地数五，五位相得而各有合，变化之所以成也，鬼神之所以行也。是故天一地六，合于北方而为水，而丙辛主之；地二天七，合于南方而为火，而戊癸主之；天三地八，合于东方而为木，而丁壬主之；地四天九，合于西方而为金，而乙庚主之；天五地十，合于中央而为土，而甲己主之。此五者或以叁天，或以两地。两地者，火也，金也，生于阴而成于阳；叁天者，水也，木也，土也，生于奇而成为偶。

错综其数，则五者虽不同，及其立岁纪运，则要之气常均平，而不相害也。是以木之平气，贵乎和风生发，而无飘荡振拉；火之平气，贵乎炳明光显，而无炎烁燔燎；土之平气，贵乎埃云润泽，而无霖霪骤注；金之平气，贵乎雾露清凉，而无惨悽残贼；水之平气，贵乎严凝整肃，而无雨水霜雹。

然阴阳之相荡，寒暑之相推，升降有序，休王有时。一消一长，不能无进退；一损一益，不能无盛衰。是故运行先天，而气或为有余；运行后天，而气或为不及。有余，则制己所胜，而侮己所不胜；不及，则己所胜轻而侮之，己所不胜侮而乘之。夫惟有所不胜，故强者有时而兼弱，弱者有时而畏强，此物之自然，而理之必至者也。

请试言之：少角之运，岁木不及，侮而乘之者金也。金不务德，故以燥胜风时，则有白露早降，收气早行，其变为肃杀，其灾为苍陨。明为少角，而实与大商之岁同。少徵之运，岁火不及，侮而乘之者水也。水不务德，故以寒胜热时，则有寒雰凝惨，地积坚冰，其变为凛冽，其灾为霜雹，名为少徵，而实与大羽之岁同。少宫之运，岁土不及，侮而乘之者木也。木不务德，故以风胜湿，时则有大风飘暴，草堰沙飞，其变为振发，其灾为散落。名为少宫，而实与大角之岁同。少商之运，岁金不及，侮而乘之者火也。火不务德，故以热胜燥，时则有火延焦槁，炎赫沸腾，其变为销烁，其灾为燔焫。名为少商，而实与大徵之岁同。少羽之运，岁水不及，侮而乘之者土也。土不务德，故以湿胜寒，时则有泉涌河衍，涸泽生鱼，其变为骤注，其灾为霖溃。名为少羽，而实与大宫之岁同。

通乎此，则知岁在涸流之纪，而河决大水，固可以类推之也。非徒如是而已，万物扰扰，凡呼吸俯仰，滋蕃长育乎天地之间者，或得其冲气而生，或触其乖气而夭，未有能逃乎五行者也。

所谓中气者，不相胜复而已；所谓乖气者，胜复更作而已。方其乖气之争，狼戾已形，忿怒已萌，处乎此而求胜乎彼也。虽有强刚勇悍之气，又岂能常胜哉！固已有复者，伺乎其后矣。是故木胜，则金复以救土，而名木不荣；火胜则水复以救金，而冰雹乃临；土胜则木复以救水，而倮虫不育；金胜则火复以救木，而流水不冰；水胜则土复以救火，而黅谷不登。

夫暴虐无德者，灾反及之；侮而乘之者，侮反受邪。出乎尔者反乎尔，未有胜而不复者也。胜之微者，复亦微，胜之甚者，复亦甚。其犹空谷之响乎尔，疾虚疏数，小大高下，惟其声之所召，未尝不相似也。

盖天地之间，气有偏胜，而无以救之，则万物之所以存者几希矣。是故风、热、燥、湿、寒，五者各司一气；生、长、化、收、藏，五者各司一时。以顺相承，然后能循环以相生。以逆相胜，然后能循环以相救。故曰：五运之气，犹权衡也，高者抑之，下者举之，化者应之，胜者复之，化者应之。气之平也，五气之相得也；胜者复之，气之不平也，五气之相贼也。气平而相得者，所以道其常；气不平而相贼者，所以观其变。古之明乎此而善摄生者，何尝不消息盈虚，以道御神也。无失天信，无逆气宜，抑其有余者，而不翼于胜；助其不及者，而不赞其复。

是以喜、怒、悲、忧、恐有所一，而莫能乱；精、神、魂、魄、意有所养，而莫能伤；春风、秋雨、冬凉、夏暑，虽天道之屡变，如凶、荒、札、瘥，不能成其患。呜呼！安得圆机之士，而与之共论五行哉！

《素问运气论奥·卷下·五行胜复论第三十一》

明·汪机《运气易览》

运化胜复同图歌

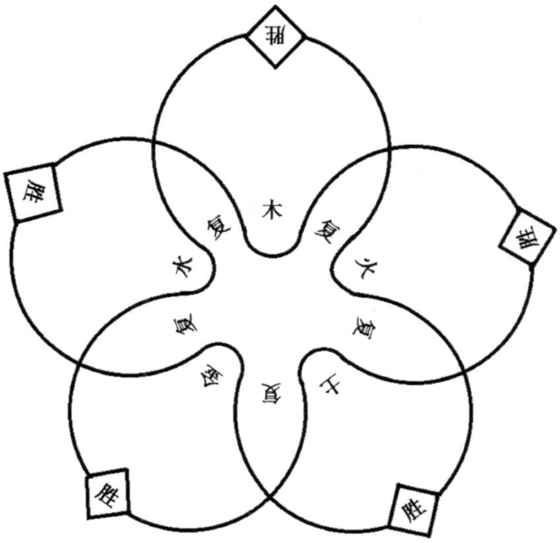

图3-20 《运气易览》运化胜复同图

运化胜复同歌：

胜复同兮不及年，运衰胜己必加愆，母仇子旺还当复，子化随时反胜焉。

如丁年木不及，金清化来胜，则子火为复，反热化胜金，余效此。

《运气易览·卷之一·运化胜复同图歌》

清·陆懋修《世补斋医书》

五行胜复表

谚云：木、火、土、金、水，五行周而复始，互相生。金、水、木、火、土，五贼周而复始，互相克。一若五行之只可有生，不可有克者。然而非克不生，经所以言“亢害承制，制则生化”也。夫欲知五行之生克，必先明五脏之子母。如肾为肝母，心为肝子；肝为心母，脾为心子；心为脾母，肺为脾子；脾为肺母，肾为肺子；肺为肾母，肝为肾子。己不务德，而侮其所胜，则所胜之子来复母仇；所胜妄行，则己受其侮，而所生之子亦往复之，此太过、不及之所以皆有胜而有复也。因两存之，为实则泻子之治，并附以子失母荫亦来复者，兼以明虚则补母之义焉。

表 3－3 《世补斋医书》五行胜复表

木太过，则土受克，土之子金来复。木不及，则金亢，木之子火以热气复之。木不及，则不生火，火失荫，亦来复。	火太过，则金受克，金之子水来复。火不及，则水亢，火之子土以湿气复之。火不及，则不生土，土失荫，亦来复。	土太过，则水受克，水之子木来复。土不及，则木亢，土之子金以燥气复之。土不及，则不生金，金失荫，亦来复。	金太过，则木受克，木之子火来复。金不及，则火亢，金之子水以寒气复之。金不及，则不生水，水失荫，亦来复。	水太过，则火受克，火之子土来复。水不及，则土亢，水之子木以风气复之。水不及，则不生木，木失荫，亦来复。

《世补斋医书·<内经>运气表·五行胜复表第十二》

第二节　六　气

一、十二支化气

唐·王冰《重广补注黄帝内经素问》

地支化气

帝曰：其于三阴三阳，合之奈何？鬼臾区曰：子午之岁，上见少阴；丑未之岁，上见太阴；寅申之岁，上见少阳；卯酉之岁，上见阳明；辰戌之岁，上见太阳；巳亥之岁，上见厥阴。少阴所谓标也，厥阴所谓终也。标，谓上首也。终，谓当三甲六甲之终。新校正云："详午、未、寅、酉、戌、亥之岁为正化，正司化令之实；子、丑、申、卯、辰、巳之岁为对化，对司化令之虚。此其大法也。"厥阴之上，风气主之；少阴之上，热气主之；太阴之上，湿气主之；少阳之上，相火主之；阳明之上，燥气主之；太阳之上，寒气主之。所谓本也，是谓六元。三阴三阳为标，寒、暑、燥、湿、风、火为本，故云所谓本也。天真元气分为六化，以统坤元生成之用，征其应用则六化不同，本其所生则正是真元之一气，故曰六元也。新校正云："按别本'六元'作'天元'也。"

《重广补注黄帝内经素问·天元纪大论》

宋·刘温舒《素问运气论奥》

论天地六气

《经》曰："天地合气，六节分而万物化生矣。"然地列五行者，言其用也。分支于十二，自五行阴阳之气，以布八方。盖天气降而下，则地气迁而上，咸备五行之化气，然后和其用。观万物未尝不因天地之气而化生之也。

地之气静而常，天之气动而变。其六气之源则同，六气之绪则异，何哉？盖天之气，始于少阴，而终于厥阴，《经》曰"少阴所谓标，厥阴所谓终"是也。地之气，始于厥阴木，而终于太阳水，《经》曰"显明之右，君火之位"者，其绪是也。然不同之绪，乃天真、地元二气，相因而成焉。

故天之六元气，反合地十二支，以五行正化、对化为其绪，则少阴司子午，太阴司丑未，少阳司寅申，阳明司卯酉，太阳司辰戌，厥阴司巳亥，天气始终之因，如是而已。

地之六气，反合天之四时，风、热、暑、湿、燥、寒为其绪，则厥阴风木主春，少阴君火主春末夏初，少阳相火主夏，太阴湿土主长夏，阳明燥金主秋，太阳寒水主冬，地气终始之因，如是而已。

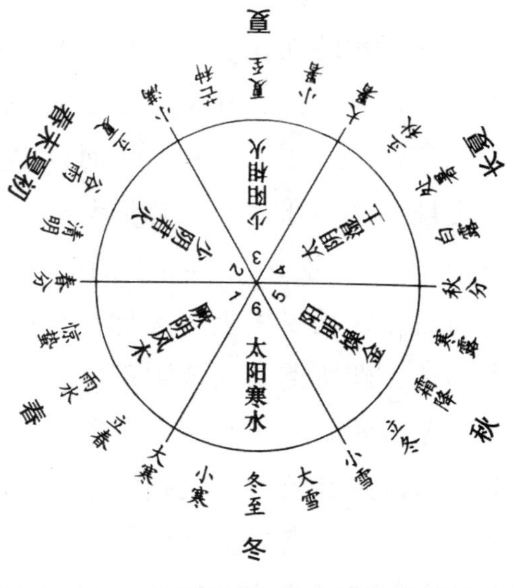

图 3－21　《素问运气论奥》六气主气图

《经》曰：天有阴阳，地亦有阴阳者，乃上下相临也。天气动而不息，故五岁而右迁，应地气静而守位。天气不加于君火，则五岁而余一气，右迁相火之上，以君火不立岁故也。地之纪，五岁一周；天之纪，六期一备。五岁一周，则五行之气遍；六期一备，则六气之位周，与干加支之绪小同，取阴阳相错，上下相乘，毕其纪之之意也。以五六相合，故三十年以纪之，则六十年矣。

《素问运气论奥·卷中·论天地六气第十四》

明·张介宾《类经图翼》

天地六气图解

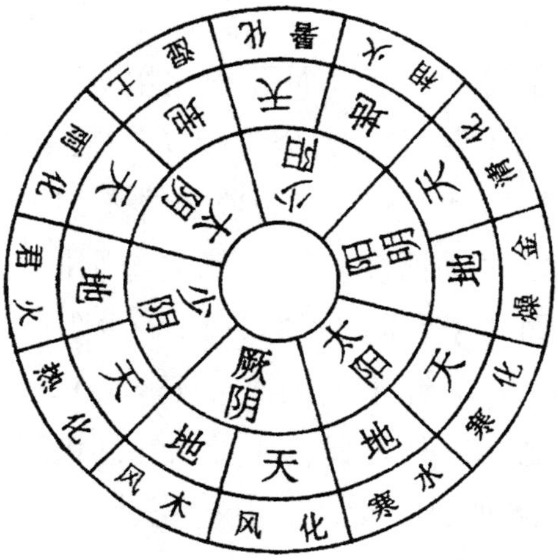

图 3－22　《类经图翼》天地六气之图

《天元纪大论》曰：夫五运阴阳者，天地之道也。又曰：在天为气，在地成形，形气相感而化生万物矣。又曰：神在天为风，在地为木；在天为热，在地为火；在天为湿，在地为土；在天为燥，在地为金；在天为寒，在地为水。夫六气之合于三阴三阳者，分而言之，则天地之化，有气有形；合而言之，则阴阳之理，标由乎本。所谓标本者，六气为本，三阴三阳为标。有本标中气图解，见后第四卷。如主气之交司于四时者，春属木为风化，夏初君火为热化，盛夏相火为暑化，长夏属土为湿化，秋属金为燥化，冬属水为寒化，此六化之常，不失其常，即所谓当其位则正也。如客气之有盛衰逆顺者，则司天主上，在泉主下，左右四间，各有专王，不时相加以为交合，此六化之变，变有不测，即所谓非其位则邪也。故正则为德、化、政、令，邪则为灾、变、眚、伤。太者之至徐而常，少者之至暴而亡，而凡为淫胜、邪胜、相胜、相复等变，亦何莫非天地六化之气所致欤！

《类经图翼·二卷·天地六气图解》

二、主气

唐·王冰《重广补注黄帝内经素问》

主气

帝曰：善！愿闻地理之应六节气位何如？岐伯曰：显明之右，君火之位也；君火之右，退行一步，相火治之；日出谓之显明，则卯地气分春也。自春分后六十日有奇，斗建卯正至于巳正，君火位也。自斗建巳正至未之中，三之气分，相火治之，所谓少阳也。君火之位，所谓少阴，热之分也，天度至此，暄淑大行。居热之分，不行炎暑，君之德也。少阳居之，为僭逆，大热早行，疫疠乃生；阳明居之，为温凉不时；太阳居之，为寒雨间热；厥阴居之，为风湿，雨生羽虫；少阴居之，为天下疵疫，以其得位，君令宣行故也；太阴居之，为时雨。火有二位，故以君火为六气之始也。相火，则夏至日前后各三十日也，少阳之分，火之位也，天度至此，炎热大行。少阳居之，为热暴至，草萎河干，炎亢，湿化晚布；阳明居之，为凉气间发；太阳居之，为寒气间至，热争冰雹；厥阴居之，为风热大行，雨生羽虫；少阴居之，为大暑炎亢；太阴居之，为云雨雷电。退，谓南面视之，在位之右也。一步，凡六十日又八十七刻半。余气同法。复行一步，土气治之；雨之分也，即秋分前六十日而有奇，斗建未正至酉之中，四之气也，天度至此，云雨大行，湿蒸乃作。少阳居之，为炎热沸腾，云雨雷雹；阳明居之，为清雨雾露；太阳居之，为寒雨害物；厥阴居之，为暴风雨摧拉，雨生倮虫；少阴居之，为寒热气反用，山泽浮云，暴雨溽蒸；太阴居之，为大雨霪霔。复行一步，金气治之；燥之分也，即秋分后六十日而有奇，自斗建酉正至亥之中，五之气也，天度至此，万物皆燥。少阳居之，为温清更正，万物乃荣；阳明居之，为大凉燥疾；太阳居之，为早寒；厥阴居之，为凉风大行，雨生介虫；少阴居之，为秋湿，热病时行；太阴居之，为时雨沉阴。复行一步，水气治之；寒之分也，即冬至日前后各三十日，自斗建亥至丑之中，六之气也，天度至此，寒气大行。少阳居之，为冬温，蛰虫不藏，流水不冰；阳明居之，为燥寒劲切；太阳居之，为大寒凝冽；厥阴居之，为寒风摽扬，雨生鳞虫；少阴居之，为蛰虫出现，流水不冰；太阴居之，为凝阴寒雪，地气湿也。复行一步，木气治之；风之分也，即春分前六十日而有奇也，自斗建丑正至卯之中，初之气也，天度至此，风气乃行，天地神明，号令之始也，天之使也。少阳居之，为温疫至；阳明居之，为清风，雾露朦昧；太阳居之，为寒风切冽，霜雪水冰；厥阴居之，为大风发荣，雨生毛虫；少阴居之，为热风伤人，时气流行；太阴居之，为风雨，凝阴不散。复行一步，君火治之。热之分也，复春分始也，自斗建卯正至巳之中，二之气也。凡此六位，终纪一年，六六三百六十日，六八四百八十刻，六七四十二刻，其余半刻积而为三，约终三百六十五度也，余奇细分率之可也。**相火之下，水气承之；**热盛水承，条蔓柔弱，凑润衍溢，水象可见。新校正云："按《六元正纪大论》云：'少阳所至为火生，终生蒸溽。'则水承之义可见。又云：'少阳所至，为摽风燔燎霜凝。'亦下承之水气也。"**水位之下，土气承之；**寒甚物坚，水冰流涸，土象斯现，承下明矣。新校正云："按《六元正纪大论》云：'太阳所至，为寒雪冰雹白埃。'则土气承之之义也。"**土位之下，风气承之；**疾风之后，时雨乃零，是则湿为风吹，化而为雨。新校正云："按《六元正纪大论》云：'太阴所至为湿生，终为注雨。'则土位之下，风气承之而为雨也。又云：'太阴所至，为雷霆骤注烈风。'则风承之义也。"**风位之下，金气承之；**风动气清，万物皆燥，金承木下，其象昭然。新校正云："按《六元正纪大论》云：'厥阴所至为风生，终为肃。'则金承之义可见。又云：'厥阴所至，飘怒大凉。'亦金承之义也。"**金位之下，火气承之；**锻金生热，则火流金，乘火之上，理无妄也。新校正云："按《六元正纪大论》云：'阳明所至，为散落温。'则火乘之义也。"**君火之下，阴精承之。**君火之位，大热不行，盖为阴精制承其下也。诸以所胜之气乘于下者，皆折其標盛，此天地造化之大体尔。新校正云："按《六元正纪大论》云：'少阴所至为热生，中为寒。'则阴承之义可知。又云：'少阴所至，为大暄寒。'亦其义也。又按《六元正纪》云：'水发而雹雪，土发而飘骤，木发而毁折，金发而清明，火发而曛昧，何气使然？曰：气有多少，发有微甚，微者当其气，甚者兼其下，征其下气而见可知也。'所谓征其下者，即此六承气也。"

《重广补注黄帝内经素问·六微旨大论》

宋·刘温舒《素问运气论奥》

论主气

地气静而守位，则春温、夏暑、秋凉、冬寒，为岁岁之长令。四时为六气之所主也。厥阴木为初气者，方春气之始生也。木生火，故少阴君火，少阳相火次之。火生土，故太阴土次之。土生金，故阳明金次之。金生水，故太阳水次之。皆相生而布其令，莫不咸有绪焉。

木为初气，主春分前六十日有奇，自斗建丑正至卯之中。天度至此，风气乃行也。

君火为二气，主春分后六十日有奇，自斗建卯正至巳之中。天度至此，暄淑乃行也。

相火为三气，主夏至前后各三十日有奇。自斗建巳正至未之中。天度至此，炎热乃行也。

土为四气，主秋分前六十日有奇。自斗建未正至酉之中。天度至此，云雨乃行，湿蒸乃作也。

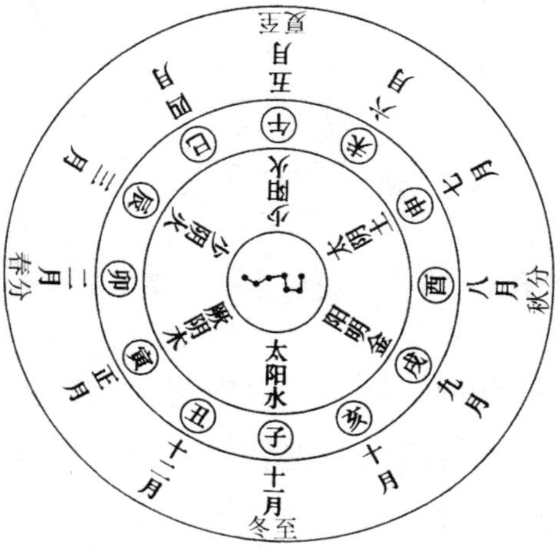

图 3－23　《素问运气论奥》主气之图

金为五气，主秋分后六十日有奇。自斗建酉正至亥之中。天度至此，清气乃行，万物皆燥也。

水为六气，主冬至前后各三十日有奇。自斗建亥正至丑之中。天度至此，寒气乃行也。

六位旋相主气，以成一岁，则天之六气，每岁转居与其上，以行天令者也。其交日时，前以具载矣。

《素问运气论奥·卷中·论主气第十五》

明·张介宾《类经图翼》

主气图解

此逐年主气之位次也。六气分主四时，岁岁如常，故曰主气。

主气者，地气也，在地成形，静而守位，谓木、火、土、金、水，分主四时而司地化，以为春、夏、秋、冬，岁之常令者是也。然主气以五行相生为序，而太阴土所以居少阳火之后也。如厥阴木之所以主初气者，以春木为方生

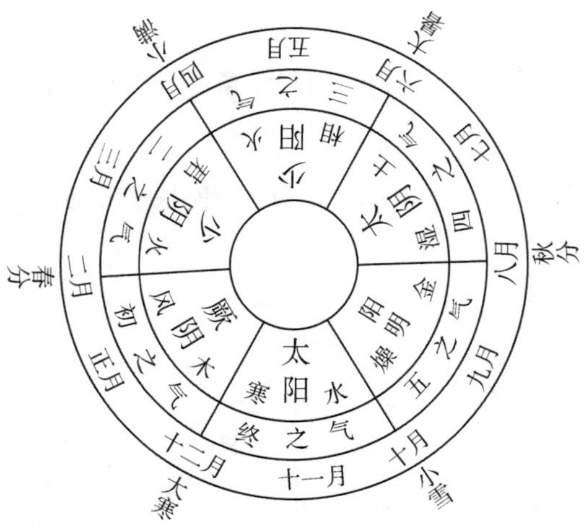

图 3－24　《类经图翼》逐年主气图

之始也，主春分前六十日有奇，自斗建丑中起，至卯中止，天度至此，风气乃行。春木生火，故少阴君火为二气，主春分后六十日有奇，自斗建卯中起，至巳中止，天度至此，暄淑乃行。君相以同气相随，故少阳相火，继君火而为三气，主夏至前后各三十日有奇，自斗建巳中起，至未中止，天度至此，炎热乃行。夏火生土，故太阴湿土为四气，主秋分前六十日有奇，自斗建未中起，至酉中止，天度至此，云雨乃盛，湿蒸乃作。长夏之土生金，故阳明燥金为五气，主秋分后六十日有奇，自斗建酉中起，至亥中止，天度至此，清气乃行，万物皆燥。秋金生水，故太阳寒水为终气，主冬至前后各三十日有奇，自斗建亥中起至丑中止，天度至此，寒气乃行。此为一岁之主气，有常而无变者也。至于年神有太、少之异，六步有正、对之殊，客气布行天令，以加临于主气之上，斯上下相召而变生矣。主客二图当参看。

《类经图翼·二卷·主气图解》

清·吴谦《医宗金鉴》

主气歌

主气六位同主运，显明之右君位知。退行一步相火治，复行一步土治之，复行一步金气治，复行一步水治之，复行一步木气治，复行一步君治之。

【注】主气者，厥阴风木，主春初之气也；少阴君火，主夏二之气也；少阳相火，主盛夏三之气也；太阴湿土，主长夏四之气也；阳明燥金，主秋五之

气也；太阳寒水，主冬六之气也。此是地以六为节，分六位主之。六气相生，同主运五气相生，四时之常令也。显明者，正南之位，当君位也。而君火不在位治之，反退位于次，以相火代君火，司化则当知，即《经》云“少阴不司气化”之义也。正南客气，司天之位也，司天之右，天之右间位也；在主气为二之气位，是少阴君火之位，主行夏令之气也，故曰：显明之右，君火之位也。君火之右，退行一步，乃客气司天之位也；在主气为三之气位，是少阳相火之位，主行盛夏之令之气也。不曰复行，而曰退行者，以臣对君之面，承命司化，不敢背行，故曰“退行一步”，即复行一步也。复行一步，土气治之，乃客气天之左间位也；在主气为四之气位，是太阴湿土之位，主行长夏令之气也。复行一步，金气治之，乃客气地之右间位也；在主气为五之气位，是阳明燥金之位，主行秋令之气也。复行一步，水气治之，乃客气在泉之位也；在主气为六之气位，是太阳寒水之位，主行冬令之气也。复行一步，木气治之，乃客气地之左间位也；在主气为初之气位，是厥阴风木之位，主行春令之气也。复行一步，君火治之，即前君火之位治之也。

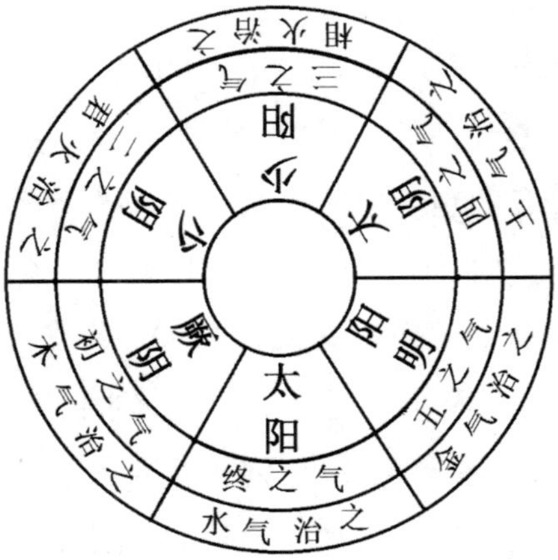

图 3－25　《医宗金鉴》主气图

《医宗金鉴·卷三十五·运气要诀·主气歌》

唐·王冰《重广补注黄帝内经素问》

交司时刻

帝曰：愿闻其岁，六气始终，早晏何如？岐伯曰：明乎哉问也！甲子之岁，初之气，天数始于水下一刻，常起于平明寅初一刻，艮中之南也，新校正云：

“按戊辰、壬申、丙子、庚辰、甲申、戊子、壬辰、丙申、庚子、甲辰、戊申、壬子、丙辰、庚申岁同此，所谓‘辰申子岁气会同’，《阴阳法》以是为三合。”终于八十七刻半；子正之中，夜之半也。外十二刻半，入二气之初。诸余刻同入也。二之气，始于八十七刻六分，子中之左也。终于七十五刻；戌之后四刻也。外二十五刻，入次三气之初率。三之气，始于七十六刻，亥初之一刻。终于六十二刻半；酉正之中也。外三十七刻半差入后。四之气，始于六十二刻六分，酉中之北。终于五十刻；未后之四刻也。外五十刻差入后。五之气，始于五十一刻，申初之一刻。终于三十七刻半；午正之中，昼之半也。外六十二刻半差入后。六之气，始于三十七刻六分，午中之西。终于二十五刻。辰正之后四刻。外七十五刻差入后。所谓初六，天之数也。天地之数，二十四气乃大会而同，故命此曰初六天数也。

乙丑岁，初之气，天数始于二十六刻，巳初之一刻。新校正云：“按己巳、癸酉、丁丑、辛巳、乙酉、己丑、癸巳、丁酉、辛丑、乙巳、己酉、癸丑、丁巳、辛酉岁同，所谓‘巳酉丑岁气会同’也。”终于一十二刻半；卯正之中。二之气，始于一十二刻六分，卯中之南。终于水下百刻；丑后之四刻。三之气，始于一刻，又寅初之一刻。终于八十七刻半；子正之中。四之气，始于八十七刻六分，子中正东。终于七十五刻；戌后之四刻。五之气，始于七十六刻，亥初之一刻。终于六十二刻半；酉正之中。六之气，始于六十二刻六分，酉中之北。终于五十刻。未后之四刻。所谓六二，天之数也。一六为初六，二六为六二，名次也。

丙寅岁，初之气，天数始于五十一刻，申初之一刻。新校正云：“按庚午、甲戌、戊寅、壬午、丙戌、庚寅、甲午、戊戌、壬寅、丙午、庚戌、甲寅、戊午、壬戌岁同，此所谓‘寅午戌岁气会同’。”终于三十七刻半；午正之中。二之气，始于三十七刻六分，午中之西。终于二十五刻；辰后之四刻。三之气，始于二十六刻，巳初之一刻。终于一十二刻半；卯正之中。四之气，始于一十二刻六分，卯中之南。终于水下百刻；丑后之四刻。五之气，始于一刻，寅初之一刻。终于八十七刻半；子正之中。六之气，始于八十七刻六分，子中之左。终于七十五刻。戌后之四刻。所谓六三，天之数也。

丁卯岁，初之气，天数始于七十六刻，亥初之一刻。新校正云：“按辛未、乙亥、己卯、癸未、丁亥、辛卯、乙未、己亥、癸卯、丁未、辛亥、乙卯、己未、癸亥岁同，此所谓‘卯未亥岁气会同’。”终于六十二刻半；酉正之中。二之气，始于六十二刻六分，酉中之北。终于五十刻；未后之四刻。三之气，始于五十一刻，申初之一刻。终于三十七刻半；午正之中。四之气，始于三十七刻六分，午中之西。终于二十五刻；辰后之四刻。五之气，始于二十六刻，巳初之一刻。终于一十二刻半；卯正之中。六之气，始于一十二刻六分，卯中之南，终于水下百刻。丑后之四刻。所谓六四，天之数也。次戊辰岁，初之气，复始于一刻，常如是无已，周而复始。始自甲子年，终于癸亥岁，常以四岁为一小周，一十五周为一大周，以辰命岁，则气可与期。

《重广补注黄帝内经素问·六微旨大论》

宋·刘温舒《素问运气论奥》

论交六气时日

阴阳相遘，分六位而寒暑弛张；日月推移，运四时而气令更变。故《经》曰："显明之右，君火之位。"显明谓之日，即卯位也。"君火之右，退行一步，相火治之。复行一步，土气治之；复行一步，金气治之；复行一步，水气治之；复行一步，木气治之"者，乃六气之主位也。

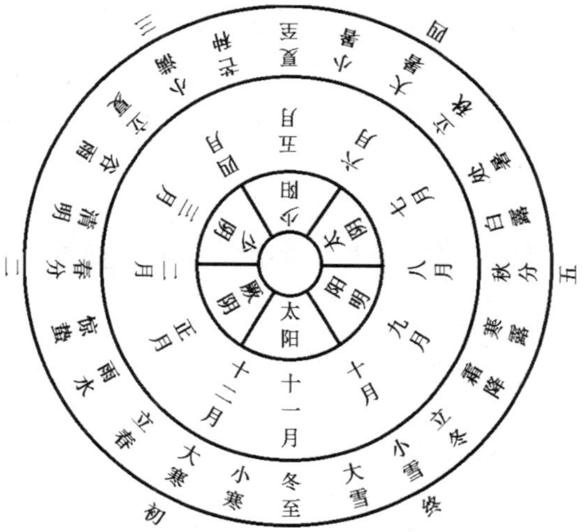

图3－26 《素问运气论奥》交六气时日图

自十二月中气大寒日，交木之初气。次至二月中气春分日，交君火之二气。次至四月中气小满日，交相火之三气。次至六月中气大暑日，交土之四气。次至八月中气秋分日，交金之五气。次至十月中气小雪日，交水之六气。每气各主六十日八十七刻半，总之乃三百六十五日二十五刻，共一周岁也。

若岁外之余及小月之日，则不及也。但推之历日，依节令交气，此乃地之阴阳，所谓静而守位者也，常为每岁之主气。寒、暑、燥、湿、风、火者，乃六气之常纪。

气应之不同者，又有天之阴阳，所谓动而不息，自司天、在泉、左右四间是也。输行而居其上，名之曰客气。客气乃行岁中之天命，天命所至，则又有寒、暑、燥、湿、风、火之化。主气则当只奉客之天命，客胜则从，主胜则逆，二者有胜而无复矣。

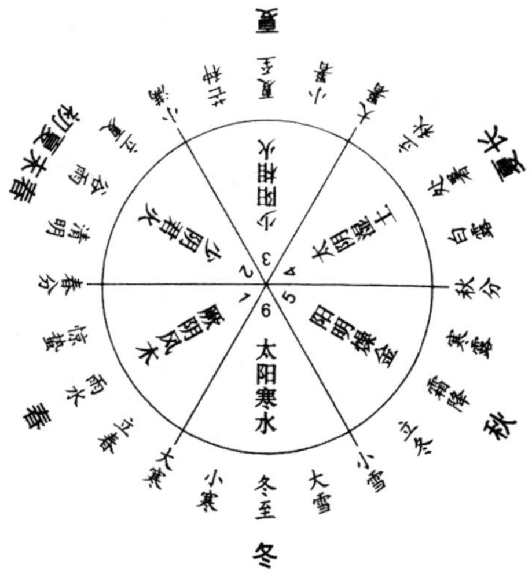

图3－27　《素问运气论奥》六气主气时位图

《素问运气论奥·卷上·论交六气时日第七》

宋·刘温舒《素问运气论奥》

论日刻

夫日一昼一夜十二时，当均分于一日。故上智设铜壶，贮水漏下浮箭，箭分百刻以度之。虽日月晦明，终不能逃。是以一日之中，有百刻之候也。

夫六气通主一岁，则气主六十日八十七刻半，乃知交气之时有早晏也。故立此图以明之。冬夏，日有长短之异，则昼夜互相推移，而日出入时刻不同，然终于百刻矣。其气交之刻，则不能移也。

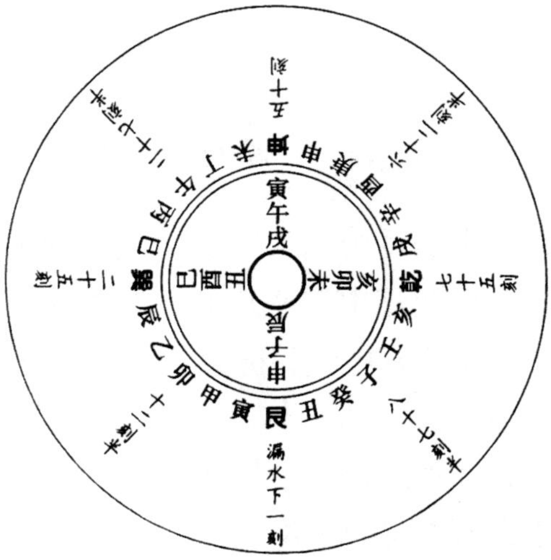

图3－28　《素问运气论奥》日刻之图

甲子之岁：初之气，始于漏水下

一刻，终于八十七刻半，子正之中也；二之气，复始于八十七刻六分，终于七十五刻，戌正四刻也；三之气，复始于七十六刻，终于六十二刻半，酉正之中也；四之气，复始于六十二刻六分，终于五十刻，未正四刻也；五之气，复始于五十一刻，终于三十七刻半，午正之中也；六之气，复始于三十七刻六分，终于二十五刻，辰正四刻也。此之谓一周天之岁度，余刻交入乙丑岁之初气矣。如此而转至戊辰年初之气，复始于漏水下一刻，则四岁而一小周也，故“申、子、辰，气会同”者，此也。

巳、酉、丑初之气，俱起于二十六刻。寅、午、戌初之气，俱起于五十一刻。亥、卯、未初之气，俱起于七十六刻。气皆起于同刻，故谓之三合者，义由此也。以十五小周为一大周，则六十年也。

《素问运气论奥·卷上·论日刻第八》

明·汪机《运气易览》

六十年交气日刻图歌

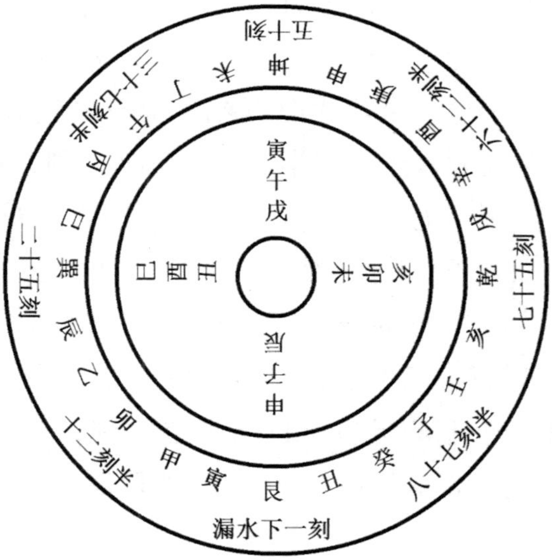

图3－29　《运气易览》六十年交气日刻图

歌曰：

欲知交气早晏时，漏下一刻甲子初，六十日终期八十七刻半，二气续此而起欤，尽日七十五刻是，三气从兹又继诸，六十二刻半之外四气始，五十刻后五气居，毕于三十七刻半，六气承之廿五除。自是转至戊辰首，复与漏下一刻如，申子辰初相会合，巳酉丑初同刻尽，寅午戌初气不异，亥卯未初当共储。四岁一小周义三合，六甲交遍良弗虚。十五小周为一大周。

六十年交气日刻

图自寅顺观至子，为甲子岁初气，子至戌为二气，自亥至酉为三气，酉至未为四气，自申至午为五气，午至辰为六气，自己至卯，起乙丑岁初气。余岁继此推之，则气起同刻，三岁相合，义自见矣。然昼夜百刻，当分算于十二时，每一时八刻令三分。

愚按：六气，每气主六十日八十七刻半，例申子辰年，初之气始于大寒寅初刻，至春分日子正之中是初之气，才满六十日八十七刻半也。二之气即始于是日子时八十七刻六分，至小满日戌正四刻是二之气，才满六十日八十七刻半也。三气之后并效此，按图推之。所谓八十七刻半者，十二时共有百刻，甲子年大寒日寅初刻交初之气，至二月半子时五刻，才满六十日八十七刻半，乃值子时之五刻也。百刻而除八十七刻半，剩下十二刻半，算入二之气内，仍该找七十五刻，凑作八十七刻半。自前子时六刻，交二之气数起，至七十五刻，乃值戌时四刻也。百刻而除七十五刻，剩下二十五，算入三之气内，仍该找六十二刻半，凑作八十七刻半也。自前戌时五刻。交三之气数起，至六十二刻半，乃值酉时五刻也。百刻而除六十二刻半，剩下三十七刻，算入四之气内，仍该找五十刻，凑作八十七刻半也。自前酉时六刻，交四之气数起，至五十刻，乃值未之四刻也。百刻而除五十刻，剩下五十刻，算入五之气内，仍该找三十七刻半，凑作八十七刻半。自前未之五刻，交五之气数起，至三十七刻半，乃值午之五刻也。百刻而除三十七刻，剩下六十二刻半，算入六之气内，仍该找二十五刻，凑作八十七刻半也。自前午之六刻，交六之气数起，至二十五刻，乃值辰之四刻也。百刻而除二十五，剩下七十五刻，算入乙丑岁之初气内也。

《运气易览·卷之一·六十年交气日刻图歌》

明·汪机《运气易览》

交六气时日图

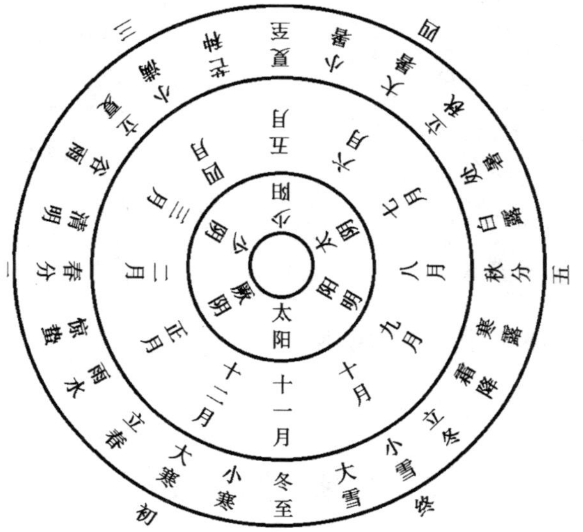

图 3－30　《运气易览》交六气时日图

《运气易览·卷之二·交六气时日图》

明·张介宾《类经图翼》

交六气节令图解

歌曰：大寒初气春分二，小满三兮大暑四，秋分交着五之初，小雪为终六之次。

四时六气，节有常期；温暑凉寒，岁有常令。《运气全书》云：阴阳相遘，分六位而日月推移；寒暑弛张，运四时而气令更变。故凡一岁之气，始于大寒日，交风木之初气，次至春分日，交君火之二气，次至小满日，交相火之三气，次至大暑日，交湿土之四气，次至秋分日，交燥金之五气，次至小雪日，交寒水之终气，每气各主六十日八十七刻半，是谓六步，每步中各有节序四气，是谓二十四气，而所以节分六步者也，总六步而得三百六十五日二十五刻以成一岁。故《六微旨大论》曰：显明之右，君火之位也，君火之右，退

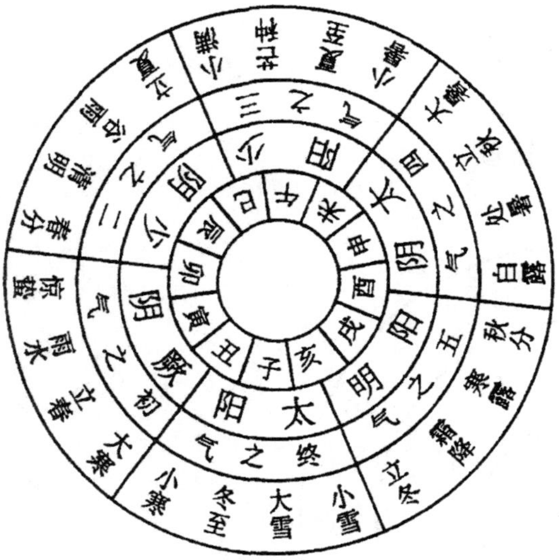

图 3-31 《类经图翼》交六气节令图

行一步，相火治之，复行一步，土气治之，复行一步，金气治之，复行一步，水气治之，复行一步，木气治之者，正以言六位之主气也。显明者，谓日出之地，即卯位也。右者，谓卯在东方，面东视之，君火当二之气，位在卯之右也。退行者，谓君火又右一步，当三气相火之位也。余仿此。义详运气第六。

《类经图翼·二卷·交六气节令图解》

清·吴谦《医宗金鉴》

运气分主节令歌

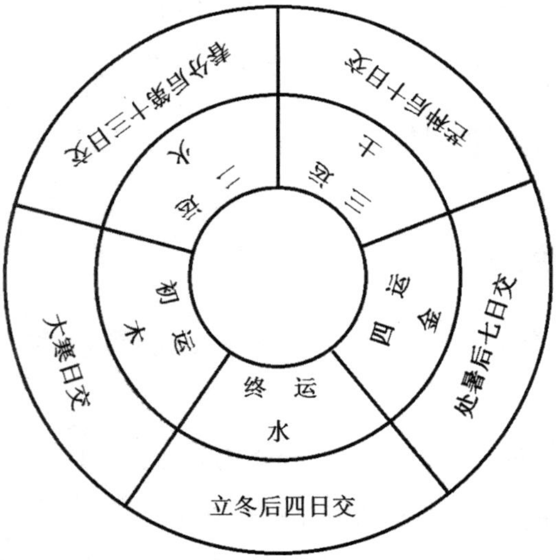

图 3-32 《医宗金鉴》五运节令图

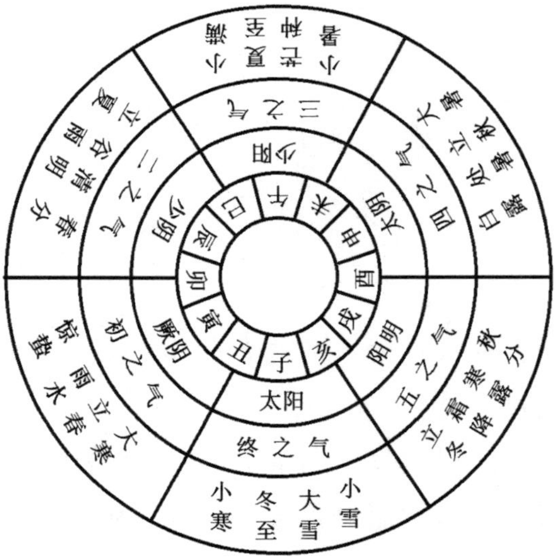

图 3-33 《医宗金鉴》六气节令图

大立雨惊春清谷，立满芒夏小大暑，立处白秋寒霜立，小大冬小从头数。初大二春十三日，三运芒种十日甫，四运处暑后七日，五运立冬四日主。

【注】天以六为节，谓以二十四气六分分之，为六气之六步也。地以五为制，谓以二十四气五分分之，为五运之五位也。二十四气，即大寒、立春、雨水、惊蛰，主初之气也；春分、清明、谷雨、立夏，主二之气也；小满、芒种、夏至、小暑，主三之气也；大暑、立秋、处暑、白露，主四之气也；秋分、寒露、霜降、立冬，主五之气也；小雪、大雪、冬至、小寒，主终之气也。此主气、客气分主六步之时也。大寒起，至春分后十二日，主初运也。春分十三日起，至芒种后九日，主二运也。芒种十日起，至处暑后六日，主三运也。处暑七日起，至立冬后三日，主四运也。立冬四日起，至小寒末日，主五运也。此主运、客运分主五位之时也。

《医宗金鉴·卷三十五·运气要诀·运气分主节令歌》

三、客气

宋·刘温舒《素问运气论奥》

论客气

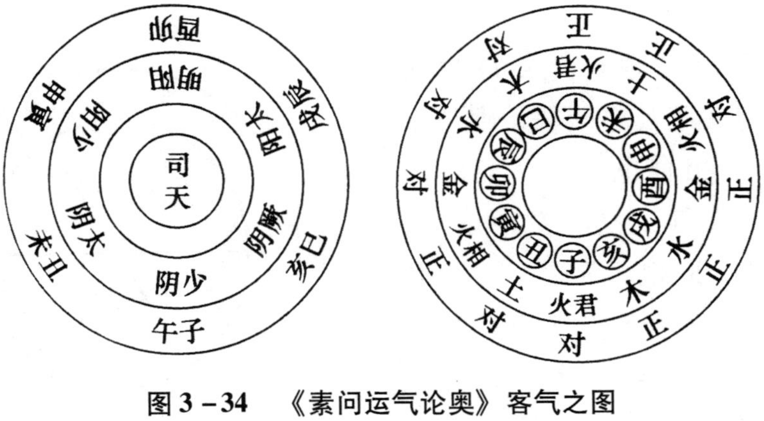

图 3－34　《素问运气论奥》客气之图

六气分上、下、左、右而行天令，十二支分节令、时日，而司地化。上下相召，而寒、暑、燥、湿、风、火与四时之气不同者，盖相临不一，而使然也。

六气司于十二支者，有正、对之化也。

然厥阴所以司巳亥者，何也？谓：厥阴，木也。木生于亥，故正化于亥，对化于巳也。虽有卯为正木之分，乃阳明金对化也，所以从生而顺于巳也。

少阴所以司于子午者，何也？谓：少阴为君火尊位，所以正得南方离位，故正化于午，对化于子也。

太阴所以司于丑未者，何也？谓：太阴为土，土属中宫，寄于坤位西南，居未分也。故正化于未，对化于丑也。

少阳所以司寅申者，何也？谓：少阳相火，位卑于君火也。虽有午位，君火居之。火生于寅，故正化于寅，对化于申也。

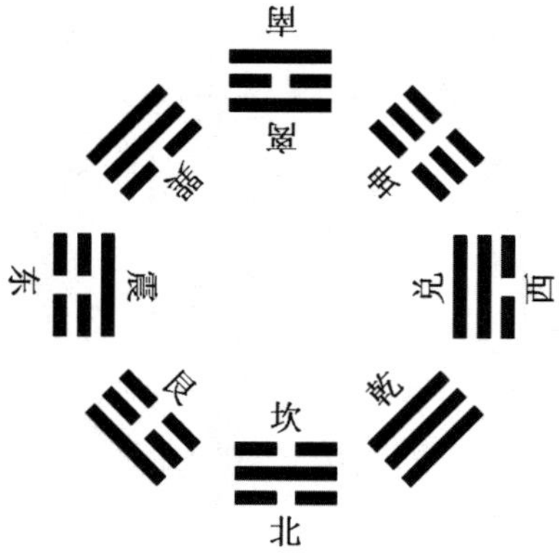

图3-35 《素问运气论奥》后天八卦方位图

太阳所以司于辰戌者，何也？太阳为水，虽有子位，以居君火对化，水乃伏土中，即六戊，天门戌是也；六己，地户辰是也。故水惟土用，正化于戌，对化于辰也。

故《玄珠》之说已详矣。莫不各有因焉。此天之阴阳和地之十二支，动而不息者也。

但将年律起当年司天，数至者为司天，相对一气为在泉，余气为左右间用。在泉后一气为初之气，主六十日八十七刻半。至司天为三之气，主上半年，自大寒日后，通主上半年也。至在泉为六气，主下半年，自大暑日后，通主下半年也。

少阴，子为首顺行，又常为太过。司天太过、不及亦间数，则与十干起运图上下相合也，故《经》曰“岁半以前，天气主之。岁半以后，地气主之者”，此也。天之六气，客也。将此客气，布于地之六气步位之上，则有气化之异矣。《经》曰“上下有位，左右有纪”者，谓司天曰上，位在南方，则面北立，左右乃左西右东也；在泉曰下，位在北方，则面南立，左右乃左东右西也，故“上下异而左右殊”。《六微旨论》曰“少阳之右，阳明治之”之绪者，乃南面而立，以阅气之至也，非论上下左右之位，而与“显明之右，君火治之”之意同。谓面南视之，指位而言也。

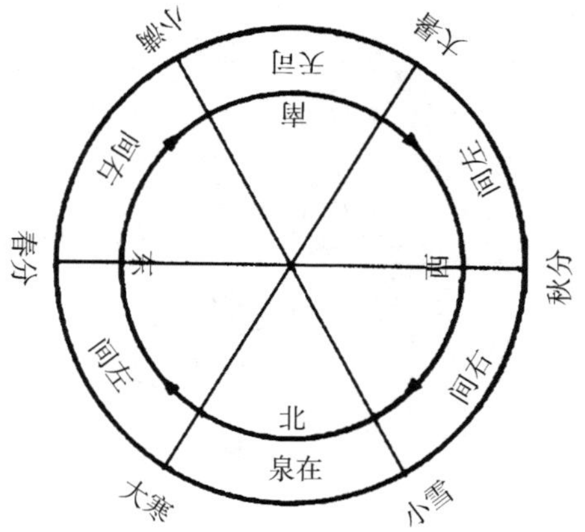

图3-36 《素问运气论奥》客气时序图

《素问运气论奥·卷中·论客气第十六》

宋·刘温舒《素问运气论奥》

论六十年客气

司天、在泉、四间气纪步，各主六十日八十七刻半，客行天令，居于主气之上。故有温、凉、寒、暑，朦、暝、明、晦，风、雨、霜、雪，电、雹、雷、霆不同之化。其春温、夏暑、秋凉、冬寒，四时之正令，岂能全为运与气所夺，则当其时自有微甚之变矣。

布此六十年客气旁通，列于主位之下者，使知其气所在之大法也。其天符、岁会、平气、支干逆顺、气与运相生相克、客胜、主胜、灾化、分野、交时先后、淫胜、郁复、嘉祥、灾变，各个不同，则《经》与《玄珠》皆备见之。

审天时，占气候，若符契之相合也。而六气，极则过亢，灾害生矣。故气极则反，白是所乘之气居下以乘之，《经》所谓“相火之下，水气乘之”者是也。又有中见之气从之，《经》所谓“少阳之上，火气治之，中见厥阴”是也。盖阳极则阴生，斯五行相济之妙用也。其中见者，乃手足经六合脏腑相乘之化者是也。在天地间，则气自应之矣。

《素问运气论奥·卷中·论六十年客气第二十七》

明·张介宾《类经图翼》

客气图解

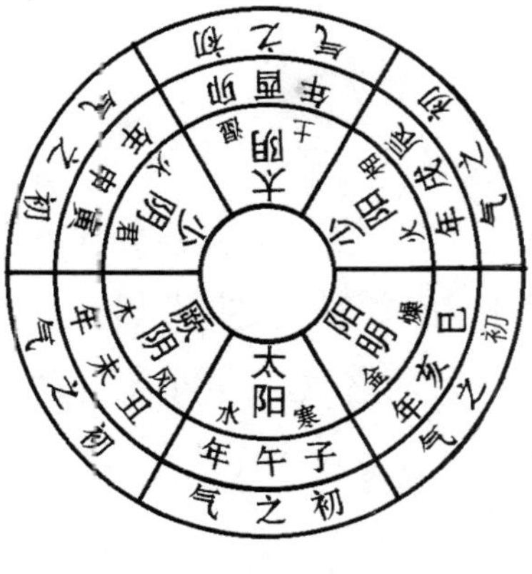

图 3－37　《类经图翼》逐年客气图

此逐年客气也。如子午年则太阳为初气，厥阴为二气，少阴为司天、为三气，太阴为四气，少阳为五气，阳明为在泉、为六气。丑未则厥阴为初气，以次而转。余可仿此类推也。

客气者，天气也，在天为气，动而不息，乃为天之阴阳，分司天、在泉、左右四间之六气者是也。故三阴三阳之气，更迭主时而行天令，以加临于主气之上，而为一岁之变化。然客气以阴阳先后之数为序，故太阴土所以居少阳火之前也。如三阴之序，以厥阴为始者一阴也，次少阴者二阴也，又次太阴者三阴也；三阳之序，以少阳为始者一阳也，次阳明者二阳也，又次太阳者三阳也。湿土一也，而客气之湿居火前，主气之土居火后，虽若前后有不同，而实皆处乎六者之中，正以见土德之位也。凡客令所至，则有寒、暑、燥、湿、风、火非常之化，故冬有烁石之热，夏有凄沧之凉，和则为生化，不和则为灾伤，此盖以客气所加，乃为胜制郁发之变耳。故《五运行大论》曰：五运更立，各有所先，非其位则邪，当其位则正。气相得则微，不相得则甚。又曰：气有余，则制己所胜而侮所不胜；气不及，则己所不胜侮而乘之，己所胜轻而侮之。侮反受邪，侮而受邪，寡于畏也。此客气有不时之加临，而主气则只当奉行天令耳。故凡客主之气，则但有胜而无复也。总而言之，司天通主上半年，在泉通主下半年，此客气之概也；析而言之，则六气各有所主，此分六气之详也。司天在上，在泉在下，中运居中，通主一岁。如司天生克中运，谓之以上临下为顺；运气生克司天，谓之以下临上为逆。在泉亦然，顺分生、克之殊，逆有大、小之别。此古人举运气之端倪耳。若其二气相合，象变迴异，千变万化，何有穷尽？如四时有非常之化，常外更有非常；四方有高下之殊，殊中又分高下，百步之内，晴雨不同；千里之外，寒暄非类。故察气候者必因诸天，察方宜者必因诸地。圆机之士，又当因常以察变，因此以察彼，庶得古人未发之玄，而尽其不言之妙欤！

《类经图翼·卷二·正化对化图说》

清·刘奎《松峰说疫》

六气分主客

主气以其年年不移，故谓之主。

厥阴风木为初之气，主大寒至春分。少阴君火为二之气，主春分至小满。少阳相火为三之气，主小满至大暑。太阴湿土为四之气，主大暑至秋分。阳明燥金为五之气，主秋分至小雪。太阳寒水为六之气，主小雪至大寒。

客气加于主气之上，以其年年迁转，故谓之客。

子午之岁，少阴君火司天，卯酉阳明燥金在泉。

初之客气，太阳加厥阴之上。二之客气，厥阴加少阴之上。三之客气，少阴加少阳之上。

四之客气，太阴加太阴之上。五之客气，少阳加阳明之上。六之客气，阳明加太阳之上。

丑未之岁，太阴湿土司天，辰戌太阳寒水在泉。

初之客气，厥阴加厥阴之上。二之客气，少阴加少阴之上。三之客气，太阴加少阳之上。

四之客气，少阳加太阴之上。五之客气，阳明加阳明之上。六之客气，太阳加太阳之上。

寅申之岁，少阳相火司天，巳亥厥阴风木在泉。

初之客气，少阴加厥阴之上。二之客气，太阴加少阴之上。三之客气，少阳加少阳之上。

四之客气，阳明加太阴之上。五之客气，太阳加阳明之上。六之客气，厥阴加太阳之上。

卯酉之岁，阳明燥金司天，子午少阴君火在泉。

初之客气，太阴加厥阴之上。二之客气，少阳加少阴之上。三之客气，阳明加少阳之上。

四之客气，太阳加太阴之上。五之客气，厥阴加阳明之上。六之客气，少阴加太阳之上。

辰戌之岁，太阳寒水司天，丑未太阴湿土在泉。

初之客气，少阳加厥阴之上。二之客气，阳明加少阴之上。三之客气，太阳加少阳之上。

四之客气，厥阴加太阴之上。五之客气，少阴加阳明之上。六之客气，太阴加太阳之上。

巳亥之岁，厥阴风木司天，寅申少阳相火在泉。

初之客气，阳明加厥阴之上。二之客气，太阳加少阴之上。三之客气，厥阴加少阳之上。

四之客气，少阴加太阴之上。五之客气，太阴加阳明之上。六之客气，少阳加太阳之上。

《松峰说疫·卷之六·运气·六气详注·六气分主客》

唐·王冰《重广补注黄帝内经素问》

司天在泉

岐伯曰：上下有位，左右有纪，上下，谓司天地之气二也。余左右四气，在岁之左右也。故少阳之右，阳明治之；阳明之右，太阳治之；太阳之右，厥阴治之；厥阴之右，少阴治之；少阴之右，太阴治之；太阴之右，少阳治之。此所谓气之标，盖南面而待也。标，末也。圣人南面而立，以阅气之至也。故曰：因天之序，盛衰之时，移光定位，正立而待之。此之谓也。移光，谓日移光。定位，谓面南观气，正立观岁，数气之至，则气可待之也。少阳之上，火气治之，中见厥阴；少阳南方火，故上见火气治之，与厥阴合，故中见厥阴也。阳明之上，燥气治之，中见太阴；阳明西方金，故上燥气治之，与太阴合，故燥气之下，中见太阴也。太阳之上，寒气治之，中见少阴；太阳北方水，故上寒气治之，与少阴合，故寒气之下，中见少阴也。新校正云："按《六元正纪大论》云：'太阳所至为寒生，中为温'，与此义同。"厥阴之上，风气治之，中见少阳；厥阴东方木，故上风气治之，与少阳合，故风气之下，中见少阳也。少阴之上，热气治之，中见太阳；少阴东南方君火，故上热气治之，与太阳合，故热气之下，中见太阳也。新校正云："按《六元正纪大论》云：'少阴所至为热生，中为寒'，与此义同。"太阴之上，湿气治之，中见阳明。太阴西南方土，故上湿气治之，与阳明合，故湿气之下，中见阳明也。所谓本也，本之下，中之见也，见之下，气之标也，本，谓元气也。气则为主，则文言著矣。新校正云："详注云'文言著矣'，疑误。"本标不同，气应异象。本者应之元，标者病之始，病生形用，求之标，方施其用，求之本，标本不同，求之中，见法万全。新校正云："按《至真要大论》云：六气标本不同，气有从本者，有从标本者，有不从标本者。少阳、太阴从本，少阴、太阳从本从标，阳明、厥阴不从标本，从乎中。故从本者，化生于本；从标本者，有标本之化；从中者，以中气为化。"

《重广补注黄帝内经素问·六微旨大论》

唐·王冰《重广补注黄帝内经素问》

司天在泉之化

帝曰：善！岁主奈何？岐伯曰：厥阴司天为风化，巳亥之岁，风高气远，云飞物扬，风之化也。**在泉为酸化**，寅申之岁，木司地气，故物化从酸。**司气为苍化**，木运之气，丁壬之岁化。苍，青也。**间气为动化**。徧主六十日余八十七刻半也。新校正云："详丑未之岁，厥阴为初之气，子午之岁为二之气，辰戌之岁为四之气，卯酉之岁为五之气。"

少阴司天为热化，子午之岁，阳光熠耀，暄暑流行，热之化也。**在泉为苦化**，卯酉之岁，火司地气，故物以苦生。**不司气化**，君不主运。新校正云："按《天元纪大论》云：君火以名，相火以位。谓君火不主运也。"**居气为灼化**。六十日余八十七刻半也。居本位君火为居，不当间之也。新校正云："详少阴不曰间气而云居气者，盖尊君火无所不居，不当间之也。王注云'居本位为居，不当间之'，则居他位不为居而可间也。寅申之岁为初之气，丑未之岁为二之气，巳亥之岁为四之气，辰戌之岁为五之气也。"

太阴司天为湿化，丑未之岁，埃郁曚昧，云雨润泽，湿之化也。在泉为甘化，辰戌之岁也，土司地气，故甘化生焉。**司气为黅化**，土运之气，甲己之岁。黅，黄也。**间气为柔化**。湿化行，则庶物柔软。新校正云："详太阴卯酉之岁为初之气，寅申之岁为二之气，子午之岁为四之气，巳亥之岁为五之气。"

少阳司天为火化，寅申之岁也，炎光赫烈，燔灼焦然，火之化也。**在泉为苦化**，巳亥之岁也，火司地气，故苦化先焉。**司气为丹化**，火运之气，戊癸岁也。**间气为明化**。明，炳明也，亦谓霞烧。新校正云："详少阳，辰戌之岁为初之气，卯酉之岁为二之气，寅申之岁为四之气，丑未之岁为五之气。"

阳明司天为燥化，卯酉之岁，清切高明，雾露萧瑟，燥之化也。**在泉为辛化**，子午之岁也，金司地气，故辛化先焉。**司气为素化**，金运之气，乙庚岁也。**间气为清化**。风生高劲，草木清冷，清之化也。新校正云："详阳明，巳亥之岁为初之气，辰戌之岁为二之气，寅申之岁为四之气，丑未之岁为五之气。"

太阳司天为寒化，辰戌之岁，严肃峻整，惨栗凝坚，寒之化也。**在泉为咸化**，丑未之岁，水司地气，故化从咸。**司气为玄化**，水运之气，丙辛岁也。**间气为藏化**。阴凝而冷，庶物敛容，岁之化也。新校正云："详子午之岁，太阳为初之气，巳亥之岁为二之气，卯酉之岁为四之气，寅申之岁为五之气也。"**故治病者，必明六化分治，五味五色所生，五藏所宜，乃可以言盈虚病生之绪也**。学不厌备习也。

帝曰：厥阴在泉而酸化先，余知之矣，风化之行也何如？岐伯曰：风行于地，所谓本也，余气同法。厥阴在泉，风行于地；少阴在泉，热行于地；太阴在泉，湿行于地；少阳在泉，火行于地；阳明在泉，燥行于地；太阳在泉，寒行于地。故曰余气同法也。本，谓六气之上元气也。**本乎天者，天之气也；本乎地者，地之气也**。化于天者为天气，化于地者为地气。新校正云："按《易》曰：本乎天者亲上，本乎地者亲下。此之谓也。”天地合气，六节分而万物化生矣。万物居天地之间，悉为六气所生化，阴阳之用，未尝有逃生化、出阴阳也。故曰：谨候气宜，无失病机。此之谓也。病机，下文具矣。

《重广补注黄帝内经素问·至真要大论》

明·张介宾《类经图翼》

司天在泉图解

司天歌：子午少阴为君火，丑未太阴临湿土，寅申少阳相火王，卯酉阳明燥金所，辰戌太阳寒水边，巳亥厥阴风木主，初气起地之左间，司天在泉对面数。

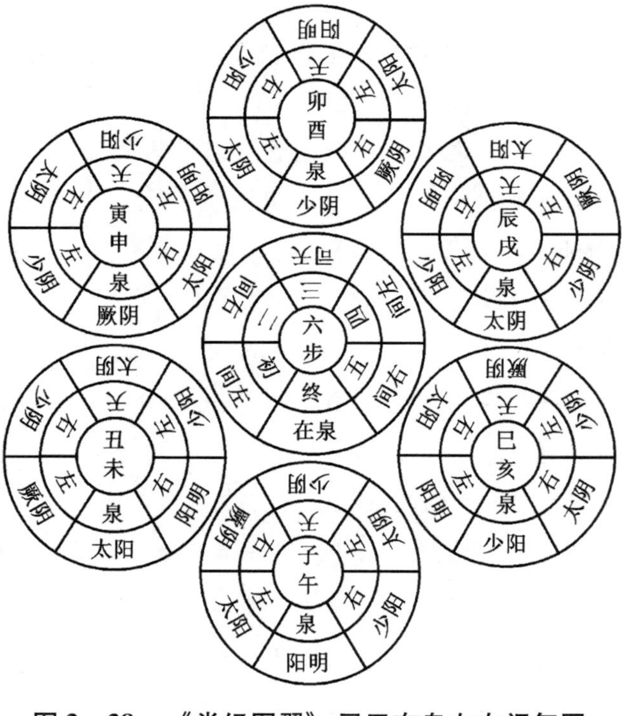

图3-38 《类经图翼》司天在泉左右间气图

司天、在泉、四间气者，客气之六步也。凡主岁者为司天，位当三之气。司天之下相对者为在泉，位当终之气。司天之左为天之左间，右为天之右间。在泉之左为地之左间，右为地之右间。每岁客气始于司天前二位，乃地之左间，是为初气，以至二气、三气而终于在泉之六气，每气各主一步。然司天通主上半年，在泉通主下半年，故又曰：岁半已前，天气主之，岁半已后，地气主之也。

《五运行大论》曰：天地者，万物之上下也。左右者，阴阳之道路也。诸上见厥阴，左少阴，右太阳；见少阴，左太阴，右厥阴；见太阴，左少阳，右少阴；见少阳，左阳明，右太阴；见阳明，左太阳，右少阳；见太阳，左厥阴，右阳明，所谓面北而命其位也。面北命位者，谓司天在上，位在南方，面北而命其左右，则东南为司天之右间，西南为司天之左间也。又曰：何谓下？曰：厥阴在上则少阳在下，左阳明，右太阴；少阴在上则阳明在下，左太阳，右少阳；太阴在上则太阳在下，左厥阴，右阳明；少阳在上则厥阴在下，左少阴，右太阳；阳明在上则少阴在下，左太阴，右厥阴；太阳在上则太阴在下，左少阳，右少阴，所谓面南而命其位也。面南命位者，谓在泉在下，位在北方，面南而命其左右，则东北为在泉之左间，西北为在泉之右间也。上者右行，自西南而降，下者左行，自东北而升，左右周天，余而复会。故上下相遘，天地相临，而变化逆顺，由兹生矣。虽同类相和、气化相生者谓之顺，异类相临、气化相制者谓之逆；然有气虽同类而亦为病者，以相火临于君火，为不当位故也。故《六微旨大论》曰：君位臣则顺，臣位君则逆，逆则病近害速，顺则病远害微，所谓二火者是也。此当与前五运太少齐兼化图解参看。

《六微旨大论》曰：天道六六之节，盛衰何也？曰：上下有位，左右有纪。故少阳之右，阳明治之；阳明之右，太阳治之；太阳之右，厥阴治之；厥阴之右，少阴治之；少阴之右，太阴治之；太阴之右，少阳治之。此言客气阴阳之次序也。

《类经图翼·二卷·司天在泉图解》

明·汪机《运气易览》

起司天在泉并客气歌

子午少阴地，太阴丑未墟，寅申少阳属，阳明卯酉欤，辰戌太阳配，厥阴巳亥居。

其中主司天一位，依此顺数，诸进三司地位，进四客之初。如遇子午岁，少阴乃司天。除本位数至第三，阳明为在泉，第四太阳即客初气，次厥阴，复次少阴，自大寒后主上半年；次太阴，次少阳，终阳明，自大暑后主下半年，每气六十日八十七刻半，布于主气之上，余同主客之图。

《运气易览·卷之一·起司天在泉并客气歌》

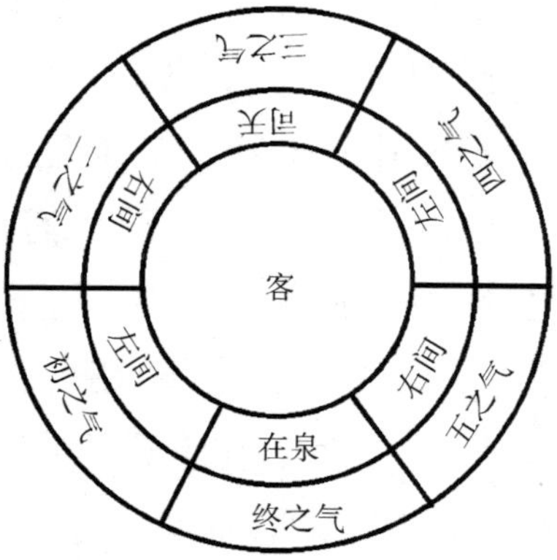

图 3-39　《运气易览》四间气之图

明·汪机《运气易览》

四间气之图歌

四间：此以客气论之，司天为三气，在泉为终气，余为左右间，司天左为四气，右为二气，在泉左为初气，右为五气。

歌曰：如推四间居何地，标准司天与在泉，左四天旁同右二，左初右五列泉边。

《运气易览·卷之二·四间气之图歌》

清·吴谦《医宗金鉴》

客气司天在泉间气歌

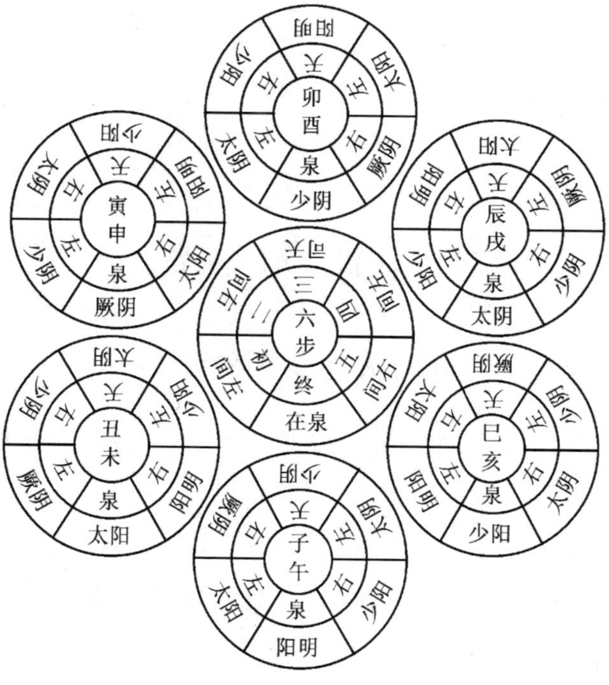

图 3-40　《医宗金鉴》客气司天在泉间气图

子午少阴君火天，阳明燥金应在泉。丑未太阴太阳治，寅申少阳厥阴联。卯酉却与子午倒，辰戌巳亥亦皆然。每岁天泉四间气，上下分统各半年。

【注】天干起运，地支起气。此言地之阴阳，正化、对化，加临主气六位之客气也。如子午之岁，少阴君火治之，起司天也。阳明燥金在下，起在泉也。气由下而升上，故以在下之阳明起之，阳明二阳，二阳生三阳，三阳太阳，故太阳寒水为客初气，即地之左间也。三阳，阳极生一阴，一阴厥阴，故厥阴为客二气，即天之右间也。一阴生二阴，二阴少阴，故少阴为客三气，即司天之气也。二阴生三阴，三阴太阴，故太阴为客四气，即天之左间也。三阴阴极生一阳，一阳少阳，故少阳为客五气，即地之右间也。一阳生二阳，二阳阳明，故阳明为客六气，即在泉之气也。丑未、寅申之岁，皆仿此法起之。卯酉却与子午倒换，辰戌却与丑未倒换，巳亥却与寅申倒换。谓卯酉之岁，阳明燥金司天，少阴君火在泉；辰戌之岁，太阳寒水司天，太阴湿土在泉；巳亥之岁，厥阴风木司天，少阳相火在泉，彼此倒换也。每岁司天、在泉、左右四间气者，即六气分统上下，本年司天统主上半年，在泉统主下半年之统气也。

《医宗金鉴· 卷三十五·运气要诀·客气司天在泉间气歌》

清·刘奎《松峰说疫》

司天在泉解

司天、在泉、四间气者，乃客气之六部也。凡主岁者为司天，位当三之气。司天之下，相对者为在泉，位当终之气。司天之左，为天之左间，右为天之右间。每岁客气始于司天前二位，乃地之左间，是为初气，以至二气、三气，而终于在泉之六气，每气各主一步。然司天主行天之气令，其位在上，自大寒节起，主上半年；在泉主地之气化，其位在下，自大暑节起，主下半年。岁运居上下之中，主气交之化，故天气欲降，则运必先之而降；地气欲升，则运必先之而升。又论曰：初之气、二气、三气尽，天气主之；四气、五气、终气尽，地气主之。此即上下卦之义。然则三气、四气是一岁之气交也。天地气交之时，自四月终，至八月终，共四个月，一百廿日之间，而岁之旱潦丰俭，物之生长收成，皆系乎此。故曰：气交之分，人气从之，万物由之也。

岐伯曰：上而司天，下而在泉，中而气交，人之居也。言天者求之本，言地者求之位，言人者求之气交。本者，天之六气，风、火、暑、湿、燥、寒也。位者，地之六步，木、火、土、金、水、火也。言天者求之本，即六气之胜衰，而上可知也。言地者求之位，即六部之终始，而下可知也。人在天地之中，故求于气交，则安危亦可知矣。又论曰：天气下降，地气上升，一升一降，气交于中，人居之则生万物，皆气交之使然。盖天无地之升则不能降，地无天之降则不能升。天地互相升降，循环之道也。天气不足，地气随之；地气不足，天气从之，运居中而当先也。如司天生克中运为顺，中运生克司天为逆，在泉亦然。顺分生、克之殊，逆有大、小之别，此古人举运气之端倪耳。若其二气相合，象变迥异，变化无穷。如四时有非常之化，常外更有非常。四时有高下之殊，殊中又分高下。百步内晴雨不同，千里外寒暄非一。故察气候者必因诸天，察方宜者必因诸地。圆机之士，当因常以察变，因此以察彼，庶得古人未发之妙欤！

《松峰说疫·卷之六·运气·司天在泉解》

清·陆懋修《世补斋医书》

司天在泉左右间气表

六气者，厥阴风木、少阴君火、太阴湿土、少阳相火、阳明燥金、太阳寒水之气也。司天在上，在泉在下。岁半以上，司天主之，岁半以下，在泉主之。六年而一周遍，实三年而一环转。故于六年见风火，而三年又见火风；于六年见火燥，而三年又见燥火；于六年见湿寒，而三年又见寒湿，遂以成风、热、湿、火、燥、寒之六气焉。间气者，左右之道路。天左间居地右之上，天右间居地左之上。泉左间居天右之下，泉右间居天左之下，而初、终六气随之。故《六元正纪》曰：厥阴之政，初气阳明为右之下，四气少阴为左之上也。欲知上下左右之位，而以掌指轮之，则中指尖为司天，根为在泉。食指尖为天左，根为地右。无名指尖为天右，根为地左者，其如示诸斯乎。

表3－4　《世补斋医书》司天在泉左右间气表

厥阴司天 左少阴， 右太阳 少阳在泉 左阳明， 右太阴 是为风火 司巳亥十年	少阴司天 左太阴， 右厥阴 阳明在泉 左太阳， 右少阳 是为火燥 司子午十年	太阴司天 左少阳， 右少阴 太阳在泉 左厥阴， 右阳明 是为湿寒 司丑未十年	少阳司天 左阳明， 右太阴 厥阴在泉 左少阴， 右太阳 是为火风 司寅申十年	阳明司天 左太阳， 右少阳 少阴在泉 左太阴， 右厥阴 是为燥火 司卯酉十年	太阳司天 左厥阴， 右阳明 太阴在泉 左少阳， 右少阴 是为寒湿 司辰戌十年

《世补斋医书·内经运气表·司天在泉左右间气表第四》

清·陆懋修《世补斋医书》

六政六纪上中下年表

每年司天主天令，位在上，司地主地化，位在下，而以岁运运行乎其中，故曰中运以司天论之。君火、相火、寒水，常为阳年司天。风木、湿土、燥金，常为阴年司天。而中运之阴阳随之，故但记逐年之司天，即可知逐年之中运焉。逐年司天曰厥、少、太、少、阳、太，前人每就地盘定位。以掌指轮之，于四指之根左行亥、子、丑、寅，四指之尖右行巳、午、未、申，而卯、辰上行于寅巳之指，酉戌下行于申亥之指，以定三阴于亥位为厥，子位为少，丑位为太。三阳于寅位为少，卯位为阳，辰位为太。从巳至戌，重见如前。故但以巳亥起厥，四言为诀，而逐年司天之位，一指其掌而了如矣。

表3－5　《世补斋医书》六政六纪上中下年表

厥阴政 巳亥纪	少阴政 子午纪	太阴政 丑未纪	少阳政 寅申纪	阳明政 卯酉纪	太阳政 辰戌纪
丁巳、丁亥 上厥阴风木 中少角阴木 下少阳相火	壬子、壬午 上少阴君火 中太角阳木 下阳明燥金	丁丑、丁未 上太阴湿土 中少角阴木 下太阳寒水	壬寅、壬申 上少阳相火 中太角阳木 下厥阴风木	丁卯、丁酉 上阳明燥金 中少角阴木 下少阴君火	壬辰、壬戌 上太阳寒水 中太角阳木 下太阴湿土
癸巳、癸亥 上厥阴风木 中少徵阴火 下少阳相火	戊子、戊午 上少阴君火 中太徵阳火 下阳明燥金	癸丑、癸未 上太阴湿土 中少徵阴火 下太阳寒水	戊寅、戊申 上少阳相火 中太徵阳火 下厥阴风木	癸卯、癸酉 上阳明燥金 中少徵阴火 下少阴君火	戊辰、戊戌 上太阳寒水 中太徵阳火 下太阴湿土
己巳、己亥 上厥阴风木 中少宫阴土 下少阳相火	甲子、甲午 上少阴君火 中太宫阳土 下阳明燥金	己丑、己未 上太阴湿土 中少宫阴土 下太阳寒水	甲寅、甲申 上少阳相火 中太宫阳土 下厥阴风木	己卯、己酉 上阳明燥金 中少宫阴土 下少阴君火	甲辰、甲戌 上太阳寒水 中太宫阳土 下太阴湿土
乙巳、乙亥 上厥阴风木 中少商阴金 下少阳相火	庚子、庚午 上少阴君火 中太商阳金 下阳明燥金	乙丑、乙未 上太阴湿土 中少商阴金 下太阳寒水	庚寅、庚申 上少阳相火 中太商阳金 下厥阴风木	乙卯、乙酉 上阳明燥金 中少商阴金 下少阴君火	庚辰、庚戌 上太阳寒水 中太商阳金 下太阴湿土

续 表

辛巳、辛亥 上厥阴风木 中少羽阴水 下少阳相火	丙子、丙午 上少阴君火 中太羽阳水 下阳明燥金	辛丑、辛未 上太阴湿土 中少羽阴水 下太阳寒水	丙寅、丙申 上少阳相火 中太羽阳水 下厥阴风木	辛卯、辛酉 上阳明燥金 中少羽阴水 下少阴君火	丙辰、丙戌 上太阳寒水 中太羽阳水 下太阴湿土

《世补斋医书·内经运气表·六政六纪上中下年表第六》

宋·刘温舒《素问运气论奥》

论南北政

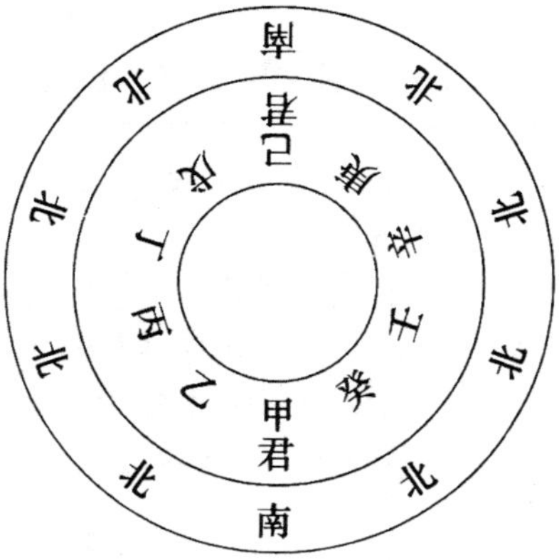

图3-41　《素问运气论奥》南北政图

运用十干起，则君火不当其运也。六气以君火为尊，五运以湿土为尊，故甲己土运为南政。盖土以成数，贯金、木、水、火，位居中央，君尊南面而行令。余四运以臣事之，面北而受令，所以有别也。而人脉应之。

甲己之岁，土运，南面论脉，则寸在南，而尺在北。少阴司天，两寸不应。少阴在泉，两尺不应。

乙、丙、丁、戊、庚、辛、壬、癸之岁，四运面北论脉，则寸在北而尺在南。少阴司天，两尺不应；少阴在泉，两寸不应。乃以南为上，北为下。正如男子面南受气，尺脉常弱；女子面北受气，尺脉常盛之理同，以其阴气沉下，故不应耳。六气之位，则以别其反，详其交，而后造死生之微也。

正如男子面南受气，尺脉常弱；女子面北受气，尺脉常盛之理同。以其阴气沉下，故不应耳。

六气之位，则少阴在中，而厥阴居右，太阴居左，此不可易也。

其少阴则主两寸尺；厥阴司天，在泉当在右，故右不应；太阴司天，在泉当在左，故左不应。依南政而论尺寸也。

若复其手诊之，则阴沉于下，反沉为浮，细为大。

又经曰：尺寸反者死，阴阳交者死。

先立其年已知其气，左右应见，然后乃可言死生之顺逆者，更在诊以别其反，详其交，而后造死生之微也。

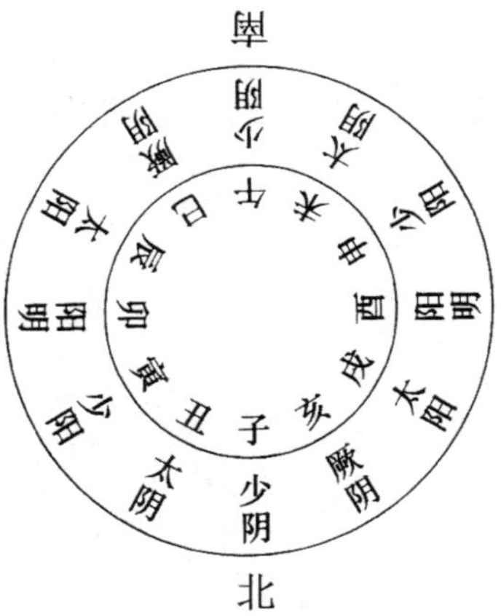

图 3-42　《素问运气论奥》六气之位图

《素问运气论奥·卷中·论南北政第二十》

明·张介宾《类经图翼》

南北政者，五运以土为尊，居中央而统于金、木、水、火。故十干以甲己年土运为君象，主南面行令而为南政；其余乙、庚、丙、辛、丁、壬、戊、癸八年为臣象，皆北面受令而为北政。南政北政，脉当各有不应。若当应不应，不当应而应者，乃谓之“阴阳交，尺寸反”，斯为害矣。

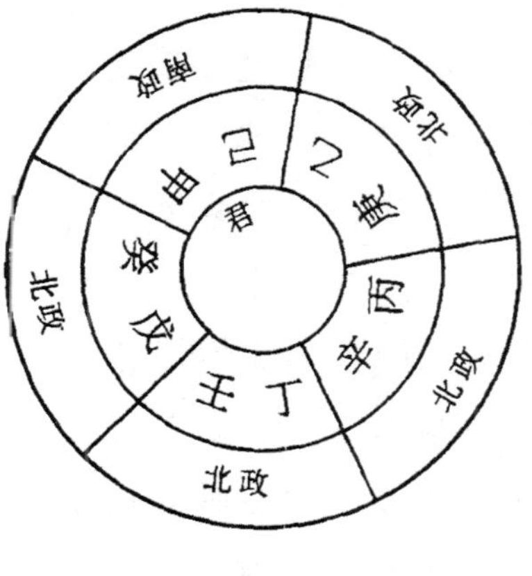

图 3-43　《类经图翼》南北政图

南北政说　附：阴阳交、尺寸反

南北二政，运有不同，上下阴阳，脉有不应。《五运行大论》曰：先立其年，以知其气，左右应见，乃可以言死生之逆顺也。倘粗工不知而呼寒呼热，妄施治疗，害莫大矣。

南北政者，即甲己为南政，余为北政是也。《至真要大论》曰：阴之所在寸口何如？岐伯曰：视岁南北，可知之矣。谓南政之年，南面行令，其气在南，所以南为上而北为下，司天在上，在泉在下，人气应之，故寸为上而尺为下，左右俱同。北政之岁，北面受令，其气在北，所以北为上而南为下，在泉应上，司天应下，人气亦应之，故尺应上而寸应下，司天应两尺，在泉应两寸，地之左间为右寸，右间为左寸，天之左间为左尺，右间为右尺，正与男子面南受气、女子面北受气之理同也。

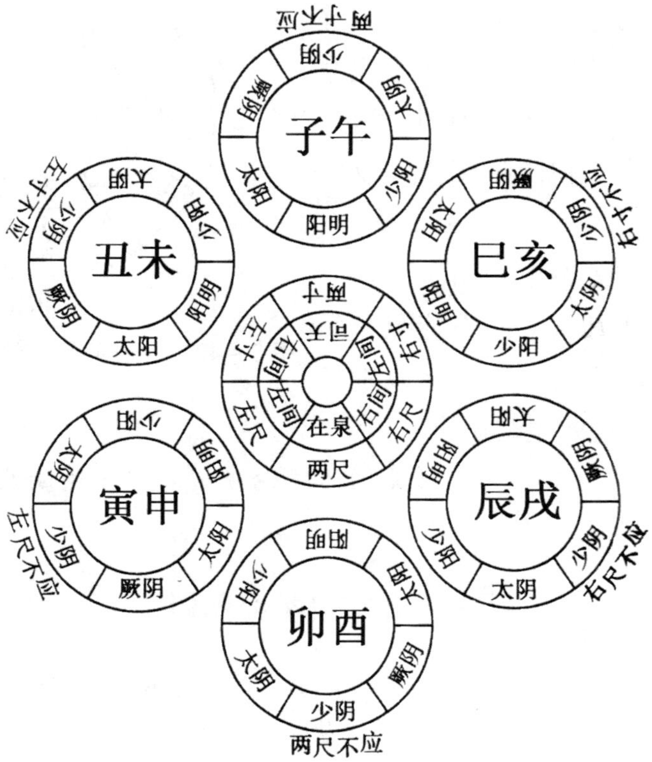

图3－44 《类经图翼》南政年脉不应图 甲己年为南政

脉有不应者，谓阴之所在，脉乃沉细，不应本脉也。阴者，言六气有三阴三阳，而三阴之位，则少阴居中，太阴居左，厥阴居右。脉之不应者，乃以三阴之中少阴所居之处言之，而又分南北二政以定其上下也。故《至真要大论》曰：北政之岁，三阴在下则寸不应，三阴在上则尺不应；南政之岁，三阴在天则寸不应，三阴在泉则尺不应。又曰：北政之岁，少阴在泉则寸口不应，正以北政之年，司天应尺而在泉应寸也。厥阴在泉则右不应，右者右寸也，以少阴居厥阴之左，而以地之左间为右寸也。太阴在泉则左不应，左者左寸也，以少阴居太阴之右，而以地之右间为左寸也。南政之年，少阴司天则寸口不应，寸口者两寸也，正以南政之年，上为寸而下为尺也。厥阴司天则右不应，右者右寸也，以少阴居厥阴之左，而当右寸之位也。太阴司天则左不应，左者左寸也，以少阴居太阴之右，而当左寸之位也。此经文虽未尽言，然北举在泉，则天在其中矣；南举司天，则泉在其中矣。故又曰：诸不应者，反其诊则见矣。反其诊者，谓南北相反而诊之，当自见矣。故北政之年，少阴司天则两尺不应；太阴司天则少阴在右，所以右尺不应；厥阴司天则少阴在左，所以左尺不应。南政之年，少阴在泉则两尺不应；太阴在泉则少阴在右，所以右尺不应；厥阴在泉则少阴在左，所以左尺不应也。阴之所在，义详运气类五。

阴阳交、尺寸反者，如其年少阴在左，当左脉不应，而反见于右；阳脉本在右，而反互移于左，是少阴所易之位，非少阳则太阳脉也，故曰：阴阳交，交者死，惟辰戌、丑未、寅申、巳亥八年有之。尺寸反者，如其年少阴在尺，当尺不应，而反见于寸；阳本在寸，而反移于尺，故曰：尺寸反，反者死，惟子午、卯酉年有之。然必也阴阳俱交，始为交也；尺寸俱反，始为反也。若但本位当应而不应者，乃阴气之不应也，止疾而已，不在阴阳交、尺寸反之例，不可胶柱。

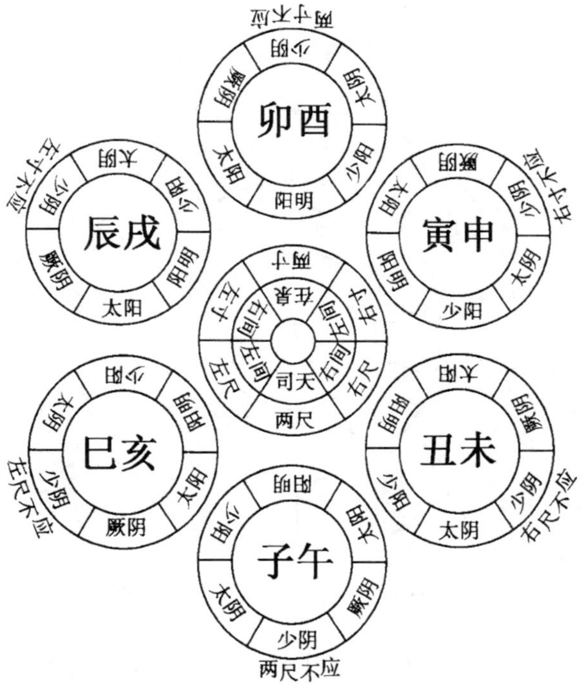

图 3－45　《类经图翼》北政年脉不应图　乙丁辛癸丙戊庚壬年为北政，

南北政歌前二句言寸，后二句言尺

南政子午两寸沉，丑未巳亥左右寻左右寸也。卯酉两尺寅申左左尺，辰戌右尺真分明。北政阳明沉两寸，太阳少阳左右应左右寸也。少阴两尺厥阴左左尺，太阴右尺何须问。

推原南北政说

愚按：南北政之义，诸说皆以甲己属土，为五行之尊，故曰南政，似属牵强。夫干支相合而成花甲，十干之中，复各有所统十干。如六甲干头，必起甲子，至戊末而六十花甲尽；及至六己，复起甲子，至癸末而六十花甲尽。故甲己年必起于甲子月，甲己日必起于甲子时。此甲己二干，所以为十干之首，故象君而为南政，其余则北面象臣而为北政，人之血脉，故亦应之。即奇门诸家，亦独以甲己为符头。此花甲自然之理，固不待土为五行之尊而分南北也。晰理者以谓然否？

《类经图翼·二卷·南北政说》

清·吴谦《医宗金鉴》

南北政年脉不应图歌

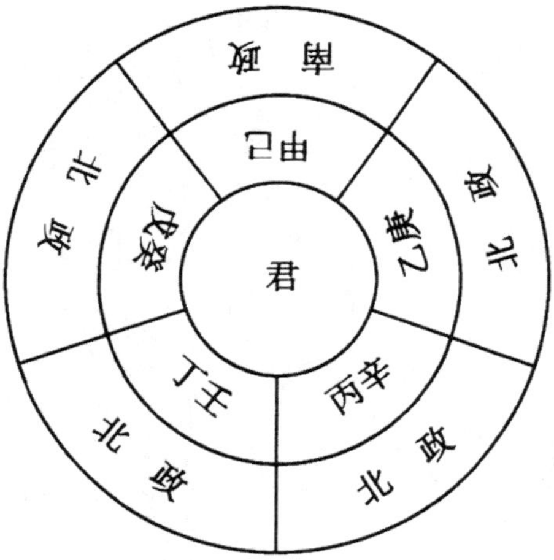

图3-46　《医宗金鉴》南北政图

天地之气行南北，甲己一运南政年，其余四运俱为北，少阴随在不应占。北政反诊候不应，姑存经义待贤参。从违非失分微甚，尺反阴阳交命难。

【注】天地之气，谓三阴三阳，司天、在泉，左间、右间之客气也。客气行南政之岁，谓之南政；行北政之岁，谓之北政。南政之岁，惟甲己一运，其余乙庚、丙辛、丁壬、戊癸四运，俱为北政之年也。少阴随在不应占者，谓少阴君火客气，随在司天、在泉、左间、右间加临之位，主占其脉不应于诊也。应于诊者，即《经》曰“少阴之至，其脉钩”。不应者，谓脉不钩也。

南政之年，少阴司天则主占两寸不应，在泉则主占两尺不应；厥阴司天，其天左间则少阴，主占右寸不应；太阴司天，其天右间则少阴，主占左寸不应；厥阴在泉，其泉左间则少阴，主占左尺不应；太阴在泉，其泉右间则少阴，主占右尺不应，此皆在客气少阴之位也。

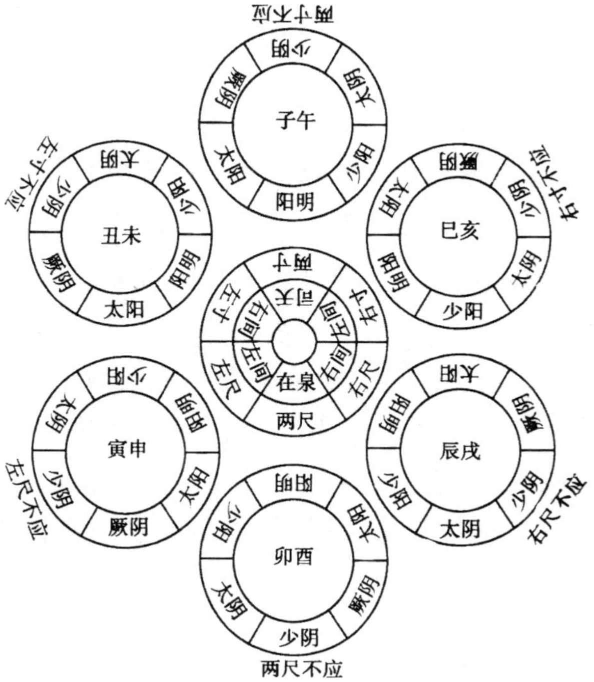

图 3－47　《医宗金鉴》南政年脉不应图

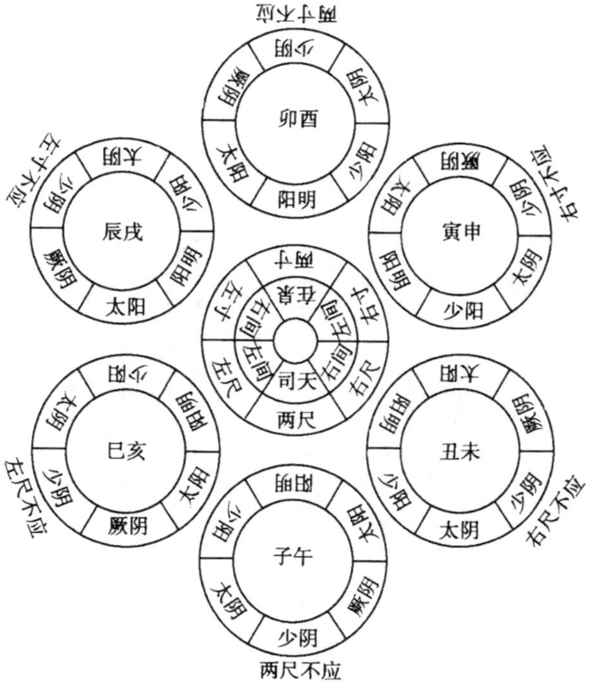

图 3－48　《医宗金鉴》北政年脉不应图

北政之年则反诊，候其不应皆在客气阳明之位。如少阴司天，则主占两尺不应；在泉则主占两寸不应；厥阴司天，其天左间则少阴，主占左尺不应；太阴司天，其天右间则少阴，主占右尺不应；厥阴在泉，其泉左间则少阴，主占右寸不应；太阴在泉，其泉右间则少阴，主占左寸不应。

然南政十二年，北政四十八年，其南政候以正诊，北政候以反诊，应与不应之理，熟玩经文，总令人难解，姑存经义，以待后之贤者参详可也。

不应之部不应者，则为得其气而和也。不应之部反应者，则为违其气而病也。应左而右，应右而左者，则为非其位；应上而下，应下而上者，则为失其位，皆主病也，而有微甚之别。甚者即尺寸反、阴阳交也，谓少阴之脉，当寸不应，反见于尺，当尺不应，反见于寸，是为尺寸反，子、午、卯、酉年有之；少阴之脉，当左不应，反见于右，当右不应，反见于左，是为阴阳交，辰、戌、丑、未、寅、申、巳、亥年有之。皆主死，故曰命难也。

《医宗金鉴·卷三十五·运气要诀·南北政年脉不应歌》

四、主客加临

明·汪机《运气易览》

六气正化对化之图歌

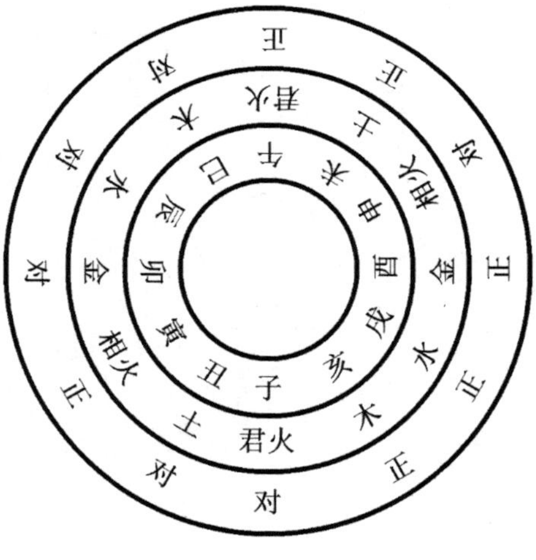

图3－49　《运气易览》六气正化对化之图

少阴正化午，对化子。太阴正化未，对化丑。少阳正化寅，对化申。阳明正化酉，对化卯。太阳正化戌，对化辰。厥阴正化亥，对化巳。

歌曰：午位火寅生火同酉属金未寄土，戌门水上伏天亥生木正方由，十二支分半，余皆正化求。

《运气易览·卷之二·六气正化对化之图歌》

明·张介宾《类经图翼》

正化对化图说

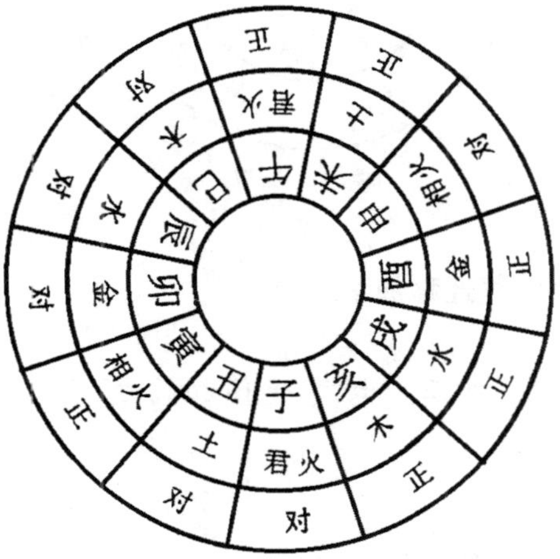

图 3－50　《类经图翼》六气正化对化图

六气分上下、左右而行天令，十二支分节令时日而司地化。然以六气而加于十二支，则有正化、对化之不同。如厥阴之所以司于巳亥者，以厥阴属木，木生于亥，故正化于亥，对化于巳也。少阴所以司于子午者，以少阴为君火，当正南离位，故正化于午，对化于子也。太阴所以司于丑未者，以太阴属土居中，王于西南未宫，故正化于未，对化于丑也。少阳所以司于寅申者，以少阳属相火，位卑于君，火生于寅，故正化于寅，对化于申也。阳明所以司于卯酉者，以阳明属金，酉为西方金位，故正化于酉，对化于卯也。太阳所以司于辰戌者，太阳为水，辰戌属土，然水行土中而戌居西北，为水渐王乡，是以《洪范》五行以戌属水，故正化于戌，对化于辰也。一曰正司化令之实，对司化令之虚。一曰正化从本生数，对化从标成数。皆以言阴阳之衰盛，合于十二辰，以为动静消息者也。此说详具《玄珠》，今录之以备参考。

《类经图翼·二卷·正化对化图说》

明·汪机《运气易览》

六气迁移加临之图歌

交主气时日歌曰：厥阴之气大寒初，君火春分二上居，小满少阳三候主，太阴大暑四交秋分，五定阳明位寒暑，终于小雪。客行天命，有寒暑燥湿风火之化，主当只奉之，客胜则从，主胜则逆，二者自以多少为胜，而无复兴常胜殊。

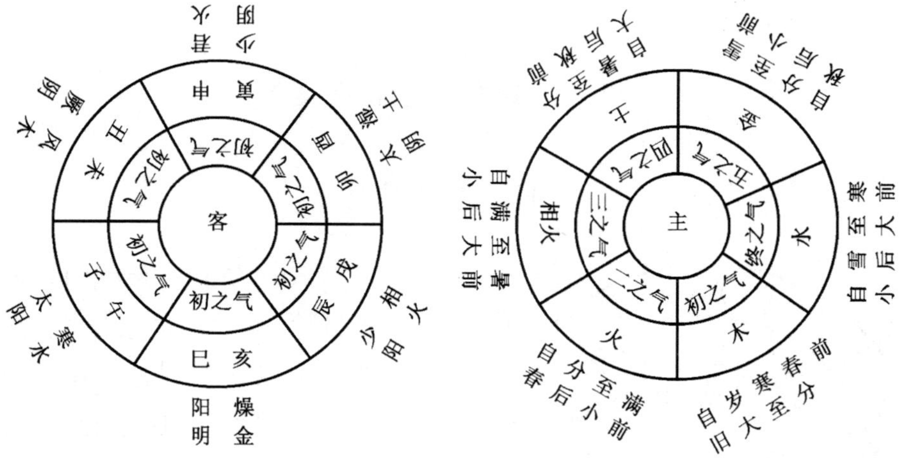

图 3－51　《运气易览》六气迁移加临之图

《运气易览·卷之二·六气迁移加临之图歌》

明·汪机《运气易览》

六十年主客加临天气

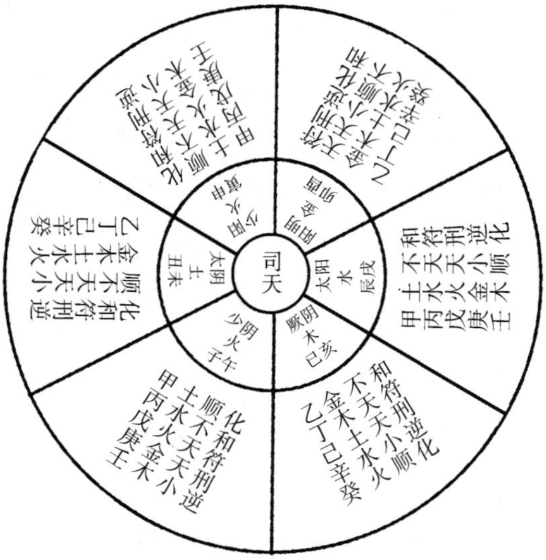

图 3－52　《运气易览》六十年气运相临之图

《运气易览》

六十年主客加临天气[①]

子午初寒切霜雪冰，二风雨虫三暑烘。
四雨霆零走雷电，五湿风兮燥寒终。
丑未初虫二疵疫，雷雨电雹三气中。
四乃炎沸五凉燥，大寒凝冽六之功。
热风时气寅申初是，二雨三为灾亢攻。
四风雾露五寒早，寒风雨虫六验工。
卯酉初风雨二热疫，三发凉风四雨濛。
凉风雨虫五能致，蛰出不冰应六宫。
瘟疫辰戌初湿凉二，寒热冰雹三所通。
四风雨虫五湿热，寒雪地湿六不空。
巳亥初雾昧二雨热，热风雨虫三却同。
暴雨溽湿热用四，雨五六蛰不冰穷。

此皆客行天令居上，故有是不同之化。然平气至，必当其期；过不及则先后其候于交气期，各差十三日而应。

六十年气运相临之图歌

歌曰：六十年中纪运歌，运克气者为不和，气如生运名顺化，运被气克天刑多，小逆见之运生气，气运合则天符过。

小逆如己卯岁，虽金与土相得，然子临父位为逆。

《运气易览·卷之二·六十年主客加临天气》

清·陆懋修《世补斋医书》

客气加临主气年表

客气以厥、少、太、少、阳、太为步，逐年递迁者也。主气以厥、少、少、太、阳、太为步，常年不动者也。客主之初气，皆始于地左，惟主气常年以厥阴为初气，而客气则以逐年司天之前二位为初气，此客主之所以有加临

① 据《古今医统大全·卷之五·运气易览·六十年主客加临天气》改。

也。若六步之位而亦以指掌轮之，则中指尖为三气，根为终气，即司天、在泉之位也。无名指根为初气，尖为二气，即泉左、天右之位也。食指尖为四气，根为五气，即天左、泉右之位也。以初气起地之左间一语为诀，而客主六步皆可推矣。向之言初、终六气者，每以大寒为始，从二分、二至前后析之。惟是疏解《内经》之义，当即证以《内经》之文。考《六元正纪》本篇，帝问六气主时，客气加临之应，而岐伯对以行有次、止有位，常以正月朔日平旦视之，睹其位而知其所在，则客主之气皆当以正月之朔为始，而以一年十二月分之为最合。钱塘高士宗世栻尝言之，是可从也。或以为司天之交替与六气之初终，即以二十四气论之，亦当始于立春，必不始于大寒，则揆诸《六节藏象》篇所云“及其至也，皆归始春”之旨，说亦可从。至有谓当从历元，始于冬至子之半者，则其言似太迂矣。

表 3－6　《世补斋医书》六气客气加临主年表

巳亥年	子午年	丑未年	寅申年	卯酉年	辰戌年
上厥阴 下少阳	上少阴 下阳明	上太阴 下太阳	上少阳 下厥阴	上阳明 下少阴	上太阳 下太阴
初之气 客阳明 主厥阴	初之气 客太阳 主厥阴	初之气 客厥阴 主厥阴	初之气 客少阴 主厥阴	初之气 客太阴 主厥阴	初之气 客少阳 主厥阴
二之气 客太阳 主少阴	二之气 客厥阴 主少阴	二之气 客少阴 主少阴	二之气 客太阴 主少阴	二之气 客少阳 主少阴	二之气 客阳明 主少阴
三之气 客厥阴 主少阳	三之气 客少阴 主少阳	三之气 客太阴 主少阳	三之气 客少阳 主少阳	三之气 客阳明 主少阳	三之气 客太阳 主少阳
四之气 客少阴 主阳明	四之气 客太阴 主阳明	四之气 客少阳 主阳明	四之气 客阳明 主阳明	四之气 客太阳 主阳明	四之气 客厥阴 主阳明
五之气 客太阴 主阳明	五之气 客少阳 主阳明	五之气 客阳明 主阳明	五之气 客太阳 主阳明	五之气 客厥阴 主阳明	五之气 客少阴 主阳明
终之气 客少阳 主太阳	终之气 客阳明 主太阳	终之气 客太阳 主太阳	终之气 客厥阴 主太阳	终之气 客少阴 主太阳	终之气 客太阴 主太阳

《世补斋医书·内经运气表·客气加临主气年表第七》

第三节　五运六气

一、运气加临

宋·刘温舒《素问运气论奥》

论太少气运相临同化

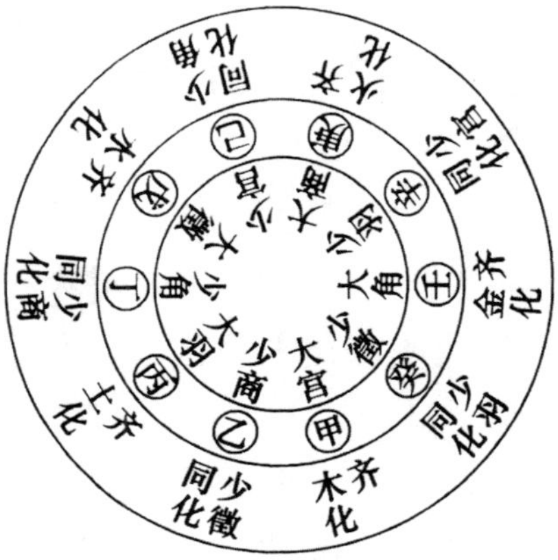

图 3－53　《素问运气论奥》太少气运相临之图

天地邅醇，物我备化，则寒、暑、燥、湿、风，共主乎一岁之内。生、长、化、收、藏，咸备乎万物之中。非只一岁也，虽一时一刻之短，而五行之气莫不存；非恃一物也，虽一毫一芒之细，而五行之化莫不载。

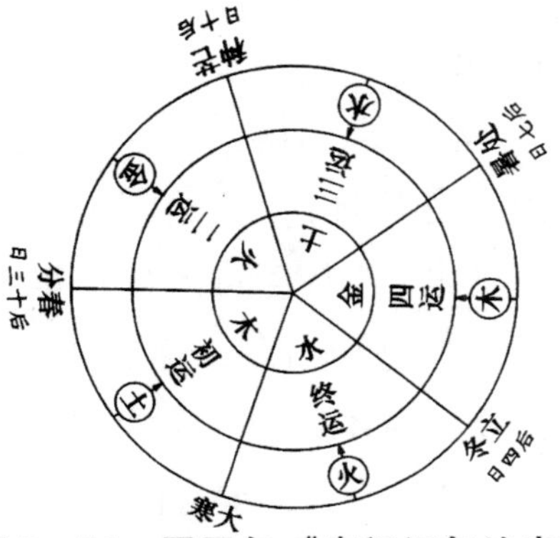

图 3－54　甲子年《素问运气论奥》大运（中运）、主运、客运图

然司其运，布其气，或太或少，乃输主岁时，而更盛更衰也。上达于天，则有五星倍减之应；下推于地，则有五虫耗育之验。其五谷、五果、五味、五色之化类，岂有一岁而无者，惟成熟有多少，色味有厚薄耳。盖金、木、水、火、土并行其化，互有休、囚、王、相不同之目而已。

值其运者，独以为之主；当其时者，专以为之客。共行天令。

遇阳年则气令太过，遇阴年则气衰而不及。太过己胜，则欲齐其所胜之化；不及己弱，则胜者来兼其化。

太过岁谓木齐金化，金齐火化，火齐水化，土齐木化也。

不及岁谓木兼金同化，金兼火同化，火兼水同化，水兼土同化，土兼木同化也。

其司天与运相临，间有逆顺、相刑、相佐，司天则同其正，抑运则反其平，如是五气平正，则无相凌犯也。

太过之岁，五运各主六年，乃五六三十阳年也。

大角，谓六壬年。逢子午、申寅二火司天，则木运为逆者，火，木之子也，居其上为逆。

大徵，谓六戊年。内逢寒水司天，正抑其火，复为平气之岁。“上羽与正徵同”也。

大宫，谓六甲年也。

大商，谓六庚年也。内逢子午、寅申二火司天，正抑其金，复为平气之岁，“上徵与正商同”也。逢辰戌水司天为逆者，水金之子也，居上为逆。

大羽，谓六丙年也。

不及岁，五运各主六年，乃五六三十阴年也。

少角，谓六丁年也。逢巳亥木司天，与运气得助，“上角同正角”也；逢卯酉金，司天与运兼化，“上商同正商”也；逢丑未土司天，以木不及，金兼化，则土得其政，“上宫同正宫”也。

少徵，谓六癸年也。内逢卯酉金司天，以火不及水，兼化则金得其政，“上商同正商”也。

少宫，谓六己年也。内逢丑未土司天，与运合，得其助，“上宫同正宫”也；逢巳亥木司天，与运兼化，“上角同正角”也。

少商，为六乙年也。内逢卯酉金司天，与运气合，得其助，“上商同正商”也；逢巳亥木司天，以金不及火兼化，则木得其政，“上角同正角”也。

少羽，谓六辛年也。逢丑未土司天，与运兼化，“上宫同正宫”也。

内言上者，乃司天之令。其五大、五少岁，所纪不同者，盖遇不遇也。如君火、相火、寒水厂常为阳年司天；湿土、燥金、风木，常为阴年司天。然六十年中，各有上下相临遇，或司天胜运，或运胜司天，或运当太过，不务其德，而淫胜其所不胜，或运当不及，而避其所胜，而不兼其化。及太一天符、岁会、同天符、同岁会，更按文推之，此不再书也。

《素问运气论奥·卷下·论大少气运相临同化第二十一》

明·汪机《运气易览》

论太少气运相临同化

其运其气，或太或少，乃轮主岁，时而更盛更衰也。上达于天，则有五星倍减之应；下推于地，则有五虫耗育之验。其五谷、五果、五味、五色之化类，岂有一岁而无者？惟成熟有多少，色味有厚薄耳。盖金、木、水、火、土并行其化，互有休、囚、旺、相不同，遇阳年则气旺而太过，遇阴年则气衰而不及。太过已胜，则欲齐其所胜之化；不及已弱，则胜者来兼其化。太过岁谓木（壬）齐金化，金（庚）齐火化，火（戊）齐水化，水（丙）齐土化，土（甲）齐木化也。不及岁谓木（丁）兼金同化，金（乙）兼火同化，火（癸）兼水同化，水（辛）兼土同化，土（己）兼木同化也。其司天与运相临，间有逆顺、相刑、相佐，司天则同其正，抑运则反其平。如是五气平正，则无相凌犯也。

太过之岁，五运各主六年，乃五六三十阳年也。太角谓六壬年，逢子午、寅申二火司天，壬子、壬午、壬寅、壬申则木运为逆者，火居其上也，子居父位，居其上为逆。太徵谓六戊年，或逢寒水司天，正抑其火，乃为平气之岁，上羽与正徵同也，戊辰、戊戌正徵戊午之类。太宫谓六甲年也。太商谓六庚年也，内逢子午、寅申二火司天，正抑其金，复为平气之岁，上徵与正商同也，庚子、庚午、庚寅、庚申正商乙酉之类，逢辰戌水司天为逆，庚辰庚戌，水乃金之子也，居上为逆。太羽谓六丙年也。

不及岁，五运各主六年，乃五六三十阴年也。少角谓六丁年也，逢巳亥木司天，为运气得助，上角同正角也，丁巳、丁亥正角丁卯之类。逢卯酉金司天，与运兼化，上商同正商也，丁酉、丁卯，逢丑未土司天，以木不及金兼化，则土得其政，上宫同正宫也。丁丑、丁未正官己未之类。少徵谓六癸年也，内逢卯酉金司天，以火不及水兼化，则金得其政，上商同正商也，癸卯、癸酉。少宫谓六己年也，内逢丑未土司天，为运得其助，上宫同正宫也，己丑、己未，逢巳亥木司天，与运兼化，上角同正角也，己巳、己亥。少商谓六乙年也，内逢卯酉金司天，为运得其助，上商同正商也，乙卯、乙酉。逢巳亥木司天，以金不及、火兼化，则木得其政，上角同正角也，乙巳、乙亥。少羽谓六辛年也，逢丑未土司天，与运兼化，上宫同正宫，辛丑、辛未。

内言上者，乃司天之令，其五太、五少岁，所纪不同者，盖遇不遇也，如君火、相火、寒水，常为阳年司天，湿土、燥金、风木，常为阴年司天。然六十年中，各有上下临遇，或司天胜运，或运胜司天，或运当太过，不务其德而淫胜，其所不胜，或运当不及，而避其所胜，不兼其化。其他太乙天符、岁会、同天符、同岁会，已具他篇，不复赘也。

《经》曰“气相得则和”，乃木火相临，金水相临，水木相临，火土相临，土金相临，皆上生下，司天生运，故曰相得。“不相得则病”，乃木土相临，土水相临，水火相临，火金相临，乃上克下，司天克运，为不相得，则病。土临火，火临木，木临水，水临金，金临土，乃运生司天，以下临上为逆，故病亦微。又如木居金土位，火居金水位，土居水木位，金居火木位，乃运克司天，或曰天克运，如是者，为不相得，故病甚也。

五运齐化歌

五行太过名齐化，凡遇阳年即可推，胜己若临逢我旺，彼虽克我我齐之。

齐，如木欲齐金是也。

五运兼化歌

五行不及为兼化，年值阴芍[①]候用占，我气已衰行正令，其间胜己必来兼。

兼，谓强者兼弱而同化，如水兼火是也。

逐年平气歌

平气细将推，非惟不及时，阳年天抑运，阴运合年支。

假令戊辰阳年，火太过而水司天，抑之乃平；癸巳阴年，火不及，而巳属火，得其佐亦平。

五运太过胜己司天抑平之歌

上羽正徵同，戊火逢气水，上徵正商同，庚金火气是。

上正谓岁逢过、不及，以本运太、少音为正，司天音为上，或司天胜其正化，亦同于正，非音有上正也。此己太过，胜己在上抑平之，故上音与正音同。

五运不及己所合司天助运歌

上角同正角，丁运木司天。上宫同正宫，己运土气悬。上商同正商，乙运

① 芍：或作“芳”，待考。

金气焉。

己所合，在上助己，故上音同己。

音运不及胜己司天兼化歌

木气运逢己，上角同正临。土气运逢辛，上宫同正侵。金气运逢丁，上商同正寻。

胜己在上兼化，故正音从司天。

音运不及胜己司天得政歌

上角缘何同正角，火兼乙化木司时。上宫而以同正宫，金兼丁化土气司。上商必然同正商，水兼癸化金司之。

己不及，复为胜己所制，遇不胜己，在上得政。己全弱，故正官亦从司天。

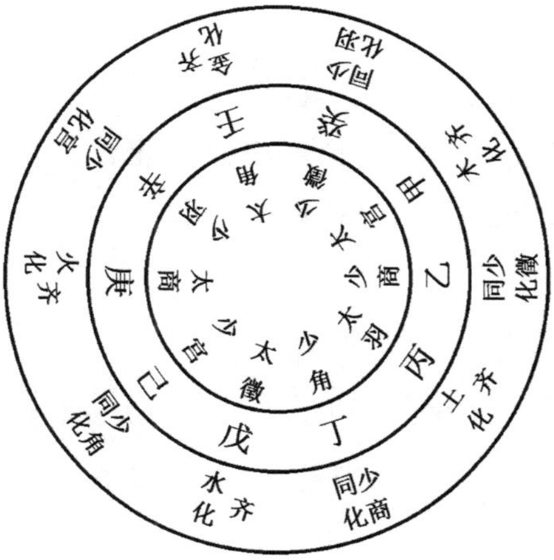

图3－55 《运气易览》五运太少齐同化图

《运气易览·卷之一·论太少气运相临同化》

明·张介宾《类经图翼》

五运太少齐兼化逆顺图解

气运有盛衰之殊，年干有太、少之异。

阳年曰五太，因其气旺有余也；阴年曰五少，因其气衰不及也。太过则已胜，反齐胜己者之化；不及则己弱，以致胜己者来兼其化。上应于天，有星辰

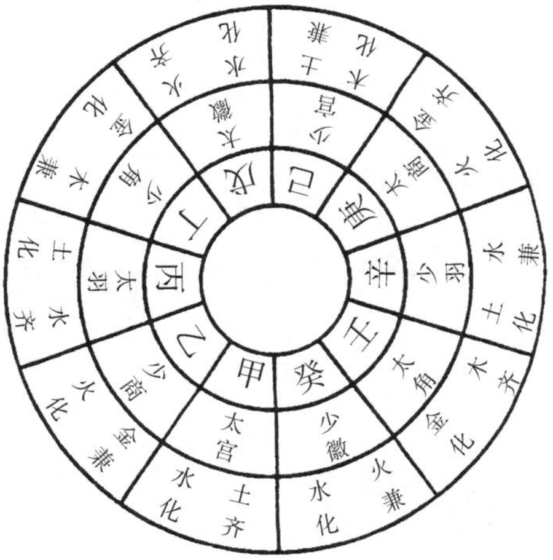

图 3－56　《类经图翼》五运太少齐兼化图

倍减之象；下应于地，有动植耗育之征。盖以五运之休囚旺相不同，而万物之成熟灾伤有厚薄也。然而不及之年，得助合则同其正化；太过之纪，被制抑则得其平和。此生化胜复之理，所以无穷；而方圆应变之妙，岂容执一。要非知权达变之士，有不可以易造者也。条略于下：

太过岁，凡五运阳年，各主六年，五六共三十年。太过之年，反齐胜己之化。如太宫土运，反齐木化；太角木运，反齐金化；太商金运，反齐火化；太徵火运，反齐水化；太羽水运，反齐土化也。

不及岁，五运阴年，各主六年，五六共三十年。不及之年，则胜者来兼其化。如少宫土运，木来兼化；少角木运，金来兼化；少商金运，火来兼化；少徵火运，水来兼化；少羽水运，土来兼化也。

太宫，六甲年也。

太商，六庚年也，金运太过。若逢子午君火、寅申相火司天之年，则太商被天之抑，乃得其平，所谓上徵与正商同也。正商者，如乙酉比和之类。余放[1]此。若逢辰戌寒水司天，亦为小逆，以水为金子，子居父上，故曰逆。余放此。

太角，六壬年也，木运太过。若逢子午、寅申二火司天则为逆，以子居父上也。

太徵，六戊年也，火运太过。若逢辰戌寒水司天，则太徵被抑，乃得其平，所谓上羽与正徵同也。

太羽，六丙年也。

少宫，六己年也，土运不及。若逢丑未湿土司天，为中运得助，所谓上宫同正宫也。若逢巳亥风木司天，则木兼土化，所谓上角同正角也。

少商，六乙年也，金运不及。若逢卯酉燥金司天，为中运得助，所谓上商同正商也。若逢巳亥风木司天，以金不及，火来兼化，则木得其政，所谓上角

① 放（fǎng）：通“仿”。仿效，效法。下同。

同正角也。

少角，六丁年也，木运不及。若逢巳亥风木司天，为中运得助，所谓上角同正角也。若逢卯酉燥金司天，则金兼木化，所谓上商同正商也。若逢丑未湿土司天，以木不及，金来兼化，则土得其政，所谓上宫同正宫也。

少徵，六癸年也，火运不及。若逢卯酉燥金司天之年，以火不及，水来兼化，则金得其政，所谓上商同正商也。

少羽，六辛年也，水运不及。若逢丑未湿土司天，则土兼水化，所谓上宫同正宫也。

齐化，凡阳年太过，则为我旺，若遇克我之气，其有不能胜我，我反齐之。如戊运水司天，上羽同正徵，是以火齐水也。庚运火司天，上徵同正商，是以金齐火也。

兼化，凡阴年不及，则为我弱，我弱则胜我者来兼我化，以强兼弱也。如己运木司天，上角同正角，是以木兼土也。辛运土司天，上宫同正宫，是以土兼水也。丁运金司天，上商同正商，是以金兼木也。

平气，如运太过而被抑，运不及而得助也。如戊辰阳年，火运太过而寒水司天抑之；癸巳阴年，火运不及而巳位南方助之；辛亥水运不及而亥位北方助之。又如丁运木司天，上角同正角也；己运土司天，上宫同正宫也；乙运金司天，上商同正商也。皆曰平气，而物生、脉应皆得平和之气也。

得政，如乙年阴金，木司天，金运不及，火来兼化，则木不受克而得其政，所谓上角同正角也。丁年阴木，土司天，木运不及，金来兼化，则土不受克而得其政，所谓上宫同正宫也。癸年阴火，金司天，火运不及，水来兼化，则金不受克而得其政，所谓上商同正商也。此虽非“亢则害”，然亦以子救母，而实则“承乃制”之义。

干德符，谓新运初交之月日时，与运相合者，亦得其平。如丁亥年初交之月日时得壬者，则“壬与丁合”之类是也，非初交之时日则不相济。所谓合者，甲与己合，乙与庚合，丙与辛合，丁与壬合，戊与癸合也。又如阴年胜气未至，及被胜既复之后，得六气初交之时日及月建之干相助合者，即得正位，亦获平气也。

上凡诸言上者，司天为上也。诸言正宫、正商类者，乃五运之平气为正也。五运太少，所纪各不同者，盖有遇有不遇也。又如君火、相火、寒水，例属阳年之司天；风木、湿土、燥金，例属阴年之司天。六十年中各有上下临遇，或天胜运，或运胜天，或太过者不务其德，或不及者逢其所胜，故《五运行大论》曰：气相得则微，不相得则甚。相得者，如木火相临，火土相临，土金相临，金水相临，水木相临，以上生下，司天生运者是也。不相得者，如木土相临，土水相临，水火相临，火金相临，金木相临，以上克下，司天克运者是也。又如土临火，火临木，木临水，水临金，金临土，以下生上，虽曰相生，然子居母上，亦为小逆而主微病。又如木临金土，火临水金，土临木水，金临火木，水临土火，乃天运相克，为不相得，故其病甚。其他若太乙天符、岁会、同天符、同岁会，则其符会，虽皆曰平气，然而纯驳固自不同，逆顺亦有轻重。且司天既有临遇，在泉岂无临遇？天地既有临遇，六步岂无临遇？玄理无穷，一隅三反，贵在因机推测也。此当与天符岁会图及六十年运气政令之纪相参看。

《类经图翼·卷二·五运太少齐兼化逆顺图解》

清·吴谦《医宗金鉴》

五运齐化兼化六气正化对化歌

运过胜已畏齐化，不及乘衰胜已兼。太过被克不及助，皆为正化是平年。气寅午未酉戌亥，正司化令有余看。子丑卯辰巳申岁，对司化令不足言。

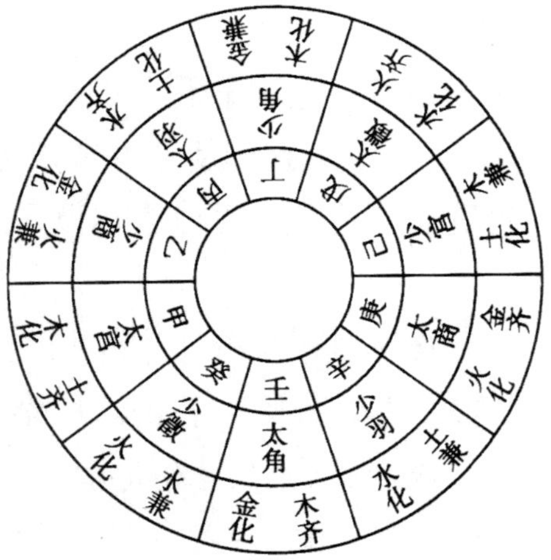

图3-57 《医宗金鉴》五运齐化兼化图

【注】五运之中运，统主一年之运也。中运太过则旺，胜已者则畏其盛，反齐其化矣。如太宫土运，反齐木化；太角木运，反齐金化；太商金运，反齐火化；太徵火运，反齐水化；太羽水运，反齐土化也。即《经》所谓“畏其旺，反同其化，薄其所不胜也”。中运不及则弱，胜已者，则乘其衰，来兼其化矣。如少宫土运，木来兼化；少角木运，金来兼化；少商金运，火来兼化；少徵火运，水来兼化；少羽水运，土来兼化。即《经》所谓“乘其弱，来同其化，所不胜薄之也”。中运戊辰阳年，火运太过，遇寒水司天，则为太过被制；中运乙卯阴年，金运不及，遇燥金司天，则为同气；中运辛卯阴年，水运不及，则为相生，俱为不及得助。凡遇此类，皆为正化平和

之年也。

气者，六气之客气，统一岁之司化之气也。如厥阴司巳亥，以厥阴属木，木生于亥，故正化于亥，对化于巳也。少阴司子午，以少阴为君火，当正南离位，故正化于午，对化于子也。太阴司丑未，以太阴属土居中，旺于西南未宫，故正化于未，对化于丑也。少阳司寅申，以少阳属相火，位卑于君火，火生于寅，故正化于寅，对化于申也。阳明司卯酉，以阳明属金，酉为西方金位，故正化于酉，对化于卯也。太阳司辰戌，以太阳为水，辰戌属土，然水行土中，而戌居西北，属水渐王之乡，是以《洪范》五行，以戌属水，故正化于戌，对化于辰也。是以寅、午、未、酉、戌、亥为正化。正化者，令之实，主有余也。子、丑、卯、辰、巳、申为对化。对化者，令之虚，主不足也。

《医宗金鉴·卷三十五·运气要诀·五运齐化兼化六气正化对化歌》

清·陆懋修《世补斋医书》

五运齐化兼化表

凡阳年以中运五太为太过，阴年以中运五少为不及。其太过也，则为我旺，我旺则胜我者畏我之盛，而反齐其化矣。如太宫土运，胜土之木反齐土化。太商金运，胜金之火反齐金化。太羽水运，胜水之土反齐水化。太角木运，胜木之金反齐木化。太徵火运，胜火之水反齐火化。此即《经》所谓“畏其旺，反同其化也”。其不及，则为我弱，我弱则胜我者乘我之衰而来兼其化矣。如少宫土运，胜土之木来兼土化。少商金运，胜金之火来兼金化。少羽水运，胜水之土来兼水化。少宫土运，胜土之木来兼土化。少角木运，胜木之金来兼木化。少徵火运，胜火之水来兼火化。此即《经》所谓“乘其弱，来同其化也”。齐，谓以我化彼；兼，谓以彼化我也。

表 3－7　《世补斋医书》五运齐化兼化表

宫土	商金	羽水	角木	徵火	宫土	商金	羽水	角木	徵火
运甲太宫	运乙少商	运丙太羽	运丁少角	运戊太徵	运己少宫	运庚太商	运辛少羽	运壬太角	运癸少徵
土齐木化	火兼金化	水齐土化	金兼木化	火齐水化	木兼土化	金齐火化	土兼水化	木齐金化	水兼火化

《世补斋医书·<内经>运气表·五运齐化兼化表第八》

清·吴谦《医宗金鉴》

六十年运气上下相临歌

客运中运主一岁，客气天泉主半年。气生中运曰顺化，运被气克天刑言。运生天气乃小逆，运克司天不和愆。气运相同天符岁，另有天符岁会参。

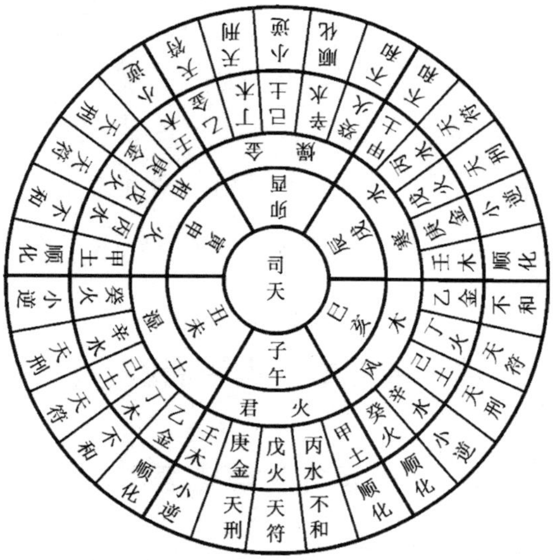

图3－58　《医宗金鉴》六十年运气上下相临图

【注】客运之初运，即统主一岁之中运也。《经》曰“甲己之岁，土运统之”云云者是也。客气司天之三气，即统主上半年；在泉之六气，统主下半年之气也①。《经》曰“岁半以前，天气主之；岁半以后，地气主之”者是也。六十年中，运气上下临遇，则有相得、不相得者也。气生中运者，谓司天生中运也。如癸巳、癸亥，木生火也；甲子、甲午、甲寅、甲申，火生土也；乙丑、乙未，土生金也；辛卯、辛酉，金生水也；壬辰、壬戌，水生木也。六十年中，有此十二年天气生运，以上生下，故名顺化，为相得之岁也。运被气克者，谓司天克中运也。如己巳、己亥，木克土也；辛丑、辛未，土克水也；戊辰、戊戌，水克火也；庚子、庚午、庚寅、庚申，火克金也；丁卯、丁酉，金克木也。六十年中，有此十二年天气克运，以上克下，故名天刑，为不相得之岁也。运生天气者，谓中运生司天也。如癸丑、癸未，火生土也；壬子、壬午、

① 本句原作“客气司天之三气六气，即统主上半年；在泉，统主下半年之气也”。文意有歧义。《素问·六元正纪大论》：“岁半以前，岁半以前，天气主之；岁半以后，地气主之。”《素问·至真要大论》：“身半以上，其气之矣，天之分也。天气主之；身半以下，其气三矣。地之分也，地气主之……初气终三气，天气主之，胜之常也；四气尽终气，地气主之，复之常也。”据改。

壬寅、壬申，木生火也；辛巳、辛亥，水生木也；庚辰、庚戌，金生水也；己卯、己酉，土生金也。六十年中有此十二年，运生天气，以下生上，虽曰相生，然子居母上，故为小逆而主微病也。运克司天者，谓中运克司天也。如乙巳、乙亥，金克木也；丙子、丙午、丙寅、丙申，水克火也；丁丑、丁未，木克土也；癸卯、癸酉，火克金也；甲辰、甲戌，土克水也。六十年中有此十二年运克天气，以下克上，故名不和，亦为不相得而主病甚也。气运相同者，如运气皆木，丁巳、丁亥；运气皆火，戊子、戊午、戊寅、戊申；运气皆土，己丑、己未；运气皆金，乙卯、乙酉；运气皆水，丙辰、丙戌。六十年中有此十二年运气相同，皆天符也。虽曰同气，不无偏胜亢害焉。其太乙天符、岁会等年，另详在后。

《医宗金鉴·卷三十五·运气要诀·六十年运气上下相临歌》

清·陆懋修《世补斋医书》

运气中上顺逆年表

《五运行大论》曰：气有相得者，有不相得者。其相得则为顺化，如木临火运，火临土运，土临金运，金临水运，水临木运，司天生运也。六十年中，有此十二年之顺化。不相得则为天刑，如木临土运，土临水运，水临火运，火临金运，金临木运，是司天克运也。六十年中，有此十二年之天刑。其有气虽相得，而以母居子下，谓之小逆，如火运遇土，木运遇火，水运遇木，金运遇水，土运遇金，是运生司天也。六十年中，有此十二年之小逆。其有气本不相得，而又子居父上，谓之不和，如木运遇土，火运遇金，土运遇水，金运遇木，水运遇火，是运克司天也。六十年中，有此十二年之不和。若夫中运与司天同行，则为平气，如巳亥之丁年，丑未之己年，卯酉之乙年，辰戌之丙年，子午、寅申之戊年。此即应天曰天符之十二年，而六十年之为运周矣。

表3-8 《世补斋医书》运气中上顺逆年表

巳亥十年	子午十年	丑未十年	寅申十年	卯酉十年	辰戌十年
乙巳、乙亥 不和 金克上木	甲子、甲午 顺化 火生中土	乙丑、乙未 顺化 土生中金	甲寅、甲申 顺化 火生中土	乙卯、乙酉 平气 中上皆金	甲辰、甲戌 不和 土克上水
丁巳、丁亥 平气 中上皆木	丙子、丙午 不和 水克上火	丁丑、丁未 不和 木克上土	丙寅、丙申 不和 水克上火	丁卯、丁酉 天刑 金克中木	丙辰、丙戌 平气 中上皆水

续 表

己巳、己亥 天刑 木克中土	戊子、戊午 平气 中上皆火	己丑、己未 平气 中上皆土	戊寅、戊申 平气 中上皆火	己卯、己酉 小逆 土生上金	戊辰、戊戌 天刑 水克中火
辛巳、辛亥 小逆 水生上木	庚子、庚午 天刑 火克中金	辛丑、辛未 天刑 土克中水	庚寅、庚申 天刑 火克中金	辛卯、辛酉 顺化 金生中水	庚辰、庚戌 小逆 金生上水
癸巳、癸亥 顺化 木生中火	壬子、壬午 小逆 木生上火	癸丑、癸未 小逆 火生上土	壬寅、壬申 小逆 木生上火	癸卯、癸酉 不和 火克上金	壬辰、壬戌 顺化 水生中木

《世补斋医书·〈内经〉运气表·运气中上顺逆年表第十》

二、天符岁会

唐·王冰《重广补注黄帝内经素问》

天符岁会

帝曰：盛衰何如？岐伯曰：非其位则邪，当其位则正，邪则变甚，正则微。帝曰：何谓当位？岐伯曰：木运临卯，火运临午，土运临四季，金运临酉，水运临子，所谓岁会，气之平也。非太过，非不及，是谓平运主岁也。平岁之气，物生、脉应皆必合期，无先后也。新校正云："详木运临卯，丁卯岁也；火运临午，戊午岁也；土运临四季，甲辰、甲戌、己丑、己未岁也；金运临酉，乙酉岁也；水运临子，丙子岁也。内戊午、己丑、己未、乙酉，又为太一天符。"

帝曰：非位何如？岐伯曰：岁不与会也。不与本辰相逢会也。帝曰：土运之岁，上见太阴；火运之岁，上见少阳、少阴；少阴、少阳皆火气。金运之岁，上见阳明；木运之岁，上见厥阴；水运之岁，上见太阳，奈何？岐伯曰：天之与会也。天气与运气相逢会也。新校正云："详土运之岁，上见太阴，己丑、己未也；火运之岁，上见少阳，戊寅、戊申也，上见少阴，戊子，戊午也；金运之岁，上见阳明，乙卯、乙酉也；木运之岁，上见厥阴，丁巳、丁亥也；水运之岁，上见太阳，丙辰、丙戌也。内己丑、己未、戊午、乙酉，又为太一天符。按《六元正纪大论》云：

太过而同天化者三，不及而同天化者亦三，戊子、戊午太徵上临少阴，戊寅、戊申太徵上临少阳，丙辰、丙戌太羽上临太阳，如是者三。丁巳、丁亥少角上临厥阴，乙卯、乙酉少商上临阳明，己丑、己未少宫上临太阴，如是者三。临者太过不及，皆曰天符。”故《天元册》曰：天符。帝曰：天符、岁会何如？岐伯曰：太一天符之会也。是谓三合，一者天会，二者岁会，三者运会也。《天元纪大论》曰：三合为治。此之谓也。新校正云：“按太一天符之详具《天元纪大论》注中。”

帝曰：其贵贱何如？岐伯曰：天符为执法，岁位为行令，太一天符为贵人。执法犹相辅，行令犹方伯，贵人犹君主。帝曰：邪之中也奈何？岐伯曰：中执法者，其病速而危；执法官人之绳准，自为邪僻，故病速而危。中行令者，其病徐而持；方伯无执法之权，故无速害，病但执持而已。中贵人者，其病暴而死。义无凌犯，故病则暴而死。

《重广补注黄帝内经素问·六微旨大论》

宋·刘温舒《素问运气论奥》

论天符

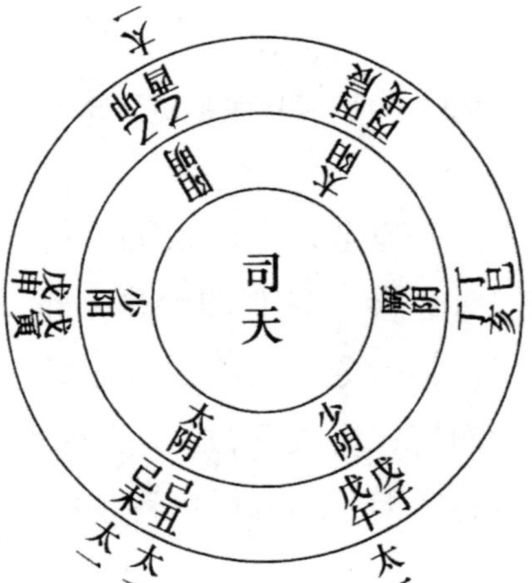

图 3－59　《素问运气论奥》天符之图

阴阳交遘，上下临御，而后有淫胜、郁复之变，此大法也。司天者，司之为言，值也，主行天之令，上之位也。岁运者，运之为言，动也，主天地之间，人、物化生之气，中之位也。在泉者，主地之化，行乎地中，下之位也。一岁之中，有此上、中、下三气，各行化令，而气偶符会而同者，则通其化，虽无克复之变，则有中病徐、暴之异。是谓当年之中，司天之气与中气运同者，命曰天符。符之为言，合也。天符共十二年，而十二年之中，又有与当年十二律五行同者，又是岁会，命曰太一天符。太一者，所以遵之之号也。谓一者天会，二者岁会，三者运会，止有四年，不论阴年阳年，皆曰天符，故《经》曰：“天符为执法，岁会为行令，太一天符为贵人。邪之中人，则执法者，其病速而危；行令者，其病徐而持；贵人者，其病暴而死。”盖以气令，故中人则深矣。岁会干律同，而非天令，则所言行令者，注曰：象方伯，无执法之权，故无速害病，但执持而已。

《素问运气论奥·卷中·论天符第十七》

明·汪机《运气易览》

论天符

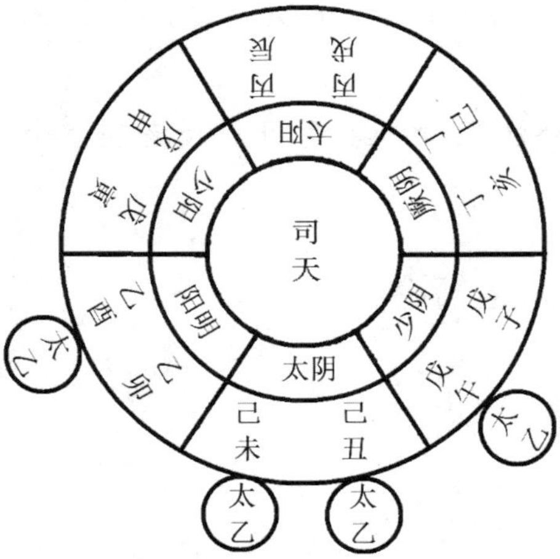

图 3-60 《运气易览》天符之图

司天者，司直也，主行天之令，上之位也。岁运者，运动也，主天地间人物化生之气，中之位也。在泉者，主地之化，行乎地中，下之位也。一岁之中，有此上、中、下三气各行化令，而气偶符会而同者，则同其化，虽无克复之变，则有中病徐、暴之异。是谓当年之中，司天之气与中气运同者，命曰天符。符之为言合也，天符共十二年，而十二年中，又有与当年十二律、五行同者，又是岁会，命曰太乙天符。太乙者，尊之之号也。谓一者天会，二者岁会，三者运会。只有四年，不论阴年、阳年，皆曰天符。《经》曰：天符为执法，岁会为行令，太乙天符为贵人。邪之中，则执法者，其病速而危；行令者，其病徐而持；贵人者，其病暴而死。盖以气令中人则深矣。岁会于律支也，又辰止，同而非天令。言行令者，象方伯无执法之权，故无速害病，但执持而矣。

《运气易览·卷之二·论天符》

宋·刘温舒《素问运气论奥》

论岁会

夫当年十干建运，与年辰十二律、五行相会，故曰岁会。气之平也，则不以阴年、阳年，乃是取四时正中之月为四值承岁，子、午、卯、酉是也。而土无正位，各寄王于四季之末一十八日有奇，则通论承岁，辰、戌、丑、未是也。以上共八年。

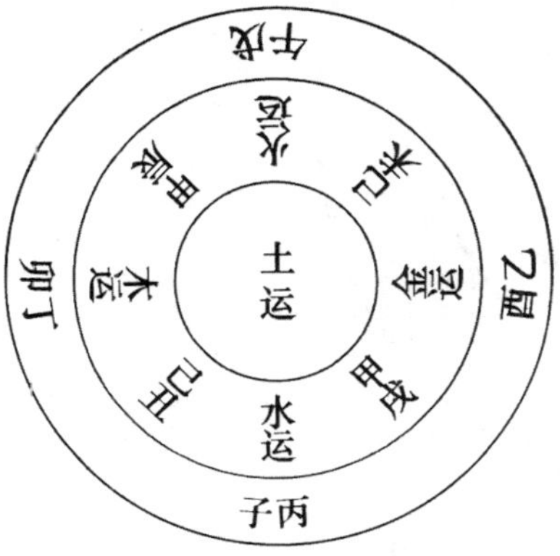

图 3－61　《素问运气论奥》岁会之图

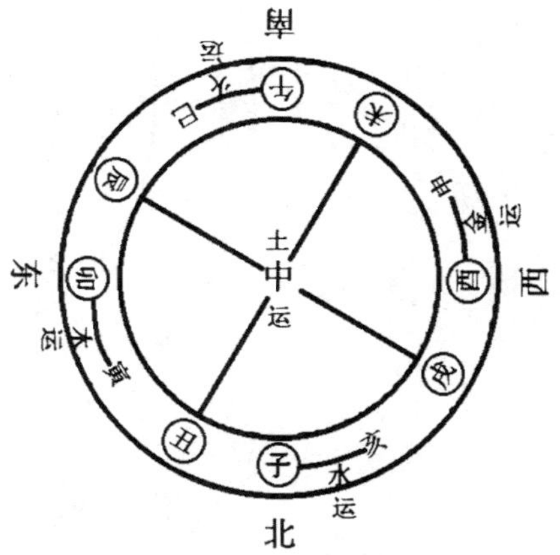

图 3－62　《素问运气论奥》岁支正位图

外有四年，壬寅皆木，庚申皆金，是二阳年。癸巳皆火，辛亥皆水，是二阴年，亦是运与年辰相会而不为岁会者，谓不当四年正中之令故也。除二阳年，则癸巳、辛亥二阴年，虽不名岁会，亦上下五行相佐，皆为平气之岁。物生脉应，皆必合期，无先后矣。岁会八年中，内四年与司天气同，已入太一天符也。余并见前论中。

《素问运气论奥·卷中·论岁会第十八》

明·汪机《运气易览》

论岁会

夫当年十干建运，与年辰十二律、五行相会，故曰岁会，气之平也，故不以阴年阳年，乃是取四时正中之月为四直承岁，子、午、卯、酉是也。而土无正位，各寄旺四季之末一十八日有奇，则通论承岁，辰、戌、丑、未是也。外有四年，壬、寅皆木，庚、申皆金，是二阳年；癸、巳皆火，辛、亥皆水，是二阴年，是运与年辰相会而不为岁会者，谓不当四年正中之令故也。除二阳年，则癸巳、辛亥二阴年，虽不明岁会，亦上下五行相佐，皆为平气之岁，物生、脉应皆必合期，无先后矣。岁会八年中，内四年与司天气同入太乙天符。

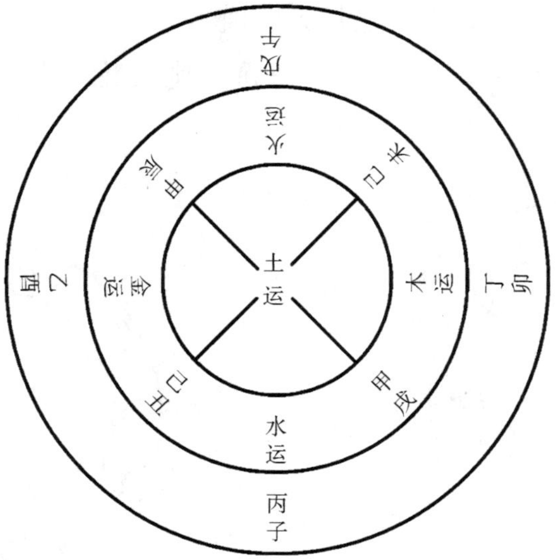

图 3-63　《运气易览》岁会之图

《运气易览·卷之二·论岁会》

宋·刘温舒《素问运气论奥》

论同天符同岁会

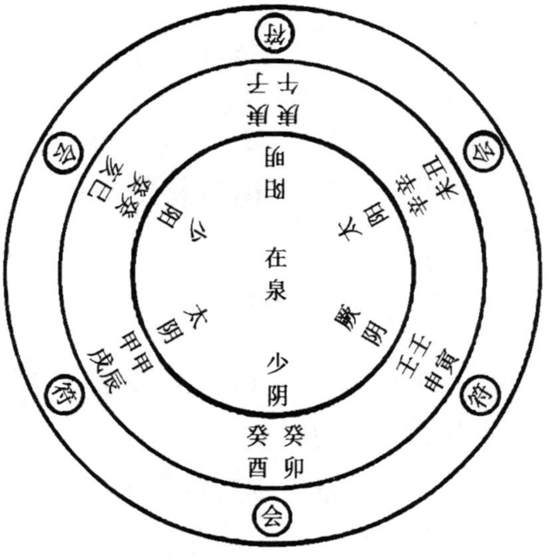

图 3-64　《素问运气论奥》同天符同岁会之图

六气循环，互司天地，太过不及，随于阴阳，制而为准。上中下气，输有符合。天符岁会，前已载之，运气与在泉，合其气化，阳年曰同天符，阴年曰同岁会。故六十年中，太一天符四年，天符十二年，岁会八年，同天符六年，同岁会六年。五者离而言之，共三十六年；和而言之，止有二十六年。《经》言二十四岁者，不言岁会也。不可不审。如是则通，变行有多少，病行有微甚，生死有早晏，按经推步，诚可知矣。

《素问运气论奥·卷中·论同天符同岁会第十九》

明·汪机《运气易览》

论同天符同岁会

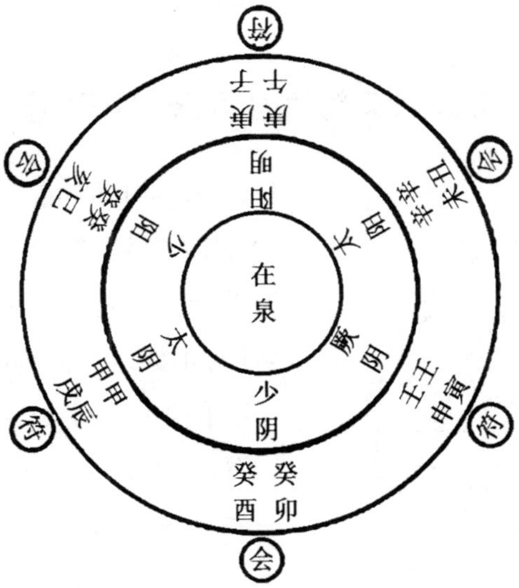

图 3－65　《运气易览》同天符同岁会图

运气与在泉合，其气化阳年曰同天符，阴年曰同岁会。故六十年中，太乙天符四年，天符十二年，岁会八年，同天符六年，同岁会六年，五者离而言之，共三十六年，合而言之，止有二十六年。《经》言二十四岁者，不言岁会也。变行有多少，病形有微甚，生死有早晏，按经推步，诚可知也。

《运气易览·卷之二·论同天符同岁会》

明·汪机《运气易览》

天符太乙天符岁会同天符同岁会总歌

司天与运及年支，三位相参太乙符；运合年支名岁会，土土之年辰辰四正必同途；在泉合运阴同岁，阳则同天符可呼；惟有天符何意取，司天合运是其区。

符，合也。太乙，尊之之号，惟辰戌丑未寄位子午卯酉四正位，主岁会者，余不当正中之令，故耳邪之中人，太乙暴而死，岁会徐而持，天符速而危。

《运气易览·卷之二·天符太乙天符岁会同天符同岁会总歌》

清·吴谦《医宗金鉴》

天符太乙天符岁会同天符同岁会歌

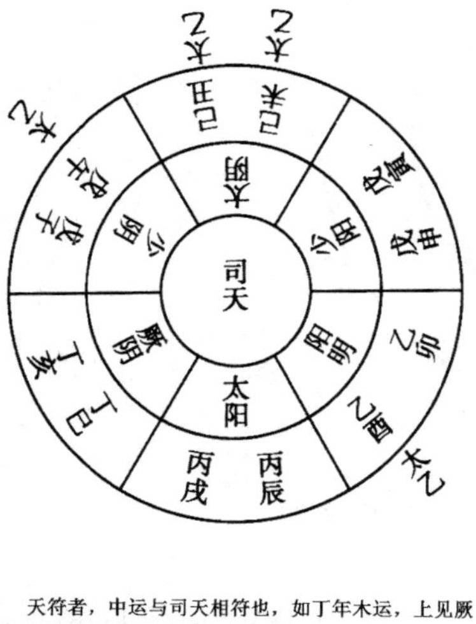

天符者，中运与司天相符也，如丁年木运，上见厥阴风木司天，即丁巳之类。共十二年。

太乙天符者，如戊午年以火运火支，又见少阴君火司天，三合为治也。共四年。

图3－66　《医宗金鉴》天符之图

天符中运同天气，岁会本运临本支，四正四维皆岁会，太乙天符符会俱。同天符与同岁会，泉同中运即同司，阴岁名曰同岁会，阳年同天符所知。

【注】天符者，谓中运与司天之气同一气也。如木运木司天，丁巳、丁亥也；火运火司天，戊子、戊午、戊寅、戊申也；土运土司天，己丑、己未也；金运金司天，乙卯、乙酉也；水运水司天，丙辰、丙戌也，共十二年。岁会者，谓本运临本支之位也。如木运临卯，丁卯年也；火运临午，戊午年也；金运临酉，乙酉年也；水运临子，丙子年也，此是四正。土运临四季，甲辰、甲戌、己丑、己未也，此是四维，共八年。太乙天符者，谓天符之年，又是岁会，是天气、运气、岁支三者俱会也。如己丑、己未，中运之土，与司天土同气，又土运临丑未也。乙酉中运之金，与司天金同

气，又金运临酉也。戊午中运之火，与司天火同气，又火运临午也。共四年。同天符、同岁会者，谓在泉之气，与中运之气，同一气也。以阳年名曰“同天符”，如木运木在泉，壬寅、壬申也；土运土在泉，甲辰、甲戌也；金运金在泉，庚子、庚午也。以阴年名曰“同岁会”，如水运水在泉，辛丑、辛未也；火运火在泉，癸卯、癸酉、癸巳、癸亥也，共十二年。此气运符会之不同，人不可不知也。上天符十二年，太乙天符四年，岁会八年，同天符六年，同岁会六年。然太乙天符四年，已同在天符十二年中矣。岁会八年，亦有四年同在天符中矣。合而言之，六十年中只得二十八年也。

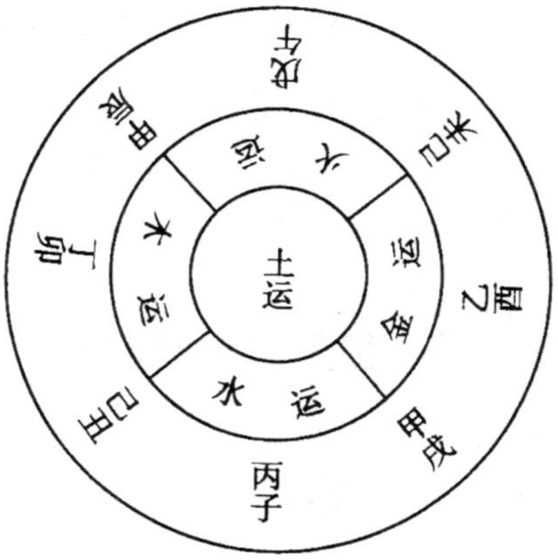

岁会者，中运与年支同其气化也。如木运临卯、火运临午之类。共八年。

图 3－67　《医宗金鉴》岁会之图

同天符、同岁会者，中运与在泉合其气化也。阳年曰，同天符；阴年曰，同岁会。如甲辰年，阳土运而太阴在泉，则为同天符。癸卯年，阴火运而少君在泉则为同岁会。共十二年。

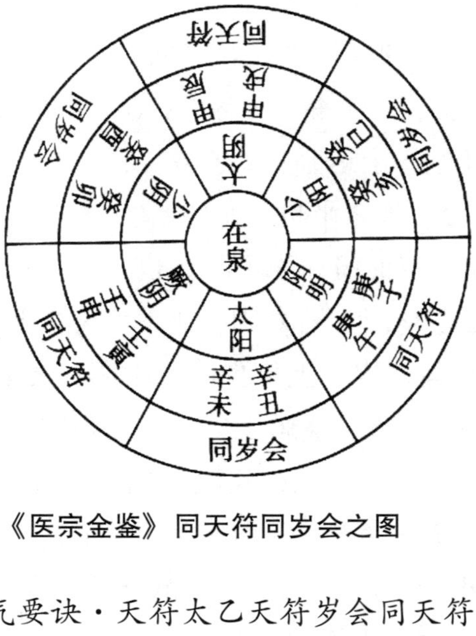

图 3－68　《医宗金鉴》同天符同岁会之图

《医宗金鉴· 卷三十五·运气要诀·天符太乙天符岁会同天符同岁会歌》

明·汪机《运气易览》

干德符歌

无论、无图，读其歌便谙其义，故附录于此。

不及年月干符同，未逢行胜气亦平，行胜已后行复毕，本气即得正位行。

年前大寒交初气，其日干合年干位，交气时干或合之，二者皆为平气至。如丁酉岁，木运不及，当金行胜。正月建壬，与丁合，此未逢胜。己卯岁，土不及，当木行胜，金行复至，九月建甲与己，金土乃迁位，此行胜已后，亦行复已毕也。年日时除交初气，余虽相遇不相济，今谓甲己已合之类是也。

《运气易览·卷之二·干德符歌》

明·张介宾《类经》

天符岁会

《素问》六微旨大论，六元正纪大论

帝曰：盛衰何如？《素问·六微旨大论》此连前章，乃承上文而详求盛衰之义也。岐伯曰：非其位则邪，当其位则正；邪则变甚，正则微。气不相和者为非位，气相得者为当位，故有邪正、微甚之分。上二句，又出五营运大论，见藏象类六。帝曰：何谓当位？岐伯曰：木运临卯，此下言岁会也。以木运而临卯位，丁卯岁也。火运临午，以火运临午位，戊午岁也。土运临四季，土运临四季，甲辰、甲戌、己丑、己未岁也。金运临酉，金运临酉，乙酉岁也。水运临子，水运临子，丙子岁也。所谓岁会，气之平也。此岁运与年支同气，故曰岁会，其气平也，共八年。帝曰：非位何如？岐伯曰：岁不与会也。岁运不与地支会，则气有不平者矣。

帝曰：土运之岁，上见太阴；此下言天符也。上谓司天，土运上见太阴，己丑、己未岁也。火运之岁，上见少阳、少阴；火运上见少阳，戊寅、戊申岁也。上见少阴，戊子、戊午岁也。金运之岁，上见阳明；金运上见阳明，乙卯、乙酉岁也。木运之岁，上见厥阴；木运上见厥阴，丁巳、丁亥岁也。水运之岁，上见太阳，奈何？水运上见太阳，丙辰、丙戌岁也。奈何，谓此十二年，以岁运与司天同气者，又何以然也。岐伯曰：天之与会也，故《天元册》曰天符。天与运会也。天符、岁会何如？此帝问太一天符也。岐伯曰：太一天符之会也。既为天符，又为岁会，是为太一天符之会，如上之己丑、己未、戊午、乙酉，四岁是也。太一者，至尊无二之称。

帝曰：其贵贱何如？岐伯曰：天符为执法，岁位为行令，太一天符为贵人。执法者位于上，犹执政也。行令者位乎下，犹诸司也。贵人者，统乎上下，犹君主也。帝曰：邪之中也奈何？言以非常之邪，不时相加而中伤者也。岐伯曰：中执法者，其病速而危；中执法者，犯司天之气也。天者生之本，故其病速而危。中行令者，其病徐而持；中行令者，犯地支之气也。害稍次之，故其病徐而持。持者，邪正相持而吉凶相半也。中贵人者，其病暴而死。中贵人者，天地之气皆犯矣，故暴而死。按此三者，地以天为主，故中天符者甚于岁会；而太一天符者，乃三气合一，其盛可知，故不犯则已，犯则无能解也，人而受之，不能免矣。帝曰：位之易也何如？岐伯曰：君位臣则顺，臣位君则逆。逆则其病近，其害速；顺则其病远，其害微。所谓二火也。君者，君火也。臣者，相火也。君位臣者，如以少阴之客，而加于少阳之主，是君在上而臣在下，故为顺，顺则病期远而害亦微。臣位君者，如以少阳之客，而加于少阴之主，是臣在上而君在下，故为逆，逆则病期近而害亦速，此以二火为言也。盖五行各一，而其胜复、逆顺之相加，各有所辨，惟此二火者，虽曰同气，然亦有君相、上下之分，故特举而辨之。有天符岁会图说，在《图翼》二卷。

帝曰：五营运同天化者，命曰天符，余知之矣。愿闻同地化者，何谓也？《素问·六元正纪大论》五营运同天化，如上文以中运而同司天之化，故曰天符。此问同地化者，言中运之同在泉也。岐伯曰：太过而同天化者三，不及而同天化者亦三，太过而同地化者三，不及而同地化者亦三，此凡二十四岁也。同司天之化者，其太过、不及各有三；同在泉之化者，其太过、不及亦各有三也。太过谓阳年，甲、丙、戊、庚、壬也。不及谓阴年，乙、丁、己、辛、癸也。二十四岁，义如下文。帝曰：愿闻其所谓也。岐伯曰：甲辰、甲戌，太宫下加太阴；壬寅、壬申，太角下加厥阴；庚子、庚午，太商下加阳明；如是者三。下加者，以上加下也，谓以中运而加于在泉也。太宫加太阴，皆土也。太角加厥阴，皆木也。太商加阳明，皆金也。此上文所谓太过而同地化者三。三者，太阴、厥阴、阳明也。共六年，是为同天符。癸巳、癸亥，少徵下加少阳，辛丑、辛未，少羽下加太阳，癸卯、癸酉，少徵下加少阴，如是者三。少徵加少阳，皆火也。少羽加太阳，皆水也。少徵加少阴，皆火也。此上文所谓不及而同地化者亦三。三者，少阳、太阳、少阴也。共六年，是为同岁会。戊子、戊午，太徵上临少阴，戊寅、戊申，太徵上临少阳；丙辰、丙戌，太羽上临太阳，如是者三。上临者，以下临上也，谓以中运而临于司天也。太徵临少阴、少阳，皆火也。太羽临太阳，皆水也。此上文所谓太过而同天化者三。三者，少阴、少阳、太阳也。**丁巳、丁亥，少角上临厥阴；乙卯、乙酉，少商上临阳明；己丑、己未，少宫上临太阴，如是者三。**少角上临厥阴，皆木也。少商上临阳明，皆金也。少宫上临太阴，皆土也。此上文所谓不及而同天化者亦三。三者，厥阴、阳明、太阴也。此上二节，太过六年，不及六年，共十二年，皆重言天符也。而其中戊午、乙酉、己丑、己未，又为太乙天符，但戊午有余，而乙酉、己丑、己未为不及也。**除此二十四岁，则不加不临也。**谓六十年中，除此二十四岁之外，则无同气之加临矣。二十四岁详义，亦见《图翼》二卷天符岁会图说。**帝曰：加者何谓？岐伯曰：太过而加同天符，不及而加同岁会也。**此复明上文"下加"之义也。太过六年下加在泉者，谓之同天符。不及六年下加在泉者，谓之同岁会。

帝曰：临者何谓？岐伯曰：太过、不及，皆曰天符，而变行有多少，病形有微甚，生死有早晏耳。此复明上文"上临"之义也。无论太过、不及，上临司天者，皆谓之天符，共十二年。其变行有多少，因其气之盛衰也，故病形死生，亦各有所不同耳。按：此二论曰岁会，曰天符，曰太一天符，曰同天符、同岁会，其目凡五，皆上下符会，无所克侮，均为气之相得，故于天时民病，多见平和；然其气纯而一，亦恐亢则为害，故曰变行有多少，病形有微甚，生死有早晏耳。观上文二十四年之间，惟于岁会八年，曰所谓岁会，气之平也，则其他之不平可知，故曰"制则生化"，然则无制者乃为害矣。所以有至而不至、未至而至之变，皆其气之偏耳。不可因其为和，便以为常而不之察也。

《类经·卷二十四·运气类·天符岁会》

明·张介宾《类经图翼》

天符岁会图说

天符者，中运与司天相符也。如丁年木运，上见厥阴风木司天，即丁巳之类，共十二年。

太乙天符者，如戊午年以火运、火支，又见少阴君火司天，三合为治也，共四年。

岁会者，中运与年支同其气化也，如木运临卯木、火运临午火之类，共八年。

同天符、同岁会者，中运与在泉合其气化也，阳年曰同天符，阴年曰同岁会。如甲辰年阳土运而太阴在泉，则为同天符；癸卯年阴火运而少阴在泉，则为同岁会。共十二年。

天符岁会者，气运相符之谓也。《六微旨大论》曰：天气始于甲，地气始于子，子甲相合，命曰岁立。气运相临，而天符岁会、盛衰虚实所由生矣。故每岁天地之令，各有上、中、下三气之分。司天者主行天令，行乎上也；岁运者主生化运动之机，行乎中也；在泉者主地之化，行乎下也。遇而同其气者化之平，遇而异其气者化之逆，故曰：非其位则邪，当其位则正，邪则变甚，正则微也。又曰：天符为执法，岁会为行令，太乙天符为贵人。中执法者，其病速而危；中行令者，其病徐而持；中贵人者，其病暴而死。虽天符岁会，皆得纯正之气；然其过亢，则未免中邪亦有轻重。故中岁会者为轻，以行令者之权轻也；中天符者为重，以执法者之权重也；中太乙者为尤重，以三气皆伤而贵人之不可犯也，故《天元纪大论》曰：知迎知随，气可与期也。

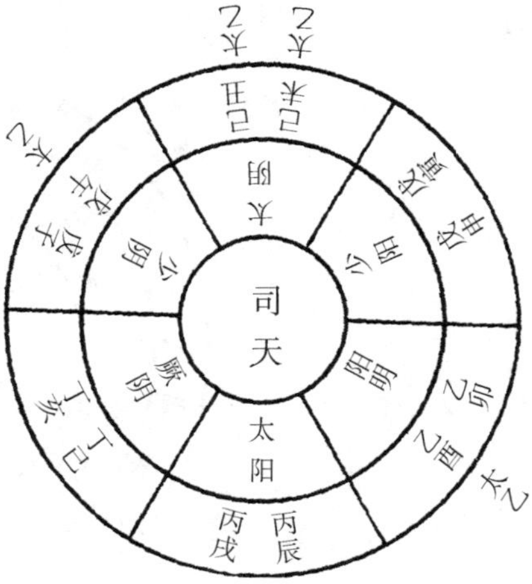

图 3－69 《类经图翼》天符之图

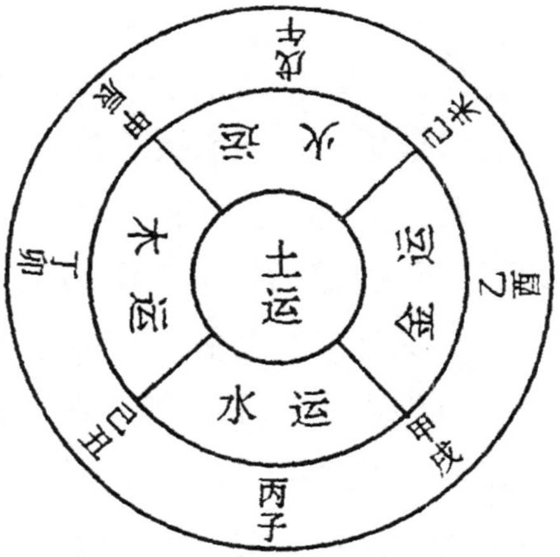

图 3－70 《类经图翼》岁会之图

天符者，《天元纪大论》曰：应天为天符。谓中运之气，与司天之气相同者，命曰天符，符之为言合也。如《六微旨大论》曰“木运之岁，上见厥阴；火运之岁，上见少阳、少阴；土运之岁，上见太阴；金运之岁，上见阳明；水运之岁，上见太阳”者是也。又《六元正纪大论》曰：戊子、戊午太徵，上临少阴；戊寅、戊申太徵，上临少阳；丙辰、丙戌太羽，上临太阳，如是者三。丁巳、丁亥少角，上临厥阴；乙卯、乙酉少商，上临阳明；己丑、己未少宫，上临太阴，如是者三。前三者，言三太也；后三者，言三少也。上者，言司天也。临者，天运相临也。二论之词不同，而义则一也。天符共十二年，而戊午、乙酉、己丑、己未四年又是岁会，然既为天符，又为岁会，是天气、运气、岁支三者俱会，乃为太乙天符也。如戊午年戊为火运，午年君火司天，又午属南方火位，故曰“三合为治”也。

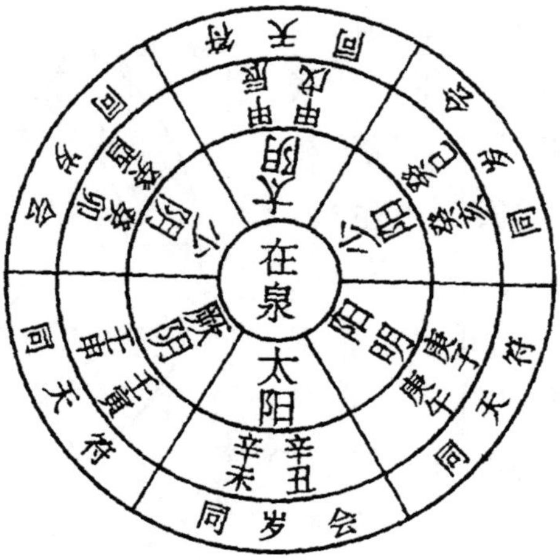

图 3－71　《类经图翼》同天符同岁会图

太乙天符者，尊之之号也，故太乙天符称贵人，共四年，即戊午、己丑、己未、乙酉是也。详见前天符论中。

岁会者，《天元纪大论》曰：承岁为岁值。乃中运之气，与岁支相同者是也。《六微旨大论》曰：木运临卯，火运临午，土运临四季，金运临酉，水运临子，所谓岁会，气之平也。不分阴年阳年，但取四正之支与运相合，乃为四直承岁。四正支者，子、午、卯、酉是也。如辰、戌、丑、未四年，土无定位，寄旺于四时之末，各一十八日有奇，则亦通论承岁也。岁会共计八年，而四年同于天符，是即太乙天符也。按八年之外，犹有四年类岁会而实非者，如壬寅皆木，庚申皆金，癸巳皆火，辛亥皆水，亦是运与年支相合，而不为岁会者，以不当四正之位故也。然除壬寅、庚申二阳年不相和顺者无论，至若癸巳、辛亥二阴年，虽不为岁会，而上下阴阳相佐，亦得平气，其物生、脉应亦皆合期也。

同天符、同岁会者，言中运之气与在泉相合也，但分阳年曰同天符，阴年曰同岁会。《六元正纪大论》曰：甲辰、甲戌太宫，下加太阴；壬寅、壬申太角，下加厥阴；庚子、庚午太商，下加阳明，如是者三，三者谓三太之年为同天符也。又曰：癸巳、癸亥少徵，下加少阳；辛丑、辛未少羽，下加太阳；癸卯、癸酉少徵，下加少阴，如是者三，三者谓三少之年为同岁会也。故又曰：太过而加同天符，即三太之年也；不及而加同岁会，即三少之年也。下加者，在泉为下也。

上天符十二年，太乙天符四年，岁会八年，同天符六年，同岁会六年，五者分而言之，共三十六年。然太乙天符四年，已同在天符十二年中矣，岁会八年，亦有四年同在天符中矣，故合而言之，六十年中，止得二十八年也。《六元正纪大论》曰：凡二十四岁者，盖止言天符十二年，同天符、同岁会共十二年，总为二十四年，而不言岁会及太乙天符也，亦所当审。

天符岁会总歌

天符中运同天气，太乙全兼运会支。岁会运支须四正，辰戌丑未亦相宜。同天同岁泉同运，阴岁阳天不必疑。

《类经图翼·二卷·天符岁会图说》

清·陆懋修《世补斋医书》

天符岁会年表

天符者，中运与司天相应也，故曰“应天为天符”。如丁巳年木运上应风木司天之类。凡十二年。

岁会者，中运与年支相值也，故曰“承岁为岁直”。如丁卯年木运承木支之类。凡八年。

太乙天符者，运气、天气、岁气三者皆合，故曰“三合为治”。如戊午年火运、火支，又见君火。乙酉年金运、金支，又见燥金。己丑、己未年土运、土支，又见湿土之类。凡四年。

同天符、同岁会者，中运与在泉符会，而分阳年之太过者为同天符，阴年之不及者为同岁会。如甲辰年，阳土运，太阴在泉；辛丑年，阴水运，太阳在泉之类。各六年。

上天符十二年，岁会八年，太乙天符四年，同天符、同岁会各六年，共为三十六年。惟太乙之四年，已在天符十二年中，岁会之八年，亦有四年在天符中。故《六元正纪》只言二十四岁，盖谓天符十二年，同天符、同岁会亦合十二年，不数太乙之天符及岁会之同于天符者各四年耳。天符为执法，岁会为行令，太乙天符为贵人。病之中贵人者重，中执法者亦重，中行令者为轻。《六元纪》曰“知迎知随，气可与期”，此之谓也。

表3－9 《世补斋医书》天符岁会年表

天符	岁会	太乙天符	同天符	同岁会
己丑，土运土司天	甲辰，土运临土支	己丑，土运土司天，又临土支	甲辰，土运土在泉	辛丑，水运水在泉
己未，土运土司天	甲戌，土运临土支	己未，土运土司天，又临土支	甲戌，土运土在泉	辛未，水运水在泉
乙卯，金运金司天	己丑，土运临土支	乙酉，金运金司天，又临金支	庚子，金运金在泉	癸卯，火运火在泉
乙酉，金运金司天	己未，土运临土支	戊午，火运火司天，又临火支	庚午，金运金在泉	癸酉，火运火在泉
丙辰，水运水司天	乙酉，金运临金支			癸巳，火运火在泉
丙戌，水运水司天	丙子，水运临水支			癸亥，火运火在泉
丁巳，木运木司天	丁卯，木运临木支			
丁亥，木运木司天	戊午，火运临火支			
戊子，火运火司天				
戊午，火运火司天				
戊寅，火运火司天				
戊申，火运火司天				

《世补斋医书·内经运气表·天符岁会年表第九》

清·吴谦《医宗金鉴》

执法行令贵人歌

天符执法犯司天，岁会行令犯在泉，太乙贵人犯天地，速危徐持暴死占。二火相临虽相得，然有君臣顺逆嫌，顺则病远其害小，逆则病近害速缠。

【注】邪之中人，在天符之年，名曰中执法，是犯司天天气。天，阳也；阳性速，故其病速而危也。邪之中人在岁会之年，名曰中行令，是犯在泉地气。地，阴也；阴性徐，故其病徐而持也。邪之中人在太乙天符之年，名曰中贵人，是犯司天、在泉之气。天地之气俱犯，故其病暴而死也。二火，君火、相火也，虽同气相得，然有君臣、顺逆之嫌，不可不知也。君火，君也；相火，臣也，二火相临，谓司天加临中运六步，客主加临，君火在上，相火在下，为君临臣则顺，顺则病远，其害小也；相火在上，君火在下，为臣犯君则逆，逆则病近，其害速也。

《医宗金鉴·卷三十五·运气要诀·执法行令贵人歌》

第四节　六十年格局

宋·杨士瀛《仁斋直指方论》

十二支年分运气

子午年，少阴君火司天，岁气热化之候。司天者，天之气候也。君火者，手少阴心经也。心者，君主之官，神明出焉。君火乃主宰阳气之本，余象生土，乃发生万物之源。阳明燥金在泉。在泉者，地之气候也。

初之气，厥阴风木用事，子上父下，益辛泻苦。自年前十二月大寒节起，至二月惊蛰终止。

天时，寒风切冽，霜雪水冰，蛰虫伏藏。民病，关节禁固，腰腿疼，中外疮疡。

二之气，少阴君火用事，火盛金衰，补肺泻心。自二月春分节起，至四月立夏终止。天时，风与时寒，雨生羽虫。民病，淋气郁于上而热，令人目赤。

三之气，少阳相火用事，君相二火，泻苦益辛。自四月小满节起，至六月小暑终止。天时，大火行，热气生，羽虫不鸣，燕、百舌、杜宇之类。民病，厥热，心痛，寒，更作咳喘，目赤。

四之气，太阴湿土用事，子母相顺，泻肺补肾。自六月大暑节起，至八月白露终止。天时，大雨时行，寒热互作。民病，黄疸，衄血，咽干，呕吐，痰饮。

五之气，阳明燥金用事，心盛肺衰，火怕水复。自八月秋分节起，至十月立冬终止。天时，温气乃至，初冬尤暖，万物尚荣。民病，寒热伏邪，于春为疟。

六之气，太阳寒水用事，火衰心病，泻咸益苦。自十月小雪节起，至十二月小寒终止。天时，暴寒劲切，火邪恣毒，寒气暴止。民病，生肿咳喘，甚则血溢，下连小腹而作寒中。

丑未年，太阴湿土司天，岁气湿化之候。太阴湿土者，足太阴脾经也。脾属中央戊己土，每季寄旺一十八日，合为七十二日，以应一岁六六三百六十日之成数也。太阳寒水在泉。

初之气，厥阴风木用事，主旺客衰，泻酸补甘。自年前十二月大寒节起，至闰二月惊蛰终止。天时，大风发荣，雨生毛虫。民病，血溢，经络拘强，关节不利，身重筋痛。

二之气，少阴君火用事，以下生上，泻甘补咸。自二月春分节起，至四月立夏终止。天时，大火至，疫疠，君令宣行，湿蒸相搏，豪雨时降。民病，瘟疫盛行，远近咸苦。

三之气，少阳相火用事，土旺克水，补肾泻脾。自四月小满节起，至六月小暑终止。天时，雷雨，电雹，地气腾，湿气降。民病，身重，跗肿，胸腹满，感冒湿气。

四之气，太阴湿土用事，甘旺咸衰，补肾益膀胱。自六月大暑节起，至八月白露终止。天时，炎热沸腾，地气升，湿化不流。民病，腠理，热血暴溢，寒疟，心腹胀，浮肿。

五之气，阳明燥金用事，土能生金，益肝泻肺。自八月秋分节起，至十月立冬终止。天时，大凉，雾露降。民病，皮肤，寒疟，痢甚行。

六之气，太阳寒水用事，以上克下，泻脾补肾。自十月小雪节起，至十一月小寒终止。天时，大寒凝冽。民病，关节禁固，腰腿拘痛。

寅申年，少阳相火司天，岁气火化之候。少阳相火者，三焦浮流之火，火邪炎上，上克肺金，金受克，肾水失母，则上盛下虚，虚阳上攻，变生诸疾，致伤元气。厥阴风木在泉。

初之气，厥阴风木用事，子父相逢，泻苦益辛。自年前十二月大寒节起，至二月惊蛰终止。天时，热风伤人，时气流行。民病，寒热交作，咳逆头痛，血气不调，心腹不快。

二之气，少阴君火用事，肺衰心盛，制苦益辛。自二月春分节起，至四月立夏终止。天时，暴风疾雨，温湿相蒸。民病，上热咳逆，胸膈不利，头痛寒热。

三之气，少阳相火用事，夏旺火炽，补肺益大肠。自四月小满节起，至六月小暑终止。天时，炎暑亢旱，草萎河输。民病，烦热，目赤喉闭，失血，热渴，风邪，人多暴死。

四之气，太阴湿土用事，火能生土，泻甘补咸。自六月大暑节起，至八月白露终止。天时，风雨时降，炎暑未去。民病，疟病交作，寒热头痛。

五之气，阳明燥金用事，肺金受邪，泻苦补辛。自八月秋分节起，至十月立冬终止。天时，寒热风雨，草木黄落。民病，寒邪风热，君子周密。

六之气，太阳寒水用事，心火受克，泻咸补苦。自十月小雪节起，至十一月小寒终止。天时，寒温无时，地气正寒，霜露乃降。民病，感冒寒邪，关节不利，心腹痛。

卯酉年，阳明燥金司天，岁气燥化之候。阳明燥金者，肺与大肠之气，象庚辛金也。少阴君火在泉。

初之气，厥阴风木用事，金木相克，补酸泻辛。自年前十二月大寒节起，二月惊蛰终止。天时，阴始凝，风始肃，水乃冰寒，雨多，花开迟。民病，寒热浮肿，失血，呕吐，小便赤淋。

二之气，少阴君火用事，火盛金衰，泻苦益辛。自二月春分节起，至四月立夏终止。天时，臣居君位，大热早行。民病，疫疠流行，人多卒暴。

三之气，少阳相火用事，主盛客衰，泻心补肺。自四月小满节起，至六月小暑终止。天时，燥热交合，风雨暴至。民病，寒热头疼，心烦作渴。

四之气，太阴湿土用事，以下生上，泻辛益酸。自六月大暑节起，至八月白露终止。天时，早秋寒雨，有伤苗稼。民病，卒暴寒热，风邪伤人，心疼，浮肿，疮疡，失血。

五之气，阳明燥金用事，金盛木衰，泻肺补肝。自八月秋分节起，至十月立冬终止。天时，冬行春令，草木生青，风雨生虫。民病，寒热，作痢，气血不和。

六之气，太阳寒水用事，客来助主，益苦泻咸。自十月小雪节起，至十二月小寒终止。天时，气候反温，蛰虫出现，反行春令。民病，疫疠，温毒，寒热伏邪。

辰戌年，太阳寒水司天，岁气寒化之候。太阳寒水者，足膀胱经也，与足少阴肾经合为表里，属北方壬癸水。太阴湿土在泉。

初之气，厥阴风木用事，脾胃受邪，泻咸助甘。自年前十二月大寒节起，至二月惊蛰终止。天时，气早暖，草早荣，温风至。民病，瘟疫，寒热，头痛呕吐，疮疡。

二之气，少阴君火用事，心火受邪，泻咸补甘。自二月春分节起，至四月立夏终止。天时，春寒多雨，寒湿无时。民病，气郁中满，浮肿，寒热。

三之气，少阳相火用事，以上克下，泻咸助苦。自四月小满节起，至六月小暑终止。天时，暴热乍凉，疾风豪雨。民病，寒热，吐利，生烦闷乱，痈疽疮疡。

四之气，太阴湿土用事，木旺土衰，泻甘补酸。自六月大暑节起，至八月白露终止。天时，风湿交争，雨生羽虫，暴风疾雨。民病，大热短气，赤白痢泻。

五之气，阳明燥金用事，金生水旺，制咸益苦。自八月秋分节起，至十月立冬终止。天时，湿热而行，客行主令。民病，气虚客热，血热妄行，肺气壅盛。

六之气，太阳寒水用事，水盛火衰，泻咸助苦。自十月小雪节起，至十二月小寒终止。天时，凝寒，雨雪，地气正，湿令行。民病，病乃凄惨，孕妇多灾，脾受湿，肺旺肝衰。

巳亥年，厥阴风木司天，岁气风化之候。厥阴风木者，足厥阴肝经也。肝属东方，甲乙木春旺七十二日也。少阳相火在泉。

初之气，厥阴风木用事，脾胃受邪，泻酸补甘。自年前十二月大寒节起，至二月惊蛰终止。天时，寒始肃，客行主令，杀气方至。民病，寒居右胁，气滞，脾胃虚壅。

二之气，少阴君火用事，火旺金衰，泻心补肺。自二月春分节起，至四月立夏终止。天时，寒不去，霜雪，水杀气施，水草焦，寒雨至。民病，热中，气血不升降。

三之气，少阳相火用事，肺经受邪，泻苦益辛。自四月小满节起，至六月小暑终止。天时，风热大作，雨生羽虫。民病，泪出，耳鸣掉眩。

四之气，太阴湿土用事，木土相刑，泻酸益甘。自六月大暑节起，至八月白露终止。天时，热气返用，山泽浮云，豪雨溽湿。民病，心受邪，黄疸，面为浮肿。

五之气，阳明燥金用事，以金刑木，泻肺益肝。自八月秋分节起，至十月立冬终止。天时，燥湿更朦，沉阴乃布，风雨乃行。民病，寒气及体，肺受风，脾受湿，发为疟。

六之气，太阳寒水用事，主助客胜，泻酸补甘。自十月小雪节起，至十二月小寒终止。天时，畏火司令，阳乃火化，蛰虫出现，流水不冰，地气大发，草乃生。民病，瘟疫，心肾相制。

《仁斋直指方论· 卷之三·运气证治·十二支年分运气》

（出《乾坤生意》）

明·汪机《运气易览》

司天在泉大运主运定局

壬辰、壬戌：其运风，其化鸣紊启坼，其变振拉摧拔，其病眩掉目瞑。太阳司天水，太角大运木，太阴司天土。寒化六，风化八，正化度也。主运：太角初正大寒日起，少徵，太宫，少商，大羽终。

戊辰、戊戌，同正徵：其运热，其化暄暑郁燠，其变炎烈沸腾，其病热郁。太阳同天水，太徵大运火，太阴司地土，寒化六，热化七，湿化五，所谓正化日也。主运：太徵，少宫，太商，少羽终，少角初。

甲辰岁会，亦名同天符，甲戌岁会，亦名同天符：其运阴埃，其化柔润淖泽，其变震惊飘骤，其病湿下重。太阳司天水，太宫大运土，太阴在泉土，寒化六，湿化五，所谓正化日也。主运：大宫，少商，大羽终，大角初，少徵。

庚辰、庚戌：其运凉，其化雾露萧瑟，其变肃杀凋零，其病燥，背瞀胸满。太阳司天水，太商大运金，太阴司地土，寒化一，清化九，雨化五，正化度也。主运：太商，少羽终，少角初，太徵，少角宫。

丙辰天符，丙戌天符：其运寒，其化凝惨凛冽，其变冰雪霜雹，其病大寒，留于谿谷。太阳司天水，太羽大运水，太阴在泉土，寒化六，雨化五，正化度也。主运：太羽终，太角初，少徵，太宫，少商。

凡此太阳司天之政，气化运行先天，谓生长、化成、收藏，皆先天时而应至也，余岁先天同。

丁卯岁会、丁酉：其运风清热，清热胜复同，上商同正商。阳明司天金，少角大运木，少阴司地火，清化热化胜复同，所谓邪气化日也。灾三宫。主运：少角初，太徵，少宫，太商，少羽终。

癸卯同岁会、癸酉同岁会：运寒雨，寒化雨化胜复同，上商同正商，所谓邪气化日也。灾九宫。阳明司天金，少徵大运火，少阴司地火，燥化九，风化三，热化七，所谓正化日也。主运：少徵，太宫，少商，太羽终，太角初。

己卯、己酉：其运雨风凉。风化凉化胜复同，所谓邪气化度也，灾五宫。阳明司天金，少宫大运土，少阴司地火，清化九，雨化五，热化七，正化度也。主运：少宫，太商，少羽终，少角初，太徵。

乙卯天符、乙酉岁会，又名太乙天符：其运凉热寒。热化寒化胜复同，邪气化度也。阳明司天金，少商大运金，少阴司地火，燥化四，热化二，正化度也。主运：少商，太羽终，太角初，少徵，太宫。

辛卯同少宫、辛酉：其运寒雨风。雨化风化胜复同，所谓邪气化度也，灾一宫。阳明司天金，少羽大运水，少阴司地火，清化九，寒化一，热化七，正化度也。主运：少羽终，少角初，太徵，少宫，太商。

凡此阳明司天之政，气化运行后天，谓生长、化成、庶物、动静皆后天时而应，余岁后天同。

戊寅天符、戊申天符：其运暑，其化暄嚣郁燠，其变炎烈沸腾，其病上热，郁血，溢血，泻，心痛。少阳司天相火，太徵大运火，厥阴司地木，火化二，正化度也。主运：太徵，少宫，太商，少羽终，少角初。

壬寅同天符、壬申同天符：其运风鼓，其化鸣紊启坼，其变振拉摧拔，其病掉眩，支胁，惊骇。少阳司天相火，太角大运木，厥阴司地木，火化二，风化八，所谓正化日也。主运：太角初，少徵，太宫，少商，太羽终。

甲寅、甲申：其运阴雨，其化柔润淖泽，其变震惊飘骤，其病体重，胕肿，痞饮。少阳司天相火，太宫大运土，厥阴司地木，火化二，雨化五，风化八，正化度也。主运：太宫，少商，太羽终，太角初，少徵。

庚寅、庚申同正商：其运凉，其化雾露清切，其变肃杀凋零，其病肩背胸中。少阳司天相火，太商大运金，厥阴司地木，火化二，清化九，风化三，正化度也。主运：太商，少羽终，少角初，太徵，少宫。

丙寅、丙申：其运寒肃，其化凝惨凛冽，其变冰雪霜雹，其病寒，浮肿。少阳司天相火，太羽大运水，厥阴司地木，火化二，寒化六，风化三，所谓正化日也。主运：太羽终，太角初，少徵，太宫，少商。

凡此少阳司天之政，气化运行后天。

丁丑、丁未：其运风清热，清化热化胜复同，同正宫，邪气化度也，灾三宫。太阴司天土，少角大运木，太阳司地水，雨化五，风化三，寒化一，正化度也。主运：少角初，太徵，少宫，太商，少羽终。

癸丑、癸未：其运热寒雨，寒化雨化胜复同，所谓邪气化度也，灾九宫。太阴司天土，少徵大运火，太阳司地水，雨化五，火化二，寒化一，正化度也。主运：少徵，太宫，少商，太羽终，太角初。

己丑太乙天符，己未太乙天符：其运雨风清，风清胜复同，同正宫，邪气化也，灾五宫。太阳司天土，少宫大运土，太阳司地水，雨化五，寒化一，正化度也。主运：少宫，太商，少羽终，少角初，太徵。

乙丑、乙未：其运凉热寒，热化寒化胜复同。太阴司天土，少商大运金，太阳司地水，热化寒化胜复同，所谓邪气化日也。金不及，热化胜之，金之子，化为母，邪气化日也，复仇故寒化，又胜热故云。灾七宫。湿化五，清化四，寒化六，所谓正化日也。主运：少商，太羽终，太角初，少徵，太宫。

辛丑同岁会，辛未同岁会：其运寒雨风，雨化风化胜复同，所谓邪气化日也。同正宫。太阴司天土，少羽大运水，太阳司地水，雨化五，寒化一，所谓正化日也。主运：少羽终，少角初，太徵，少宫，太商。

凡此太阴司天之政，气化运行后天。

壬子、壬午：其运风鼓，其化鸣紊启坼，其变振拉摧拔，其病支满。少阴司天君火，太角大运木，阳明司地金，热化二，风化八，清化四，正化日也。主运：太角初正，少徵，太宫，少商，太羽终。

戊子天符，戊午太乙天符：其运炎暑，其化暄曜郁燠，其变炎烈沸腾，其病上热血溢。少阴司天君火，太徵大运火，阳明司地金，热化七，清化九，正化度也。主运：太徵，少宫，太商，少羽终，少角初。

甲子、甲午：其运阴雨，其化柔润时雨，其变震惊飘骤，其病中满身重。少阴司天君火，太宫大运土，阳明司地金，热化二，雨化五，燥化四，所谓正化日也，以热化、土化、金化皆得生数之正，故曰正化日也。主运：太宫，少商，太羽终，太角初，少徵。

庚子同天符，庚午同天符：同正商，上少阴君火，中太商金运，下阳明燥金。热化七，清化九，燥化九，所谓正化日也。其运凉劲，其化雾露萧瑟，其变肃杀凋零，其病下清。太商，少羽终，少角初，太徵，少宫。

丙子岁会、丙午：上少阴君火，中太羽水运，下阳明燥金。热化二，寒化六，清化四，正化度也。其运寒，其化凝惨凛冽，其变冰雪霜雹，其病寒下。太羽终，太角，少徵，太宫，少商。

丁巳天符，丁亥天符，同正角：其运风热清，上厥阴司天，中少角木运，下少阳在泉。风化三，火化七，正化度也。清热胜复同，邪气化度也，灾三宫。少角初正，太徵，少宫，太商，少羽终。

癸巳同岁会，癸亥同岁会：上厥阴司天，中少徵火运，下少阳在泉。风化八，火化二，正化度也。寒化雨化胜复同，邪气化度也，灾九宫。其运热寒雨。少徵，太宫，少商，太羽终，太角初。

己巳、己亥，同正角：上厥阴司天，中少宫土运，下少阳在泉相火。风化三，湿化五，火化七，所谓正化日也。其运雨风清，风化清化胜复同，邪气化日也。灾五宫。少宫，太商，少羽终，少角初，太徵。

乙巳、乙亥，同正角：上厥阴司天木，中少商金运，下少阳在泉相火。风化八，清化四，火化二，正化度也。度，谓日也。热化寒化胜复同，所谓邪气化日也，灾七宫。其运凉热寒。少商，太羽终，太角初，少徵，太宫。

辛巳、辛亥：上厥阴司天木，中少羽水运，下少阳在泉相火，风化三，寒化一，火化七，正化度也。风化雨化胜复同，邪气化度也，灾一宫。其运寒雨风。少羽终，少角初，太徵，少宫，太商。

《运气易览·卷之三·司天在泉大运主运定局》

唐·启玄子《素问六气玄珠密语》

天运加临纪篇

甲子，上正徵，少阴君火司天，热行于上，对化盛而不实，胜而有复，运土相得，即火生土，热化七，从标，成数也。下临肺气，上从白气，奉天即长气之胜，大暑流行。民病咳，寒热，鼽嚏，鼻窒，病本于肺。甲虫灾，胜之甚也，水来复之。复至也，冷气反用，心藏病，生羽虫，乃天夏炎反冷，辰星反大，炅煌不明。

甲午，上正徵，少阴火司天，热行于上，正化盛而实，胜而不复，热化二，从本，生数也。长气盛，大暑流行，肺气上起，白气奉天。肺病，甲虫灾，民病热行于上。治之以咸寒，水性水味，以伏火热之胜也。勿食苦热物，佐火之王也。上见炅煌明盛，太白之失色也。

乙丑，上正宫，太阴土司天，对化盛而不实，胜而有复，运金天土相生也。雨化五，下刑。肾气衰，黑气奉天，化气之胜，湿气乃盛。肾藏受病，久及膀胱。鳞虫夭，民病阴痿不起，气大衰而时反腰脽痛，动转不便。胜之甚也，木来复胜，大风数举，民病脾胃，倮虫灾，岁星反见，镇星复昏。

乙未，上正宫，太阴土司天，湿行于上，正化盛而实，胜而不复，雨化五。下临肾藏受病，久及膀胱。鳞虫灾，雨湿之胜。民病痿厥，胫寒，阴痿失溺。治之以咸平，以木味木性，以平土湿之胜。镇星见大，辰星失色。

丙寅，上正徵，少阳相火司天，正化盛而实，胜而不复，热化二，从本，生数也。长气之盛也。下临肺藏受病，久及大肠。甲虫灾，民病热病，行于上皆烦满，郁燠。治之以咸寒，水味水性也，以伏火热之盛。勿食苦热物，佐火之胜。荧惑见大，太白乃小。

丙申，上正徵，少阳相火司天，热行于上，对化盛而不实，胜而有复，热化七，从标，成数也。下临肺气，上从白气奉天，暑流秋政，收气不令，肺藏受病，甲虫乃夭。民病上热而咳喘，鼽衄。胜之至深也，水来复胜，寒令早，羽虫反病。民病心，寒热作，肺得水运申金，佐之病得半。辰星反见，荧惑却昏。

丁卯，上正商，阳明金司天，燥行于上，对化盛而不实，胜而有复，下临肝藏病。毛虫灾，皆不应，何故也？丁木运，运得卯木佐之，正月壬寅月，丁得壬，合得干力，又名岁会，故得平气。即上阳明不能灾之，清化九，从标，成数也。太白明盛。

丁酉，上正商，阳明金司天，燥行于上，正化盛而实，胜而不复，燥化四，从本，生数也。酉为金，名曰同天符。下临，肝气上从，苍起奉天，凄沧数至，木伐草萎。民病胁痛，目赤，掉振，寒栗，筋痿不能久立。治之以苦热。火味火性，可伏金性之疾。勿服辛凉物，佐金之胜也。太白大明，岁星还小。

戊辰，上正羽，太阳寒水司天，寒行于上，对化盛而不实，胜而有复，寒化六，从标，成数也。下临心藏，赤气上从，水冰，火气高明，民病心藏，羽虫灾。胜之甚也，雨土来复，肾气反病，鳞虫亦灾，辰星反暗，镇星复明。土之还胜也，胜而心藏乃半。

戊戌，上正羽，太阳寒水司天，正化盛实，胜而不复，寒化一，从本，生数也。治之以甘温，即土之性味也。勿食咸寒物，佐水之胜也。上应辰星之明盛，荧惑之失色也。其令准前，只不复也。

己巳，上正角，厥阴司天。风行于天，对化盛而不实，胜而有复，风化八，从标，成数也。下临脾气，上从而土且隆，倮虫夭，黄气起，水乃眚，土用革，体重，骨肉萎，食减，口爽。风举太虚，云物摇动，目转耳鸣，胜甚金乃复之，燥乃至，白埃起，脾乃全，倮虫静，太白反见，岁星复小。

巳亥，上正角，厥阴司天，风行于天，正化盛而实，胜而不复，风化三，从本，生数。民病风病行于上，治之以辛凉，金之性味也。勿食酸和物，佐木之胜也。上应岁星，光辉且大，镇星暗伏。

庚午，上正徵，少阴君火司天，热行于上，正化盛而实，胜而不复，热化二，从本，生数也。午为南方火，又见少阴君火，名曰同天符也。下临肺气，上从白气奉上，甲虫灾，金用草木眚，喘呕，寒热，嚏，鼽衄，鼻窒。大暑流行，天胜运，运太过，佐之于肺，甲虫得气金，灾得半。炅煌明盛，太白亦然。

庚子，上正徵，少阴君火司天，热行于上，对化盛而不实，胜而有复，热化七，从标，成数也。民病热，病行于上，大暑流行，长气之胜，胜之其水来复之，暴冷卒至，心乃病，羽虫灾，反见辰星之大明，炅煌复小。

辛未，上正宫，太阴土司天，湿行于上，正化盛而实，胜而不复，雨化五，下临肾气，上从黑气奉天，鳞虫灾，水变埃冒，云雨沉阴，胸中不利，阴痿，气大衰而不起不动，当其时反腰脽痛，动转不便，民病肿湿行于上。治之以酸和，木之性味也。勿食甘温物，佐土之胜也。上应镇星见大，辰星不明。

辛丑，上正宫，太阴土司天，湿行于上，对化盛而不实，胜而有复，雨化五，下临肾藏受病，久及膀胱，鳞虫困，化气盛，藏气不令。胜之甚，木来复，风大举，脾乃病，倮虫殃。镇星却小，岁星复见。

壬申，上正徵，少阳相火司天，热行于上，对化盛而不实，胜而有复，热化七，从标，成数也。下临肺气，上从白气奉上，金用草木眚，火见燔焫，革金且耗，大暑流行，金至困，水来复，即夏令暴冷，心乃病，羽虫夭，反见荧惑见大而明，太白复小。

壬寅，上正徵，少阳相火司天，热行于上，正化盛而实，胜而不复，热化二，从本，生数也。下临肺藏受病，久及大肠。甲虫乃夭，民病热病行于上，治之以咸寒，水之性味也。勿食苦热物，佐火之胜也。荧惑大明，太白乃小。

癸酉，上正商，阳明金司天，燥行于上，正化盛而实，胜而不复，燥化四，从本，生数也。酉为西方金也，上见阳明金，名曰同天符也。民病燥行于上，治之以苦热，火之性味也。勿食辛凉物，佐金之胜也。上应太白明耀，岁星复明。

癸卯，上正商，阳明金司天，燥行于上，对化盛而不实，胜而有复，燥化九，从标，成数也。下临肝气上行，苍气奉天，毛虫乃夭，木用而立，土乃眚，凄沧数至，木伐草萎，胁痛，目掉振鼓慄，筋委不能久立。胜深火来复，即夏令炎灼，肺乃病，甲虫还灾。荧惑乃见，太白反暗。

甲戌，上正羽，太阳寒水司天，寒行于上，正化盛而实，胜而不复，寒水一，从本，生数也。下临心藏受病，赤气上从而火且明丹，羽虫乃疾，长气乃冷，收气乃平，藏气太过。民病寒行于上，治之以甘温，土之性味也。勿食咸寒物，佐水之盛也。上应辰星见大，荧惑不明。

甲辰，上正羽，太阳寒水司天，寒行于上，对化盛而不实，胜而有复，寒化六，从标，成数也。下临心藏受病，赤气奉上，羽虫乃殃，金乃眚，寒清凄时举，胜则水冰，火气高明，心热烦满，嗌干善渴，鼽嚏，喜悲，数欠。热气上行，寒乃复之，霜不时降，善忘心痛。胜甚即土来复，复至而雨，湿沉阴，肾复病，鳞虫亦然。镇星乃小，辰星反伏。

乙亥，上正角，厥阴司天，风行于上，正化盛而实，胜而不复，风化三，从本，生数也。生气乃盛，化气不令，藏气自平，脾藏病，倮虫伤，民病风病行于上，治之以辛凉，金之性味也。勿食酸和物，佐木之盛也。岁星明盛，镇星暗小。

乙巳，上正角，厥阴司天，风行于上，对化盛而不实，胜而有复，风化八，从标，成数也。生气乃化，盛气弗令，藏气自平，倮虫灾，伤脾腹满䐜噫。胜至深，金来胜之，名曰复胜，清劲至，草木萎，霜露降，民病腹胠满。治之苦热，罚金之胜；佐之以辛凉，金之不足。太白反大，岁星复小。

丙子，上正徵，少阴君火司天，热行于上，对化盛而不实，胜而有复，热化七，从标，成数也。热气下临，肺气上从，白气奉天。金用甲，羽虫灾，草木眚。喘呕，寒热，嚏，鼽衄，鼻窒。大暑流行，金之灾得其半，何故也？运水太过，胜于天，天令减半，水更不复，上应炅煌明大。

丙午，上正徵，少阴君火司天，热行于上，正化盛而实，胜而不复，热化二，从本，生数也。午为南方火，少阴君火，名曰同天符也。运虽水，一水不能胜二火，故异于丙子也。长气盛，收气衰，藏气正，肺藏病，甲虫灾，民病热，病行于上。治之咸寒，水之性味也，可伏火热之疾。勿食苦热物，佐火之盛也。荧惑大，太白小。

丁丑，上正宫，太阴雨土司天，湿行于上，对化盛而不实，胜而有复，湿化五。湿气下临，肾藏受病，上从黑气奉天，水变埃冒云雨，胸中不利，阴萎，气大衰而不起、不用，当其反腰脽痛。湿胜久，风木来复，化令失政，倮虫乃殃，脾腹病，镇星反暗，岁星复明。

丁未，上正宫，太阴雨土司天，湿行于上，正化盛而实，胜而不复，湿化五。木运平气，上刑天令减半，化气虽胜，生气自平，藏气微，鳞虫不灾，肾病少半，民病肿湿于上。治之以酸，佐之以平，勿食甘温。镇星明大。

戊寅，上正徵，少阳相火司天，热行于上，正化盛而实，胜而不复，暑化二，从本，生数也。火热大化，中戊火运太过，上与天符合德，下临肺气受病，甲虫乃死，久肺病者亡，民病上热而烦满，久及大肠，便血血溢。长气炎令，收气失政，生气自正。治之以咸寒，用水之性味减火盛也。勿食苦热物，佐火之王。荧惑明盛，太白失色。

戊申，上正徵，少阳相火司天，热行于上，对化盛而不实，胜而有复，热化七，从标，成数也。火气下临，肺气上从，白气奉天，金用草木眚，火见燔焫，革金且耗，大暑以作，民病喘咳，甲虫还夭。胜之虽甚，金得年力，申金佐之，水还来复，热盛而终为冷，心反病，羽虫复灾，荧惑反小。

己卯，上正商，阳明金司天，燥行于上，对化盛而不实，胜而有复，金与运土虽相得，子午火位为逆。燥化九，从标，成数也。下临肝气，上从苍气奉天，木用而立，毛虫灾，土乃眚，凄沧数至，木伐草萎，民病胁痛，目赤筋痿。胜虽甚，木得年力，卯木佐之，不至衰次。火来复，燥中还暑，肺复困，甲虫还灾，太白反暗，荧惑复明。

己酉，上正商，阳明金司天。燥行于上，正化盛而实，胜而不复，酉为金，名曰同天符也。二金相合，土运相得。燥化四，从本，生数也。生气乃失，木乃萎，肝藏病，久及胆，毛虫困，收气盛，肃杀早至，木苍落，民病燥病行于上。治之以苦热，火之性味也。太白明盛，岁星失色。

庚辰，上正羽，太阳寒水司天，寒行于上，对化盛而不实，胜而有复。寒化六，从标，成数也。下临心气，上从而火且奉上，金乃眚，寒凄清时举，则水冰，火气高明，病还于心，久及小肠，羽虫灭。胜之甚，土雨来复，埃湿令，云雨至，肾生疾，及鳞虫。辰星不见，镇星复明。

庚戌，上正羽，太阳寒水司天，寒行于上，正化盛而实，胜而不复，寒化一，从本，生数也。藏气凛冽，长气冷间，收气自正，民病寒，行于上脘。治之以甘温，土之性味也。勿用咸寒，不可佐水之胜。辰星见大，荧惑不明。

辛巳，上正角，厥阴木司天，风行于上，对化盛而不实，胜而有复，风化八，从标，成数也。下临脾气，上从而土且隆，黄气起，水眚，土用黄，体重，肌肉萎，食减，口爽。风布太虚，云物摇动，目转耳鸣。胜深也，金乃布令，白埃四起，肝复病，毛虫反害。岁星复昏，太白还盛。

辛亥，上正角，厥阴木司天，风行于上，正化盛而实，胜而不复，风化三，从本，生数也。生气自令，草木乃荣，化气乃亏，雨湿不令，藏气自正，民病于脾，倮虫困，风病行于上。治之以辛凉，金之性味。勿食酸，不可佐木王。岁星光芒，镇星不明也。

壬午，上正徵，少阴君火司天，热行于上，正化盛而实，胜而不复，热化二，从本，生数也。长气令炎，收气失令，生气自正，肺藏疾生，久及大肠，甲虫灾，民病热于上。治之以咸寒，水伏火热。勿食苦热，不佐心王。炅煌熠熠，太白失色。

壬子，上正徵，少阴君火司天，热行于上，对化盛而不实，胜而有复。热令下临，肺气上从，白气奉上，金用草木眚，甲虫灾。胜至深，水来复，复至早夏有冷至，心还病笃，羽虫乃困，辰星再明，炅煌不见。

癸未，上正宫，太阴土司天，湿行于上，正化盛而实，胜而不复，雨化五[1]。雨胜化气令正，藏气不凛，长气自令，肾藏受病，鳞虫灾，民病肿湿于上。治之以酸和，以木性木味可平土胜。镇星光芒，辰曜不见。

癸丑，上正宫，太阴土司天，湿行于上，对化盛而不实，胜而有复，雨化五，下临肾气，上从黑气起，水变冰，埃冒云雨，胸中不利，鳞虫夭。肾气虚衰者死，胜至久，木来风胜，大风时举，倮虫困，脾反病。岁星明大。镇星明而复小。

甲申，上正徵，少阳相火司天，热行于上，对化盛而不实，胜而有复，热化七，从标，成数也。下临肺，藏气上从，白气上起奉天，甲虫殃，金用草眚，火见燔焫，革金且耗，大暑正令，水复反冷，冷至心病，羽虫灾，辰星见大，荧惑复小。

甲寅，上正徵，少阳相火司天，热行于上，正化盛而实，胜而不复，热化二，从本，生数也。长气炎灼，收气不清，生气自令，甲虫夭，肺藏病，久及大肠，民病热行上脘。治之以咸寒，水味水性，以伏火热之胜。勿食苦热物，佐火之王。荧惑星大，太白失色。

乙酉，上正商，阳明金司天，燥行于上，正化盛而实，胜而不复，燥化四，从本，生数也。生气不化，收气太过，化气自正。下临，肝藏受病，久及于胆，毛虫乃夭，民病燥行于上，治之以苦热，火性火味。勿食辛凉物，佐金之胜也。中见金运，运与天合德，名曰太一天符，三合会也，酉金也，运金也，司天金也。太白明盛，岁星乃小。

乙卯，上正商，阳明金司天，燥行于上，对化盛而不实，胜而有复，燥化九，从标，成数也。下临肝气，上行苍气奉天，木用而立，土乃眚，凄沧数至，木伐草痿，胁痛目赤，掉振鼓栗，筋痿不能久立，毛虫灾。胜至深，火来复之，热化秋正，肃杀不至，燥令不时，肺乃病，甲虫反灾。荧惑见大，太白还从。

丙戌，上正羽，太阳寒水司天，寒行于上，正化盛而实，胜而不复，寒化一，从本，生数。运丙水太过，与天合德，曰天符，藏气化凛，长气失令，收气自正。下临，心藏受病，久及小肠，羽虫乃死，民病寒病于上，治之以甘

---

① 原书作“雨化丑”，从上下文改。

温，土性土味。勿食咸寒物，佐水之胜也。辰星见大，荧惑不明。

丙辰，上正羽，太阳寒水司天，寒行于上，对化盛而不实，胜而有复，寒化六，从标，成数也。下临心藏，上从而火，赤之气奉上，金乃眚，水寒自胜于长气，羽虫死，心久病者亡。胜之甚也，土雨至，土困化气，埃湿还生，霖雨至，肾病生，鳞虫反瘁。镇星明，辰曜伏。即谓天符，复乃减半也。

丁亥，上正角，厥阴木司天，风行于上，正化盛而实，胜而不复，风化三，从本，生数也。化气不令，化气有余①，草木乃荣，藏气自正，脾藏受病，倮虫灾，民病风病行于上，治之以辛凉，金味金性，可伏木之胜也。勿食酸物，佐木之王。运与天同，曰天符之岁。岁星大而明，镇星昏且小。

丁巳，上正角，厥阴木司天，风行于上，对化盛而不实，胜而有复，风化八，从标，成数也。下临脾气，上从而黅埃奉上，水乃眚，肌肉萎，食减口味。风举太虚，云物动摇，目转耳鸣，倮虫困。胜深也，燥金至，至而白埃可翳太虚，木叶未黄而凋落，肝反病生，毛虫灾。岁星还小，太白复明。不是天符，其灾至甚。

戊子，上正徵，少阴君火司天，热行于上，对化盛而不实，胜而有复，热化七，从标，成数也。戊火运得天符，下临肺气，上从白气奉天，木乃眚，火见燔焫，金且太耗，肺病，甲虫灾。胜之非久，水复胜来，发暴冷，夏令灭，炎政而时亏，心病作，羽虫亡。反见辰星于五更，荧惑小沉于夕晚。又运天符，胜之小。

戊午，上正徵，少阴君火司天，热行于上。运戊火年，午火少阴火，名曰太一天符，三合会。正化盛而实，胜更甚，终无复，热化二，从本，生数也。长气炎灼，收气犹热，生气自正，羽虫化，甲虫灾，肺气宿病者死。民病行于上，热烦渴不止。治之以咸寒，水味水性，可伏火热之胜。勿食苦热物，佐心之胜也。荧惑、炅煌二见，太白伏。

己丑，上正宫，太阴土司天，湿行于上，对化盛而不实，胜而有复，雨化五。下临肾气，上从黑气奉天，水变埃冒，云雨令施，湿气胜，寒气衰，肾病，鳞虫灾。胜之次，木变风来，尘飞太虚，埃昏卒起，脾病于民，倮虫还夭。岁星夕见于东方，镇曜欲晓见小。谓己土作天符，其灾减之少半。

己未，上正宫，太阴土司天，湿行于上，正化盛而实，胜而不复，己合天符，土雨化五。化气湿热，藏气反温，长气自正，鳞虫灾，肾藏病，民病肿湿

① 疑为“生气有余”。丁亥年厥阴风木司天，当为“生气有余”。

于上，治之以酸平，木性木味，以平土力。镇星大而闪闪，辰星而不睹。

庚寅，上正徵，少阳相火司天，热行于上，正化盛而实，胜而不复，热化二，从本，生数也。长气炎令，收气失令，生气自正，肺藏病，甲虫灾，民病上热，烦满，治之以咸寒，以水伏火。荧惑夕见西灼灼，太白五更为启明。

庚申，上正徵，少阳相火司天，热行于上，对化盛而不实，胜而有复，热化七，从标，成数也。下临肾气，上从黑气奉上，金用草木眚，炎令时布，大暑流金，肺病，甲虫灾。秋正犹热，热甚寒水来刑，暴冷卒至，心生寒热，羽虫夭失。辰星早见，荧惑晚昏。运得庚，肺危不死，虽困不至伤也。

辛卯，上正商，阳明金司天，燥行于上，对化盛而不实，胜而有复，燥化九，从标，成数也。下临肝，藏气上，苍气奉天，土乃眚，燥气频施，肝藏病，毛虫灾。胜之甚，火热布炎，肺藏还病，甲虫又衰。荧惑乃见，太白失色。

辛酉，上正商，阳明金司天，燥行于上，正化盛而实，胜而不复，燥化四，从本，生数也。收气为清燥，生气不令，草木晚荣，化气自正。酉为金，名曰同天符。肝藏病，毛虫灾，民病燥病行于上，治之以苦热，水味火性，以伏金胜。太白大盛，岁是夕见而小。

壬辰，上正羽，太阳寒水司天，寒行于上，对化盛而不实，胜而有复，寒化六，从标，成数也。下临心藏，赤气奉上，金且眚，寒清凄时举则大冰，火气高明，心藏病，羽虫灾，胜甚则雨土来复，溽暑埃湿，霖雨至，肾反病，鳞虫困。辰星不见，镇星还大而明。

壬戌，上正羽，太阳寒水司天，寒行于上，正化盛而实，胜而不复，寒化一，从本，生数也。藏气化凛，长气不令，收气自正，下临心藏受病，羽虫灾。民病寒病行于上，治之以甘温，用土性土味，以伏寒之胜。勿食咸寒物，佐水之胜也。辰星大明，荧惑乃暗。

癸巳，上正角，厥阴木风司天，风行于上，对化盛而不实，胜而有复，风化八，从标，成数也。下临脾气，上从黅黄奉上，土且隆，水乃眚，肌体重，内痿，脾病，倮虫灾。胜欲深，金燥至，肃杀生，木凋零，肝反病，毛虫灾。岁星反小，太白大明。

癸亥，上正角，厥阴风木司天，风行于上，正化盛而实，胜而不复，风化三，从本，生数也。生气乃盛，草木早荣，化气不令，藏气自正，脾藏受病，倮虫灾，民病风病行于上，治之以辛凉，用金性金味，以伏风木之胜。勿食酸物，佐木之胜也。岁星明盛，镇星不明矣。

《素问六气玄珠密语·卷之四·天运加临纪篇》

第四章　五运六气临床应用

第一节　脉　象

一、六气脉应

宋·刘温舒《素问运气论奥》

论六脉

明阴阳运转之六气，辨南北岁政之尊卑，察主胜客胜之由，审淫胜郁复之变，须在脉，然后为工矣。

五运不及，则所胜者来克；五运太过，则不胜者受邪。天地六气，互相临遇，应则顺，否则逆。气相得则和，不相得则病。唯天地胜复之气不形于证者，乃初气终三气，天之胜；四气尽终气，地之复。盖以气、不以位，故不以形证观察也，余则当知六脉。故《经》曰："厥阴之至，其脉弦；少阴之至，其脉钩；太阴之至，其脉沉；少阳之至，其脉大而浮；阳明之至，其脉短而涩；太阳之至，其脉大而长。至而和则平，至而甚则病，至而反则病，至而不至者病，未至而至者病，阴阳易者危"，此之谓也。

然人之生也，虽五行备于一身，生气根于内，亦随天地之气卷舒也。何以明之？谓如"春脉弦，夏脉洪，秋脉毛，冬脉石"是也，则五运六气，亦皆应之而见于脉，但以气运深奥，罕有论者故之。

夫人之肢体，被其寒暑之化，外保身形；呼吸天地之气，内养腑脏。若上下和，而节令时气运调而寒热顺，则无疾苦也。然岁运更移，气令交遘，盈虚相随，逆顺交作，变而生病者，亦阴阳之常理也。《经》曰："逆之则变生，变生则病。物生其应也，气脉其应也"，此之谓也。当立岁气，以诊别之。

运有南北政，《经》言：尺寸反者死，阴阳交者死。谓如北政，两寸当沉细不应，而反浮大，移于两尺，脉沉细不应是谓交，如此者死。谓如南政，两寸当沉细不应，而反浮大，移于两尺，沉细不应，是谓反，如此者死。若寸独然，或尺独然不应，非交、非反也，止病而已。举此为例，余岁同法。

故经曰："必先岁气，无伐天和"。粗工不识不知，呼为寒热。攻寒令热，脉不变而热疾以生。制热令寒，脉如故，而寒疾又起。欲求其适，安可得乎？夭枉之来，率由此也。

原本经《平人气象论》曰："太阳脉至，洪大而长；少阳脉至，乍数乍疏，乍短乍长；阳明脉至，浮大而短。"《难经》引此，亦论三阴三阳之脉，乃以阴阳始生之深浅而言之也。此六脉者，盖言运与气胜复临遇，正当行令，当其司化之时而应，故脉之动不相同。以诸论考之，则大同而小异也。若交气、交运时日，及期而见，无相先后、不及、太甚，方谓之平。若差之者，当知其病也。

《经》曰："食气入胃，浊气归心，淫精于脉，脉气流经。经气归于肺，肺朝百脉，输经于皮毛。毛脉和精，行气于府，府精神明，留于四脏，气归于权衡。权衡以平，气口成寸，以决死生。"又曰："五脏六腑之气味，皆出于胃，变见于气口。"气口即寸口也，故秦越人深达其旨，作《难经》云"独取寸口，以决五脏六府死生"也。正谓平人安乐之脉。故漏水下百刻，复会于手太阴，可诊五脏六府之气，以辨盛衰，详五十动中之止，别死生者也。本经自有《平人气象论》皆论呼吸脉之动者也。次论"寸口脉平而死"及"上部无脉，下部有脉，虽困不为害"者，谓已病之人气或疾或涩，不能及期而至于寸口，将何为准，故取尺脉为凭。前后所论，理各不同，又何惑哉？若能精通脉要、三部九候、七表八里、九道、十二经，参之运气脉法，可谓大医之士也。

《素问运气论奥·卷下·论六脉第二十九》

金·刘完素《新刊图解素问要旨论》

六气应脉

凡天之六气所至，则人脉亦应之而至也。其至而脉应者，是谓和平之脉，故曰天合六脉也。

岁厥阴所至，其脉弦。软虚而滑，端直以长，是谓弦，风之性也，木之象也。实而强则病，不实而微亦病，不端直以长亦病，不当其位亦病，不能强亦病。

岁少阴所至，其脉钩。来盛去衰，如偃带钩，是谓钩。暑气之性，火之象也。来不盛、去反盛则病，来盛去盛亦病，不偃带钩亦病，不当其位亦病，不能钩亦病。

岁太阴所至，其脉大而长。往来远，是谓长，湿之性也，土之象也。太甚则病，长甚则病，不太长亦病，不当其位亦病，位不能太长亦病也。此脉在太阳所至之下，其气亦安，今移于此也。

岁少阳所至，其脉大而浮。浮，高也，大谓稍大于诸位脉也，热之性也，火之象也。大浮甚则病，浮而不大亦病，大而不浮亦病，不当其位亦病，位不能浮大亦病。

岁阳明所至，其脉短而涩。往来不利是谓涩，往来不大不远是谓短，燥之性也。短甚则病，涩甚则病，不短不涩亦病，不当其位亦病，不能短涩亦病。

岁太阳所至，其脉沉。沉，下也，按之乃得，下于诸位脉，寒之性也，水之象也。沉甚则病，不沉亦病，不当其位亦病，位不能沉亦病。

凡此天和六脉所至之状，咸有归旨，天之道也。然厥阴风主肝，故其脉弦；少阴心火主心，故其脉钩；太阴湿土主脾，故其脉大而长，少阳相火主手心主，故其脉大而浮；阳明燥金主肺，故其脉短而涩；太阳寒水主肾，故其脉沉。《经》云“太阴所至，其脉沉；太阳所至，其脉大而长”者，误也。非古圣之误，乃传写者误书之过也，乃校正补注者亦不明斯之道也。不详土火而长远，水性下流，其义昭矣。或曰“太阳旺五月六月，其脉洪大而长”，亦为此太阳之脉如此也。此乃地之六脉也，是一岁中六位脉，其胜衰而言太少，以为三阴三阳，非谓天和六脉，应标本之阴阳也。

察阴阳所在而调之，以平为期。正者正治，反者反治。阴病阳不病，阳病阴不病，是为正病，则正治之谓也，以寒治热，以热治寒。阳位宜见阳脉，阳位又见阴脉，是谓反病，则反治之谓耳，以寒治寒，以热治热，故曰反者反治。论言：人迎与寸口相应。若引绳大小齐等，命曰平脉者，寸口主中，人迎主外，两者相应，俱往俱来。若引绳大大齐平，如拽绳平齐曰平脉，夏则人迎为大，秋则寸口为大，命曰平脉。

《新刊图解素问要旨论·卷五》

明·张介宾《类经》

六气之胜五脏受邪脉应

《素问·至真要大论》

帝曰：六气之胜，何以候之？候者，候其气之应见也。岐伯曰：乘其至也。

乘其气至而察之也。**清气大来，燥之胜也，风木受邪，肝病生焉。**金气克木，故肝木受邪，肝病则并及于胆。**热气大来，火之胜也，金燥受邪，肺病生焉。**火气克金，故肺金受邪，肺病则并及于大肠。**寒气大来，水之胜也，火热受邪，心病生焉。**水气克火，故心火受邪，心病则并及小肠、包络、三焦。**湿气大来，土之胜也，寒水受邪，肾病生焉。**土气克水，故肾水受邪，肾病则并及膀胱。**风气大来，木之胜也，土湿受邪，脾病生焉。**木气克土，故脾土受邪，脾病则并及于胃。**所谓感邪而生病也。**不当至而至者，谓之邪气，有所感触，则病生矣。**乘年之虚，则邪甚也；**凡岁气不及，邪胜必甚，如乙、丁、己、辛、癸年是也。**失时之和，亦邪甚也；**客主不和，四时失序，感而为病，则随所不胜而与脏气相应也，其邪亦甚。**遇月之空，亦邪甚也。**《八正神明论》曰：月始生，则血气始精，卫气始行；月廓满，则血气实，肌肉坚；月廓空，则肌肉减，经络虚，卫气去，形独居。是即月空之义，亦邪之所以甚也。以上三节，曰乘、曰失、曰遇，皆以人事为言，是谓三虚。详义见后三十六。**重感于邪，则病危矣。**如《岁露论》云：冬至之日，中于虚风而不发，至立春之日，又皆中于虚风，此两邪相搏，即重感之谓。义详后三十六。**有胜之气，其必来复也。**天地之气，不能相过也，有胜则有复也。

帝曰：其脉至何如？言六气胜至之脉体。**岐伯曰：厥阴之至其脉弦。**厥阴之至，风木气也。木体端直以长，故脉弦。弦者，长直有力，如弓弦也。**少阴之至其脉钩，**少阴之至，君火气也，火性升浮，故脉钩。钩者，来盛去衰，外实内虚，如带之钩也。**太阴之至其脉沉，**太阴之至，湿土气也，土体重实，故脉沉。沉者，行于肌肉之下也。**少阳之至大而浮，**少阳之至，相火气也。火热盛长于外，故脉来洪大而浮于肌肤之上也。**阳明之至短而涩，**阳明之至，燥金气也。金性收敛，故脉来短而涩也。**太阳之至大而长。**太阳之至，寒水气也。水源长而生意广，故其脉至大而且长。**至而和则平，**以上六脉之至，各无太过、不及，是为和平之脉，不平则为病矣。**至而甚则病，**甚，谓过甚而失其中和之气，如但弦无胃之类是也。**至而反者病，**反者，反见胜己之脉，如应弦反涩，应大反小之类是也。**至而不至者病，**时已至而脉不应，来气不足也，故病。**未至而至者病，**时未至而脉先至，来气太过也，故病。凡南北政之岁，脉象变易皆然。**阴阳易者危。**阴阳易，即《五营运大论》阴阳交之义，阴阳错乱，故谓之危。详见本类前五。

《类经·卷二十七·运气类·六气之胜五脏受邪脉应》

金·刘完素《新刊图解素问要旨论》

六气脉出现图

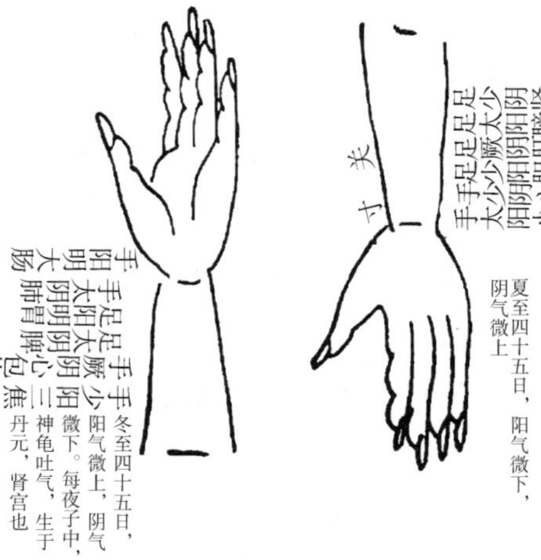

图 4－1　《新刊图解素问要旨论》六气脉出现图

夫左手为阳，阳气始于子；右手为阴，阴气始于午。子午故左尺属水，以应初之气分，是太阳寒水之位，故肾与膀胱之脉见也；次木生君火，左手以应二之气分，少阴暑火之位，故心与小肠脉见也；然君火在上，相火在下，应于右，以应三之气分，少阳热火之位，故命门与三焦脉见也；次生于土，于右关以应四之气，太阴湿土之位，故脾胃脉见之；次土生金，于右寸以应五之气分，阳明燥金之位，故肺与大肠脉出现；次金生水，于左尺周而复始也。

凡此六气六位之脉，浮者为阳，而应其府；沉者为阴，而应其脏；不沉不浮，中而和缓者，胃脉也。然胃土者，为万物之母也，故四时皆以胃气为本。

夫天地者，万物之上下也。左右者，阴阳之道路也。水火者，阴阳之征兆也。金木者，生成之终始也。所以知天地阴阳，应天之气，动而不息，故五脏右迁；应地之气，静而守位，故六气而还会。天有六气，地有五位，天以六气临地，地以五位承天，盖以天气不加君火故也，以六气加五则五气而余一气，故迁一位。若以五乘六岁乃备尽天元之气，六年一还会，所谓周而复始也。又地气左行，往而不返，天气东转，常自大运数五岁已。其次气正当君火之上，法不加临，则右迁君火，上气以临相火之上，故曰五岁而右迁也。由其动静上下相临而天地万物之情，变化之机也。

故冬至之后，得甲子，少阳王，其脉乍大乍小、乍短乍长者，其无常准。

约其大纲，则当一周甲子分为二分，则各得三十日也。加在冬至之后，正谓大寒中气日也，是始交入初之气分，至春分之前，风木之位也。阳气已旺而天用事，其气尚少，故曰少阳也。物之始生而乍生，大小、长短不等，是其脉之象。风令为用，以应肝木之脉也。若得甲子以来，天气温和，是应至而至也。已得甲子，天气大寒者，是至而不至也。未得甲子，天气温和，是未至而至也。应至而天气大暄，是至而太过。应至而气反大寒者，是至而不及也。人脉亦应之，非应者病也。

复得甲子，阴阳旺，其脉浮大而短者，是春分至小满前，二之气分，君火之位也。其气非太非少，故曰阴阳。物之蕃鲜矣，虽旺而未至高茂，是其脉之象也。暑令为用，以应心火之脉也。

或曰辰为三月，主左足之阳明，巳为四月，主右足之阳明，以谓阳明之义者，非也。此是分寒暑幽明之义也。故戌为九月，主右足之厥阴，亥为十月，主左足之厥阴。然东南方阳也，与阳合明，故曰阳明。西北方阴也，两阴交尽，故曰厥阴。西南方是热极之分也，东北方是寒极之分也，故曰“寒热温凉皆生于四维也”。盖五行不极则其数生，是谓不兼土之数也。太过则其数成，是兼其土之数也。所谓土为五运之君主，是万物之母，物得之则旺，失之则衰也。土气兼并，寄旺于四季之末，故寒热温凉之盛也。故《经》曰：幽显既位，寒暑弛张。厥阴之谓幽，阳明之谓显。此之谓也，非谓脉之异也。亦犹水之本寒，标为太阳，月是水之精，名曰太阴。火之本热，标为少阴，日是火之精，名曰太阳。又，《灵枢经》曰：心为手太阳，肺为手少阴，肾为足太阴，脾为足厥阴。又《经》曰：寅亦为太阳。此等之类，而义甚多，元相不同者，非有误也，盖各随其用而言之。文言虽同而用之各异，不可不通矣。

复得甲子，太阳旺，其脉洪大而长者，所谓小满至大暑之前，三之气分，相火之位也，其气甚盛，太阳已至洪盛高茂，是其脉之象也。火令为用，以应心包络相火之脉也。

复得甲子，太阴旺，其脉紧大而长者，所谓大暑至秋分之前，四之气分，主四之气分，湿土之位也，阴气已旺而地主之。当阴之分不可言其阳，其气尚盛而不可言其少，故曰太阴，物之至矣。长盛而化速，是其脉之象也。湿令为用，以应脾土之脉也。

复得甲子，少阴旺，其脉紧细而微者，为秋分至小雪之前，五之气分，燥金之位，其气收敛而渐少，故曰少阴，物之凋陨穷燥。紧劲细微，是脉之象也。燥令为用，以应金肺之脉也。

复得甲子，厥阴旺，其脉沉细而敦者，所谓小雪至大寒之前终之气分，寒水之位也，其气已衰，将尽而交也，故曰厥阴，物之收藏在内，而坚守不伸，是其脉之象也。寒令为用，以应肾水之脉也。

然此之六脉，是为岁中六步主位之脉也。此三阴三阳者，随其脉气胜衰，天地阴阳之分，言其太少，以为三阴三阳，非为六气标本之阴阳也。天合六脉，是随六部客气所至，而应见之脉，所谓气有主客，脉亦有主客也。主客气同则人脉亦同，是俱本位也。则如岁少阳相火司天，是居相火之位也。少阳之客，其脉大而浮，相火之主，其脉洪大而长，是大同而小异。所谓主气守位不移，客气居无常位，天地同异，则故脉大同而有异也。假令岁少阳司地，是火居水位也。少阳之客，其脉大而浮，水位之主，其脉沉短以敦，所谓主客不同，故人脉异之也。此乃古圣之奥旨，使天下莫能释矣。然应主脉反不应客脉者，而为病也。若应客脉则反不应主脉，而为病也。此之二脉元相为反者，视气胜衰而可明也。水位之主气盛，则天气大寒，脉当沉短以敦，反此者，病也。少阳之客，气胜则天气大煊，脉当稍大而浮，所谓火居水位，其用不全，则故也。反此之脉者病也。若主客气平，冬无胜衰，则天气不寒而微温，而脉可见其半，微沉微浮，大不胜大，短不胜短，中而以和，反此者病也。余皆仿此，推而可知也。大凡脉候神明，天地主客之脉，不可以执其天脉而去其地脉，亦不可执其地脉而去其天脉。天地相参，审其同异，察其胜衰，适气之用，可以切脉之盈虚，断病之祸福矣。

天之六脉，应期而至，不强不弱，不盛不衰，则和平之脉也。弦似张弓弦，滑如连珠，沉而附骨，浮高于皮，涩而止住，短如麻黍，大如冒簪，长为引绳，皆为至而太甚，则为病也。应弦反涩，应大反细，应微反大，应沉反浮，应浮反沉，应短涩反长滑，应软虚而反强实，皆为至而反也，异常之候，则为病也。

凡此诸脉，悉当审其主客气之同异，视其胜衰，而言其病也。气位已得，而脉气不应，是至而不至，则病气未至而脉气先变，及与岁政南北改易而应者，是未至而至则病也。不应天常，阴位反见阳脉，阳位反见阴脉，是阴阳反矣，病而危也。阴阳之位者，视其岁政南北而可知也。

上角，则左尺不应。上宫，则右尺不应。少阴在泉，两寸不应。下角，则右寸不应。下宫，则左寸不应。所谓脉沉于指下不应，引绳大小齐等，故云不应也。不应而沉者，故曰阴位也。应而浮者阳也，故曰阳位也。凡不应者，于指下反其平常之真也。故《经》曰：主不应者，反其真则见矣，此之谓也。

欲知岁政之南北者，审君臣之运而可知也。然五运以土运为君主，面南而为君，故曰南政。余四运为臣，主面北而待君，故曰北政也。阴阳之脉位者，亦为君臣之道也。然六气以少阴火为君主，余皆为臣。君治内而降其命，臣奉命而治其外。外者阳也，故其脉浮；内者阴也，故其脉沉。假令南政之岁，是面南而君之也。遇少阴司天，所谓天位在南，故两寸不应，而脉沉也。遇厥阴司天，则少阴在右，故曰上角则右寸不应。遇太阴司天，则少阴在右，故曰下宫则右寸不应。遇少阴在泉，亦名司地，为在北，故两尺不应也。左右同法，余皆仿此，皆随君火所在，乃脉沉不应也。斯其妙道，至真之要，昭然可征，而诚非谬矣。故《经》曰：知其要者，一言而终，不知其要者，流散无穷。此之谓也。

当阴之位而脉沉，当阳之位而脉浮者，平和之脉也。阴位反见阳脉，阳位反见阴脉者，遇君火司天，地四岁有之之谓反。反者，殆而死。若阴位独见阳脉，或阳位独见阴脉者，是为不应，其非反也。反者，谓尺寸也。遇木或土司天，地之八岁有之，不名反而谓之交，阴阳俱交，是谓二交者，殆而死。或阴独然，或阳独然，是谓不应气，非交也。交者，谓左右也。不应气者，病也。阳位反见阴脉者，是谓君居臣位，虽失其常，不为大忤，则病而微。阴位反见阳脉者，是谓臣居君位，为大逆，则病而甚。交反者，殆而死。所谓君反居其臣位，臣反居其君位，君臣异位，大反其常，逆天之道，其不殆而澌乎？

夫脉者，血之府也。心之所养，其应于火，其动躁，故能动也。血气流通，神之用，故可以候其脉而知其病否。然四时之脉，春弦、夏数、秋涩、冬沉者，乃平和之脉也。若不应者，亦不得便言其病。盖人脉候悉应于天地之气也。四时之脉，盖由寒、热、温、凉气候使然也。气温则脉弦，气热则脉数，气凉则脉涩，气寒则脉沉。脉与天气中外相应则为平和，不相应则病也。中外相应而亦病者，是脉应之甚也。假令天气炎热，其脉当数，虽而一息不过五至也。所谓炎热则呼吸急速，脉也应之，故曰数也，命其息而可知矣。一息六至或七至者病，所谓热也。在里则脉沉数，当以下之；在表则脉浮数，当以汗之，此为治之大体也，反其治者死矣。一息八至以上者死，所谓数之过极也。余皆仿此，推而可知也。

或曰：春得秋脉，秋得夏脉，夏得冬脉，冬得长夏脉，长夏得春脉，是四时官鬼相刑之脉，其病当死者，慎不可便言也。然春脉当弦，秋脉当涩，若岁阳明金居初之气，为客气盛则其气大凉，其脉短而涩。虽是春得秋脉，金当克木，是鬼贼之脉，又有何咎？所谓脉应天时而至，虽反时位不反天常，皆为平和之脉也。或曰：肝病得肺脉，肺病得心脉，心病得肾脉，肾病得脾脉，脾病得肝脉，此实鬼贼之脉，其病必死者，亦不可便言其死。假令春有脾病，或遇厥阴所至，其病欲愈，脉本位而见肝脉，是为和平之候也。若便言死，岂非粗工之谬也。若春气温和而肝有病，反见秋脉者，此是鬼贼之脉也，其病殆而殂也。余仿此。又，孟春脉沉而不弦，孟夏脉弦而不数，孟秋脉弱而不涩，孟冬脉涩而不沉者，虽不应时，而亦非病也。盖四时之气皆始于仲月而盛于季月，差在一月之后，人脉亦从之。故《经》曰：命其差。此之谓也。

大凡切脉，必明三部九候，可以候其脉。盖各人瘦肥、长短不等，故谨察之也。三指之下，各得同身寸之一寸，率而成三，以应三才之道也。或曰三部之脉非应三指者，同身寸以验之而可知也。取寸之法，亦从男左女右，以中指与大指相接如环，度中指上侧两横纹之际乃为一寸也。或言此非一寸者，是未知其道。《经》言天地之数，始于一而终于九。一天二地三人，因而三之，此三三成九也。然九而因之则为八十一也。故冬至之后阳生则数九，终于八十一也。《素问》及《道德经》皆八十一篇，越人《八十一难》，皆合九九之数，乃自然之道也，人亦应之。故人足至顶，长八尺一寸。又，手掌谓之咫尺，长八寸一分，以应九九之数。将此度之，则可证也。又关前为阳，将寸。量至尺泽，一尺，故曰尺也。尺寸之间，阴阳之隔，故曰关也。以寸脉应天，尺脉应地，关脉应人，以为三部也。部有浮沉中，而又应三部，故有三部九候也。以应其身，则上部天主头角，地主唇，人主二目；中部天主肺，地主胸中，人主心；下部天主肝，地主肾，人主脾。凡此三部九候及十二经皆有动脉，独取寸口，是谓手太阴肺之经脉之大会也。凡人食气入胃，浊气归心，淫溢于精微，入于脉也。脉气流经，经气归于肺，肺朝百脉。盖肺为华盖，位复居高，治节之由，故受百脉朝会也。肺始自寅初，起于中焦，下络大肠，还循胃口，上膈属肺，从肺系横出腋下，循臑内侧，至气口，以成寸关尺三部，应期而脉之见也。故《经》曰：诊法常以平旦，阴气未动，阳气未散，饮食未进，经脉未盛，络脉调匀，气血未乱，故乃可诊有过也。欲将持脉，审其荣辱勇怯、性之缓急，察色听声，徇其憎欲，穷其所病，工无所感，方可切其脉也。凡诊之手，亦从男左女右，先以中指按高骨为关，视其远近而按其寸尺，诊其脉则目无所授，耳无乱闻，口无乱言，意无妄想，恂明部候，谨察阴阳，视岁政南北之君臣位，视主客同异，而气之盛衰，追乎从法而应于心手，中外俱明，得其标本，可以言病患之由，断病吉凶之皆处，谓治之方，愈疾人之苦矣。

《新刊图解素问要旨论·卷五·六气脉出现图》

二、南北政脉候不应

唐·王冰《重广补注黄帝内经素问》

南北政

帝曰：夫子言察阴阳所在而调之，论言：人迎与寸口相应，若引绳小大齐等，命曰平。新校正云："详'论言'至'曰平'，本《灵枢经》之文，今出《甲乙经》，云：寸口主中，人迎主外，两者相应，俱往俱来，若引绳小大齐等，春夏人迎微大，秋冬寸口微大者，故名曰平也。"阴之所在寸口何如？阴之所在，脉沉不应，引绳齐等，其候颇乖，故问以明之。岐伯曰：视岁南北，可知之矣。

帝曰：愿卒闻之。岐伯曰：北政之岁，少阴在泉，则寸口不应；木、火、金、水运，面北受气，凡气之在泉者，脉悉不见，唯其左右之气脉可见之。在泉之气，善则不见，恶者可见，病以气及客主淫胜名之。在天之气，其亦然矣。厥阴在泉，则右不应；少阴在右故。太阴在泉，则左不应。少阴在左故。南政之岁，少阴司天，则寸口不应；土运之岁，面南行令，故少阴司天，则二手寸口不应也。厥阴司天，则右不应；太阴司天，则左不应。亦左右义也。诸不应者，反其诊则见矣。不应皆为脉沉，脉沉下者仰手而沉，覆其手则沉为浮，细为大也。

帝曰：尺候何如？岐伯曰：北政之岁，三阴在下，则寸不应；三阴在上，则尺不应。司天曰上，在泉曰下。南政之岁，三阴在天，则寸不应；三阴在泉，则尺不应。左右同。尺不应寸，左右悉与寸不应，义同。故曰：知其要者，一言而终，不知其要，流散无穷。此之谓也。要，谓知阴阳所在也。知则用之不惑，不知则尺寸之气，沉浮小大，常三岁一差。欲求其意，犹遶树问枝，虽白首区区，尚未知所诣，况其旬月而可知乎！

《重广补注黄帝内经素问·至真要大论》

明·汪机《运气易览》

论运气加临尺寸脉候不应交反说

《经》曰："阴阳交者死"，谓岁当阳在左，脉反见右；岁当阴在右，脉反见左；左右交见是谓交。若左独然，或右独然，是不应，非交也。惟寅、申、巳、亥、辰、戌、丑、未八年有之。《经》曰："尺寸反者"，谓岁当阴在寸，而脉反见于尺；岁当阳在尺，而脉反见于寸，尺寸俱反，方谓之反。若尺独然，或寸独然，是不应，非反也。惟子、午、卯、酉四年有之。盖造化之气变常，则气血纷扰而为病矣。《经》曰：先立其年，以和其气，左右应见，乃可以言死生之逆顺也。举此为例，余岁同法。粗工不知，呼为寒热，攻寒令热，脉不变而热疾已生，制热令寒，脉如是而寒疾又起，欲求其适，安可得乎？夭枉之因，率由此也。凡三阴司天、在泉，上下南北二政，或左或右，两手寸尺其脉沉下，沉下不相应者，覆手则沉为浮，细为大矣。

机按：左右交见，惟寅、申、巳、亥、辰、戌、丑、未八年有之，上下相反，惟子、午、卯、酉四年有之。盖太阴、厥阴主左右，言少阳主寸尺言故也。

尺寸交反死脉歌

如太阴司天，阴脉岁当见左寸，反见右寸，其右寸本然阳脉，而移左寸，曰阴阳交，交者死。若左独阴脉不见，或右独不见，乃不应阴气，止病而已，尺同。惟寅、申、巳、亥、辰、戌、丑、未八年有之。少阴司天，阴脉岁当见两寸，反见两尺，其两尺本然阳脉，而移两寸，曰尺寸反，反者死，尺同。尺寸独义同前，惟子、午、卯、酉四年有之。

歌曰：左寸交右右交左，右尺交左左交右，两寸反移两尺居，两尺反移两寸守。

南北政寸尺脉不应图歌及古案

不应谓阴之所在，脉乃沉细不应，本脉也，若覆手诊之，则沉为浮，细为大矣。尺寸本无上下，今以上下字言之，以别南北政，司天、在泉所主耳。

歌曰：南政寸上尺居下，北政尺上寸下推，三阴司天不应上，在泉于下不应之，太阴须诊左寸尺，厥阴右手寸尺持，少阴脉兼两寸尺，此理微妙诚难知。

按：脉不应，专指三阴言，然少阴君主也，故主两寸两尺，所以少阴司天，两寸不应；少阴在泉，两尺不应。子之左丑属太阴，故太阴司天，左寸不应；太阴司地，左尺不应。子之右亥属厥阴，故厥阴司天，右寸不应；厥阴在泉，右尺不应。但看三阴所在，司天主寸，在泉主尺，不论南政北政，此要法也。

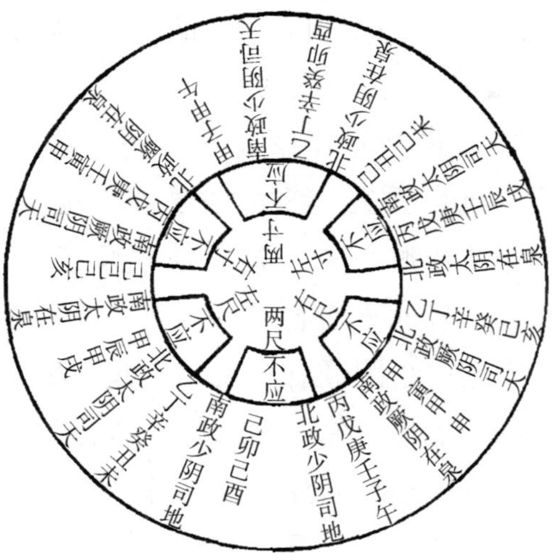

图 4－2 《运气易览》南北政寸尺脉不应图

一人卧病，医诊左尺不应，以为肾已绝矣，死在旦夕。更医诊之，察色切脉，则面戴阳，气口皆长而弦，乃伤寒三阳合病也。又方涉海为风涛所惊，遂血郁而神慑，为热所搏，乃吐血一升许，且胁痛，烦渴，谵语，投小柴胡汤，减参，加生地，半剂后，俟其胃实，以承气汤下之而愈。适是年岁运，左尺当不应，此天和脉，非肾绝也。

《运气易览·卷之二·论运气加临尺寸脉候不应交反说》

第二节 病 证

一、运气病证总论

清·吴谦《医宗金鉴》

运气为病歌

五运六气之为病，名异情同气质分，今将二病归为一，免使医工枉费心。

【注】五运六气之为病，虽其名有木、火、土、金、水，风、火、湿、燥、寒之异，而其实为病之情状则同也。今将木运之病、风气之病，火运之病、暑气之病，土运之病、湿气之病，金运之病、燥气之病，水运之病、寒气之病，总归为一病。不使初学医工，枉费心思而不得其头绪也。

诸风掉眩属肝木，诸暴强直风所因，支痛软戾难转侧，里急筋缩两胁疼。

【注】在天为风，在地为木，在人为肝，在体为筋。风气通于肝，故诸风为病，皆属于肝木也。掉，摇动也。眩，昏晕也。风主动旋，故病则头身摇动、目昏眩晕也。暴，卒也。强直，筋病强急不柔也。风性劲急，风入于筋，故病则卒然筋急强直也。其四肢拘急疼痛，筋软短缩，乖戾失常，难于转侧，里急胁痛，亦皆风伤其筋，转入里病也。

诸痛痒疮属心火，诸热昏喑躁谵狂，暴注下迫呕酸苦，膺背彻痛血家殃。

【注】在天为热，在地为火，在人为心，在体为脉。热气通于心，故诸火痛痒疮之病，皆属于心火也。热微则燥，皮作痒。热甚则灼，肤作痛。热入经脉与血凝结，浅则为痈，深则为疽，更深入之则伤脏腑。心藏神，热乘于心，则神不明，故昏冒不省人事也。心主言，热乘于心，则神不辨，故喑而不能言，或妄言而谵语也。火主动，热乘于身，则身动而不宁，故身躁扰，动甚则发狂也。暴注者，卒暴水泻，火与水为病也。下迫者，后重里急，火与气为病也。呕吐酸苦，火病胃也。膺背彻痛，火伤胸也。血家殃者，热入于脉，则血满腾，不上溢则下泻，而为一切失血之病也。

诸湿肿满属脾土，霍乱积饮痞闭疼，食少体重肢不举，腹满肠鸣飧泄频。

【注】在天为湿，在地为土，在人为脾，在体为肉。湿气通于脾，故诸湿为病，皆属于脾土也。湿蓄内外，故肉肿腹满也。饮乱于中，故病霍乱也。脾失健运，故病积饮也。脾气凝结，故病痞硬、便闭而痛也。脾主化谷，病则食少也。脾主肌肉，湿胜故身重也。脾主四肢，四肢不举，亦由湿使然也。脾主腹，湿淫腹疾，故腹满、肠鸣、飧泄也。

诸气膹郁痿肺金，喘咳痰血气逆生，诸燥涩枯涸干劲，皴揭皮肤肩臂疼。

【注】在天为燥，在地为金，在人为肺，在体为皮。燥气通于肺，故诸燥气为病，皆属于肺金也。膹郁，谓气逆胸满，膹郁不舒也。痿，谓肺痿咳嗽，唾浊痰涎不已也。喘咳气逆、唾痰涎血，皆肺病也。凡涩枯涸干劲，皆燥之化也。干劲似乎强直，皆筋劲病也。故卒然者，多风入而筋劲也。久之者，多枯燥而筋劲也。皴，肤皴涩也。揭，皮揭起也，此燥之病乎外也。臂痛肩痛也，亦燥之病于经也。

诸寒收引属肾水，吐下腥秽彻清寒，厥逆禁固骨节痛，癥瘕癞疝腹急坚。

【注】在天为寒，在地为水，在人为肾，在体为骨。寒气通于肾，故诸寒气为病，皆属于肾水也。收，敛也，引，急也。肾属水，其化寒，敛缩拘急，寒之化也。热之化，吐下酸苦，故寒之化，吐下腥秽也。热之化，水液浑浊，

故寒之化，澄彻清冷也。厥逆，四肢冷也。禁固，收引坚劲。寒伤于外，则骨节痛也。寒伤于内，则癥瘕、癞疝、腹急坚痛也。

《医宗金鉴·卷三十五·运气要诀·运气为病歌》

二、五运病证

唐·王冰《重广补注黄帝内经素问》

五运太过病证

帝曰：五运之化，太过何如？太过，谓岁气有余也。新校正云："详太过五化，具《王常政大论》中。"岐伯曰：岁木太过，风气流行，脾土受邪。木余，故土气卑屈。民病飧泄食减，体重烦冤，肠鸣腹支满，上应岁星。飧泄，谓食不化而下出也。脾虚，故食减，体重烦冤，肠鸣腹支满也。岁木气太盛，岁星光明逆守，星属分皆灾也。新校正云："按《藏气法时论》云：脾虚则腹满肠鸣，飧泄食不化。"甚则忽忽善怒，眩冒巅疾。凌犯太甚，则遇于金，故自病。新校正云："按《玉机真藏论》云：'肝脉大过，则令人喜怒忽忽，眩冒巅疾。'为肝实而然，则此病不独木太过遇金自病，肝实亦自病也。"化气不政，生气独治，云物飞动，草木不宁，甚而摇落，反胁痛而吐甚，冲阳绝者死不治，上应太白星。诸壬岁也，木余土抑，故不能布政于万物也。生气，木气也，太过故独治而生化也。风不务德，非分而动，则太虚之中，云物飞动，草木不宁，动而不止，金则胜之，故甚则草木摇落也。胁反痛，木乘土也。冲阳，胃脉也，木气胜而土气乃绝，故死也。金复而太白逆守，属星者危也。其灾之发，害于东方。人之内应，则先害于脾，后伤肝也。《书》曰："满招损。"此其类也。新校正云："详此太过五化，言星之例有三：木与土运，先言岁镇，后言胜己之星；火与金运，先言荧惑太白，次言胜己之星，后再言荧惑太白；水运先言辰星，次言镇星，后再言辰星，兼见己胜之星也。"

岁火太过，炎暑流行，金肺受邪。火不以德，则邪害于金，若以德行，则政和平也。民病疟，少气咳喘，血溢血泄注下，嗌燥耳聋，中热肩背热，上应荧惑星。少气，谓气少不足以息也。血泄，谓血利便血也。血溢，谓血上出于七窍也。注下，谓水利也。中热，谓胸心之中也。背，谓胸中之府，肩接近之，故胸心中及肩背热也。火气太盛，则荧惑光芒逆临，宿属分皆灾也。新校正云："详火盛而克金，寒热交争，故为疟。按《藏气法时论》云：肺病者，咳喘。肺虚者，少气不能报息，耳聋嗌干。"甚则胸中痛，胁支满胁痛，膺背肩胛间痛，两臂内痛，新校正云："按《藏气法时论》云：心病者，胸中痛，胁支满，胁下痛，膺背肩甲间痛，两臂内痛。”**身热骨痛而为浸淫。**火无德令，纵热害金，水为复仇[1]，故火自病。新校正云：“按《玉机真藏论》云：心脉太过，则令人身热而肤痛，为浸淫。此云骨痛者，误也。”**收气不行，长气独明，雨水霜寒，**今详“水”字当作“冰”。**上应辰星。**金气退避，火气独行，水气折之，故雨零冰雹及遍降霜寒而杀物也。水复于火，天象应之，辰星逆凌，乃寒灾于物也。占辰星者，常在日之前后三十度。其灾之发，当至南方。在人之应，则内先伤肺，后反伤心。新校正云：“按《五常政大论》‘雨水霜寒’作‘雨冰霜雹’。”**上临少阴少阳，火燔焫，水泉涸，物焦槁，**新校正云：“按《五常政大论》云：赫曦之纪，上徵而收气后。又《六元正纪大论》云：戊子、戊午太徵，上临少阴。戊寅、戊申太徵，上临少阳。临者太过不及，皆曰天符。”**病反谵妄狂越，咳喘息鸣，下甚血溢泄不已，太渊绝者死不治，上应荧惑星。**诸戊岁也，戊午、戊子岁，少阴上临；戊寅、戊申岁，少阳上临，是谓天符之岁也。太渊，肺脉也，火胜而金绝，故死。火既太过，又火热上临，两火相合，故形斯侯。荧惑逆犯，宿属皆危。新校正云：“详戊辰、戊戌岁上见太阳，是谓天刑运，故当盛而不得盛，则火化减半，非太过又非不及也。”

岁土太过，雨湿流行，肾水受邪。土无德乃尔。**民病腹痛，清厥，意不乐，体重烦冤，上应镇星。**腹痛，谓大腹、小腹痛也。清厥，谓足逆冷也。意不乐，如有隐忧也。土来刑水，象应之。镇星逆犯，宿属则灾。新校正云：“按《藏气法时论》云：肾病者，身重。肾虚者，大腹小腹痛，清厥意不乐。”**甚则肌肉萎，足痿不收，行善瘈，脚下痛，饮发中满食减，四肢不举。**脾主肌肉，外应四肢。又其脉起于足中指[2]之端，循核骨内侧，斜出络跗，故病如是。新校正云：“按《藏气法时论》云：脾病者，身重，善饥，肉痿，足不收，行善疾，脚下痛。又《玉机真藏论》云：脾太过，则令人四肢不举。”**变生得位，**新校正云：“详太过五化，独此言变生得位者，举一而四气可知也。又以土旺时月难知，故此详言之也。”**藏气伏，化气独治之，泉涌可衍，涸泽生鱼，风雨大至，土崩溃，鳞见于陆，病腹满溏泄肠鸣，反下甚而太溪绝者死不治，上应岁星。**诸甲岁也。得位，谓季月也。藏，水气也。化，土气也。化太过，故水藏伏匿而化气独治。土胜木复，故风雨大至，水泉涌，河渠溢，干泽生鱼。湿既甚矣，风又鼓之，故土崩溃。土崩溃，谓垣颓岸仆，山落地入也。河溢泉涌，枯泽水滋，鳞物丰盛，故见于陆地也。太溪，肾脉也，土胜而水绝，故死。木来折土，天象逆临，加其宿属，正可忧也。新校正云：“按《藏气法时论》云：脾虚则腹满肠鸣，飧泄，食不化也。”

岁金太过，燥气流行，肝木受邪。金暴虐乃尔。**民病两胁下少腹痛，目赤**

---

① 仇：或作“讎”，繁体字。

② 指：或作“趾”，下同。

痛眦疡，耳无所闻。两胁，谓两乳之下，胁之下也。少腹，谓脐下两旁髎骨内也。目赤，谓白睛色赤也。痛，谓惨痛也。眦，谓四际睑睫之本也。**肃杀而甚，则体重烦冤，胸痛引背，两胁满且痛引少腹，上应太白星。**金气已过，肃杀又甚，木气内畏，感而病生。金盛应天，太白明大，加临宿属，心受灾害。新校正云："按《藏气法时论》云：肝病者，两胁下痛引少腹。肝虚，则目䀮䀮无所见，耳无所闻。又《玉机真藏论》曰：肝脉不及，则令人胸痛引背，下则两胁胠满也。"**甚则喘咳逆气，肩背痛，尻、阴、股、膝、髀、腨、䯒、足皆病，上应荧惑星。**火气复之，自生病也。天象示应，在荧惑逆，加守宿属则可忧也。新校正云："按《藏气法时论》云：肺病者，喘咳逆气，肩背痛，汗出，尻、阴、股、膝、髀、腨、䯒、足皆痛。"**收气峻，生气下，草木敛，苍干凋陨，病反暴痛，胠胁不可反侧，**新校正云："详此云反暴痛，不言何所痛者，按《至真要大论》云：心胁暴痛，不可反侧。则此乃心胁暴痛也。"**咳逆甚而血溢，太冲绝者死不治，上应太白星。**诸庚岁也，金气峻虐，木气被刑，火未来复，则如是也。敛，谓已生枝叶，敛附其身也。太冲，肝脉也，金胜而木绝，故死。当是之候，太白应之，逆守星属，病皆危也。新校正云："按庚子、庚午、庚寅、庚申岁，上见少阴、少阳司天，是谓天刑运，金化减半，故当盛而不得盛，非太过又非不及也。"

岁水太过，寒气流行，邪害心火。水不务德，暴虐乃然。**民病身热烦心躁悸，阴厥上下中寒，谵妄心痛，寒气早至，上应辰星。**悸，心跳动也。谵，乱语也。妄，妄见闻也。天气水盛，辰星莹明，加其宿属，灾乃至。新校正云："按阴厥，在后金不及，复则阴厥，有注。"**甚则腹大胫肿，喘咳，寝汗出憎风，**新校正云："按《藏气法时论》云：'肾病者，腹大胫肿，喘咳身重，寝汗出憎风。'再详太过五化，木言化气不政，生气独治；火言收气不行，长气独明；土言藏气伏，长气独治；金言收气峻，生气下；水当言藏气乃盛，长气失政。今独亡者，阙文也。"**大雨至，埃雾朦郁，上应镇星。**水盛不已，为土所乘，故彰斯候。埃雾朦郁，土之气。肾之脉，从足下上行入腹，从肾上贯肝鬲，入肺中，循喉咙，故生是病。肾为阴，故寝则汗出而憎风也。卧寝汗出，即其病也。夫土气胜，折水之强，故镇星明盛，昭其应也。**上临太阳，雨冰雪霜不时降，湿气变物，**新校正云："按《五常政大论》云：流衍之纪，上羽而长气不化。又《六元正纪大论》云：丙辰、丙戌太羽上临太阳。临者太过不及，皆曰天符。"**病反腹满肠鸣，溏泄食不化，**新校正云："按《藏气法时论》云：脾虚则腹满肠鸣，飧泄食不化。"**渴而妄冒，神门绝者死不治，上应荧惑、辰星。**诸丙岁也，丙辰、丙戌岁太阳上临，是谓天符之岁也。寒气太甚，故雨化为冰雪，雨冰，则雹也。霜不时降，彰其寒也。土复其水，则大雨霖霪。湿气内深，故物皆湿变。神门，心脉也，水胜而火绝，故死。水盛太甚，则荧惑减曜，辰星明莹，加以逆守宿属，则危亡也。新校正云：“详太过五，独记火水之上临者，火临火，水临水，为天符故也。火临水为逆，水临木为顺，火临土为顺，水临土为运胜天，火临金为天刑运，水临金为逆，更不详出也。又此独言土应荧惑、辰星，举此一例，余从而可知也。”

《重广补注黄帝内经素问·气交变大论》

唐·王冰《重广补注黄帝内经素问》

五运不及病证

帝曰：善！其不及何如？谓政化少也。新校正云：“详不及五化，具《五常政大论》中。”**岐伯曰：悉乎哉问也！岁木不及，燥乃大行，**清冷时至，加之薄寒，是谓燥气。燥，金气也。**生气失应，草木晚荣，**后时之谓失应也。**肃杀而甚，则刚木辟著①，柔萎苍干，上应太白星。**天地凄沧，日见曚昧，谓雨非雨，谓晴非晴，人意惨然，气象凝敛，是为肃杀甚也。刚，劲硬也。辟著，谓辟著枝茎，干而不落也。柔，软也。苍，青也。柔木之叶，青色不变而干卷也。木气不及，金气乘之，太白之明，光芒而照其空也。**民病中清，胠胁痛，少腹痛，肠鸣溏泄，凉雨时至，上应太白星，**新校正云：“按不及五化，民病证中，上应之星皆言运星失色，畏星加临宿属为灾，此独言畏星，不言运星者，经文阙也，当云上应太白星、岁星。”**其谷苍。**金气乘木，肝之病也。乘此气者，肠中自鸣而溏泄者，即无胠胁少腹之痛疾也。微者善之，甚者止之，遇夏之气，亦自止也，遇秋之气，而复有之。凉雨时至，谓应时而至也，金土齐化，故凉雨俱行，火气来复，则夏雨少。金气胜木，太白临之，加其宿属分皆灾也。金胜毕岁，火气不复，则苍色之谷不成实也。新校正云：“详‘中清，胠胁痛，小腹痛’，为金乘木肝病之状。‘肠鸣溏泄’，乃脾病之证。盖以木少，脾土无畏，侮反受邪之故也。”**上临阳明，生气失政，草木再荣，化气乃急，上应太白、镇星，其主苍早。**诸丁岁也，丁卯、丁酉岁阳明上临，是谓天刑之岁也。金气承天，下胜于木，故生气失政，草木再荣。生气失政，故木华晚启。金气抑木，故秋夏始荣，结实成熟，以化气急速，故晚结成就也。金气胜木，天应同之，故太白之见，光芒明盛。木气既少，土气无制，故化气生长急速。木少金胜，天气应之，故镇星、太白，润而明也。苍色之物，又早凋落，木少金乘故也。新校正云：“按不及五化，独纪木上临阳明，土上临厥阴，水土临太阴，不纪木上临厥阴，土上临太阴，

---

① 著（zhuó）：“着”的本字，他本或作“着”。

金上临阳明者，经之旨各记其甚者也。故于太过运中，只言火临火，水临水。此不及运中，只言木临金，土临木，水临土。故不言厥阴临木，太阴临土，阳明临金也。”**复则炎暑流火，湿性燥，柔脆草木焦槁，下体再生，华实齐化，病寒热疮疡痱胗痈痤，上应荧惑、太白，其谷白坚。**火气复金，夏生大热，故万物湿性，时变为燥。流火烁物，故柔脆草木及蔓延之类，皆上干死而下体再生。若辛热之草，死不再生也。小热者死少，大热者死多，火大复已，土气间至，则凉雨降，其酸苦甘咸性寒之物，乃再发生，新开之与先结者，齐承化而成熟。火复其金，太白减曜，荧惑上应，则益光芒，加其宿属，则皆灾也。以火反复，故曰白坚之谷，秀而不实。**白露早降，收杀气行，寒雨害物，虫食甘黄，脾土受邪，赤气后化，心气晚治，上胜肺金，白气乃屈，其谷不成，咳而鼽，上应荧惑、太白星。**阳明上临，金自用事，故白露早降。寒凉大至，则收杀气行，以太阳居土湿之位，寒湿相合，故寒雨害物，少于成实。金行伐木，假途于土，子居母内，虫之象也，故甘物黄物，虫蠹食之。清气先胜，热气后复，复已乃胜，故火赤之气后生化也。“赤后化”，谓草木赤华及赤实者，皆后时而再荣秀也。其五藏则心气晚王，胜于肺，心胜于肺，则金之白气乃屈退也。金谷，稻也。鼽，鼻中水出也。金为火胜，天象应同，故太白芒减，荧惑益明。

岁火不及，寒乃大行，长政不用，物荣而下，凝惨而甚，则阳气不化，乃折荣美，上应辰星。火少水胜，故寒乃大行。长政不用，则物容卑下。火气既少，水气洪盛，天象出见，辰星益明。**民病胸中痛，胁支满，两胁痛，膺背肩胛间及两臂内痛，**新校正云：“详此证与火太过、甚则反病之状同，傍见《藏气法时论》。”**郁冒矇昧，心痛暴瘖，胸腹大，胁下与腰背相引而痛，**新校正云：“按《藏气法时论》云：心虚则胸腹大，胁下与腰背相引而痛。”**甚则屈不能伸，髋髀如别，上应荧惑、辰星，其谷丹。**诸癸岁也。患，以其脉行于是也。火气不行，寒气禁固，髋髀如别，屈不得伸。水行乘火，故荧惑芒减，丹谷不成，辰星临其宿属之分，则皆灾也。**复则埃郁，大雨且至，黑气乃辱，病鹜溏腹满，食饮不下，寒中肠鸣，泄注腹痛，暴挛痿痹，足不任身，上应镇星、辰星，玄谷不成。**埃郁云雨，土之用也。复寒之气必以湿，湿气内淫则生腹疾身痛，故如是也。黑气，水气也。辱，屈辱也。鹜，鸭也。土复于水，故镇星明润，临犯宿属，则民受病灾矣。

岁土不及，风乃大行，化气不令，草木茂荣，飘扬而甚，秀而不实，上应岁星。木无德也。木气专行，故化气不令。生气独擅，故草木茂荣。飘扬而甚，是木不以德。土气薄少，故物实不成。不实，谓秕[①]恶也。土不及，木乘之，故岁星之见，

① 秕：原作“粃”，异体字。

润而明也。民病飧泄霍乱，体重腹痛，筋骨繇复，肌肉瞤酸，善怒，藏气举事，蛰虫早伏，咸病寒中，上应岁星、镇星，其谷黅。诸己岁也，风客于胃，故病如是。土气不及，水与齐化，故藏气举事，蛰虫早伏于阳气之所，人皆病中寒之疾也。繇，摇也，筋骨摇动，已复常则已繇复也。土抑不伸，若岁星临宿属，则皆灾也。新校正云："详此文云'筋骨繇复'，王氏虽注，义不可解。按《至真要大论》云：'筋骨繇并'，疑此'复'字，'并'字之误也。"复则收政严峻，名木苍凋，胸胁暴痛，下引少腹，善太息，虫食甘黄，气客于脾，黅谷乃减，民食少失味，苍谷乃损，金气复木，故名木苍凋。金入于土，母怀子也，故甘物黄物，虫食其中。金入土中，故气客于脾。金气大来，与土仇复，故黅减实，谷不成也。上应太白、岁星。太白芒盛，岁减明也。一经少此六字，缺文耳。上临厥阴，流水不冰，蛰虫来见，藏气不用，白乃不复，上应岁星，民乃康。己亥、己巳岁，厥阴上临，其岁少阳在泉，火司于地，故蛰虫来见，流水不冰也。金不得复，故岁星之象如常，民康不病。新校正云："详木不及上临阳明，水不及上临太阴，俱后言复。此先言复而后举上临之候者，盖白乃不复，嫌于此年有复也。"

岁金不及，炎火乃行，生气乃用，长气专胜，庶物以茂，燥烁以行，上应荧惑星，火不务德，而袭金危，炎火既流，则夏生大热。生气举用，故庶物蕃茂。燥烁气至，物不胜之，烁胜之，烁石流金，涸泉焦草，山泽燔烁，雨乃不降。炎火大盛，天象应之，荧惑之见而大明也。民病肩背瞀重，鼽嚏血便注下，收气乃后，上应太白星，其谷坚芒。诸乙岁也。瞀，谓闷也，受热邪故生是病。收，金气也，火先胜，故收气后。火气胜金，金不能盛，若荧惑逆守，宿属之分皆受病。新校正云："详其谷坚芒，白色可见，故不云其谷白也。经云：'上应太白'，以前后例相照，经脱'荧惑'二字。及详王注言'荧惑逆守'之事，益知经中之阙也。"复则寒雨暴至，乃零冰雹霜雪杀物，阴厥且格，阳反上行，头脑户痛，延及囟顶发热，上应辰星，新校正云："详不及之运，克我者行胜，我者之子来复，当来复之后，胜星减曜，复星明大。此只言上应辰星，而不言荧惑者，阙文也。当云'上应辰星、荧惑'。"丹谷不成，民病口疮，甚则心痛。寒气折火，则现冰雹霜雪，冰雹先伤而霜雪后损，皆寒气之常也。其灾害乃伤于赤化也。诸不及而为胜所犯，子气复之者，皆归其方也。阴厥，谓寒逆也。"格"，至也，亦拒也。水行折火，以救困金，天象应之，辰星明莹。赤色之谷，为霜雹损之。

岁水不及，湿乃大行，长气反用，其化乃速，暑雨数至，上应镇星，湿大行，谓数雨也。化速，谓物早成也。火湿齐化，故暑雨数至。乘水不及而土胜之，镇星之象，增益光明，逆凌留犯，其又甚矣。民病腹满身重，濡泄寒疡流水，腰股痛发，腘腨股膝不便，烦冤，足痿，清厥，脚下痛，甚则跗肿，藏气不政，肾气不衡，上应辰星，其谷秬。藏气不能申其政令，故肾气不能内致和平。衡，平也。辰星之应，当减其明，或遇镇星临宿属者乃灾。新校正云："详经云上应辰星，注言镇星，以前后例相校，此经阙'镇星'二字。"上临太阴，则大寒数举，蛰虫早藏，地积坚冰，阳光不治，民病寒疾于下，甚则腹满浮肿，上应镇星，新校正云："详木不及，上临阳明，上应太白、镇星，此独言镇星而不言荧惑者，文阙也。盖水不及而又上临太阴，则镇星明盛，以应土气专盛。水既益弱，则荧惑无畏而明大。"其主黅谷。诸辛岁也，辛丑、辛未岁，上临太阴，太阳在泉，故大寒数举也。土气专盛，故镇星益明，黅谷应天岁成也。复则大风暴发，草偃木零，生长不鲜，面色时变，筋骨并辟，肉瞤瘛，目视䀮䀮，物疏璺①，肌肉胗发，气并鬲中，痛于心腹，黄气乃损，其谷不登，上应岁星。木复其土，故黄气反损，而黅谷不登也，谓实不成无以登祭器也。木气暴复，岁星下临宿属分者灾。新校正云："详此当云上应岁星、镇星尔。"

《重广补注黄帝内经素问·气交变大论》

金·张元素《医学启源》

五运主病

诸风掉眩，皆属肝木。

诸痛痒疮疡，皆属心火。

诸湿肿满，皆属脾土。

诸气膹郁、病痿，皆属肺金。

诸寒收引，皆属肾水。

《医学启源·卷之中·内经主治备要·五运主病》

金·张元素《医学启源》

五运病解

五运主病，木、火、土、金、水，顺则皆静，逆则变乱，四时失常，阴阳

① 璺（wèn）：陶瓷、玻璃等器上的裂纹。

偏胜，病之源也。

诸风掉眩，皆属肝木。

注云：掉，摇也。眩，昏乱眩运也。风主动故也。所谓风气甚则头目眩者，由风木旺，则必是金衰不能制木，而木生火，木、火者皆阳也，故风火多兼化也。风热相搏，则头目眩运而转也。火性本动，火得风则成焰而旋转也。风势甚，则曲直动摇，更加呕吐也。

诸痛痒疮疡，皆属心火。

注云：痛痒而为疮，火之用也。五常之道，过极则胜己者反来制之，故火热过极，而反兼于水化也。所谓盐能固物，而令不腐者，咸寒水化，制其火热，使无热之过极，乃水化制之，而久固也。热极即是木来生火也，甚则皮肉肌肤之间，不得宣通，故生疮疡而痛痒也。

诸湿肿满，皆属脾土。

注云：湿，地之体也。湿极甚则痞塞肿满，物湿亦然，故长夏暑湿之甚，则庶物隆盛也。

诸气膹郁病痿，皆属肺金。

注云：肺主气，气为阳，阳主轻清而升，故肺居上部，而为病则气郁。至于痿弱，手足无力，不能收持，乃血液衰少，故病然也。秋金旺，则雾气蒙郁，而草木萎落，病之象也。

诸寒收引，皆属肾水。

注云：收敛引急，寒之用也，故冬寒则物拘缩也。

《医学启源·卷之中·<内经>主治备要·五运病解》

金·刘完素《素问玄机原病式》

五运主病

诸风掉眩，皆属肝木。

掉，摇也。眩，昏乱旋运也。风主动故也。所谓风气甚，而头目眩运者，由风木旺，必是金衰不能制木，而木复生火，风火皆属阳，多为兼化，阳主乎动，两动相搏，则为之旋转。故火本动也，焰得风则自然旋转。如春分至小满，为二之气，乃君火之位；自大寒至春分七十三日，为初之气，乃风木之位，故春分之后，风火相搏，则多起飘风，俗谓之旋风是也。四时皆有之。由五运六气，千变万化，冲荡击搏，推之无穷，安得失时而便谓之无也？但有微、甚而已。人或乘车跃马，登舟环舞而眩晕者，其动不正，而左右纡曲，故《经》曰：曲直动摇，风之用也。眩运而呕吐者，风热甚故也。

诸痛痒疮疡，皆属心火。

人近火气者，微热则痒，热甚则痛，附近则灼而为疮，皆火之用也。或痒痛如针轻刺者，犹飞迸火星灼之然也。痒者，美疾也。故火旺于夏，而万物蕃鲜荣美也。灸之以火，渍之以汤，而痒转甚者，微热之所使也。因而痒去者，热令皮肤纵缓，腠理开通，阳气得泄，热散而去故也。或夏热皮肤痒，而以冷水沃之不去者，寒能收敛，腠理闭密，阳气郁结，不能散越，怫热内作故也。痒得爬而解者，爬为火化，微则亦能令痒，甚则痒去者，爬令皮肤辛辣，而属金化，辛能散，故金化见则火力分而解矣。或云痛为实，痒为虚者，非谓虚为寒也，正谓热之微、甚也。

或疑疮疡皆属火热，而反腐烂出脓水者，何也？犹谷肉果菜，至于热极，则腐烂而溃为污水也。溃而腐烂者，水之化也。所谓五行之理，过极则胜己者反来制之，故火热过极，则反兼于水化。又如盐能固物，令不腐烂者，咸寒水化，制其火热，使不过极，故得久固也。万物皆然。

诸湿肿满，皆属脾土。

地之体也，土。湿极盛则痞塞肿满，物湿亦然，故长夏属土，则庶物隆盛也。

诸气膹郁病痿，皆属肺金。

膹，谓膹满也。郁，谓奔迫也。痿，谓手足痿弱，无力以运动也。大抵肺主气，气为阳，阳主轻清而升，故肺居上部，病则其气膹满奔迫，不能上升；至于手足痿弱，不能收持，由肺金本燥，燥之为病，血液衰少，不能营养百骸故也。《经》曰：手指得血而能摄，掌得血而能握，足得血而能步。故秋金旺则雾气蒙郁，而草木萎落，病之象也。萎，犹痿也。

诸寒收引，皆属肾水。

收敛引急，寒之用也，故冬寒则拘缩矣。

《素问玄机原病式·五运主病》

清·吴谦《医宗金鉴》

五运郁极乃发歌

火土金郁待时发，水随火后木无恒。水发雹雪土飘骤，木发毁折金清明，火发曛昧有多少，微者病已甚无刑。木达火发金郁泄，土夺水折治之平。

【注】五郁之发，各有其时。火郁待三气火时而发，土郁待四气土时而发，金郁待五气金时而发，此各待旺时而发也。水郁不待终气水时，而每发于二气、三气二火时者，以水阴性险，见阳初退，即进乘之，故不待水旺而发也。木郁之发，无一定之时者，以木生风，善行数变，其气无常，故木发无恒时也。五发之时既已审矣，然五发征兆，五气微甚，天时民病，不可不知也。水发之征，微者为寒，甚为雹雪；雹雪，寒甚也。土发之征，微者为湿，甚为飘骤；飘骤，暴风雨也。木发之征，微者为风，甚为毁折；毁折，摧拔也。金发之征，微者为燥，甚为清明；清明，冷肃也。火发之征，微者为热，甚为曛昧；曛昧，昏翳也。多少者，谓有太过、不及也。不及者病微，太过者病甚。微者病已，谓本经自病也。甚者兼刑，谓兼我刑、刑我者同病也。如木气甚，我刑者土，刑我者金，土畏我乘来齐其化，金畏我胜来同其化，故三经兼见病也。余气法此。木达，谓木郁达之；达者，条达舒畅之义也。凡木郁之病，风为清敛也，宜以辛散之、疏之，以甘调之、缓之，以苦涌之、平之，但使木气条达舒畅，皆治木郁之法也。火发，谓火郁发之；发者，发扬解散之义也。凡火郁之病为寒束也，宜以辛温发之，以辛甘扬之，以辛凉解之，以辛苦散之，但使火气发扬解散，皆治火郁之法也。金泄，谓金郁泄之；泄者，宣泄疏降之义也。凡金郁之病，燥为火困也，宜以辛宣之、疏之、润之，以苦泄之、降之、清之，但使燥气宣通疏畅，皆治金郁之法也。水折，谓水郁折之；折者，逐导渗通之义也。凡水郁之病，水为湿瘀也，宜以辛苦逐之、导之，以辛淡渗之、通之，但使水气流通不蓄，皆治水郁之法也。土夺，谓土郁夺之；夺者，汗、吐、下利之义也。凡土郁之病，湿为风阻也，在外者汗之，在内者攻之，在上者吐之，在下者利之，但使土气不致壅阻，皆治土郁之法也。

《医宗金鉴·卷三十五·运气要诀·五运郁极乃发歌》

清·吴谦《医宗金鉴》

五运客运太过为病歌

风气大行太过木，脾土受邪苦肠鸣，飧泄食减腹支满，体重烦冤抑气升，云物飞扬草木动，摇落木胜被金乘，甚则善怒颠眩冒，胁痛吐甚胃绝倾。

【注】上文统论主运主气为病，此详言五运客运专主之病也。岁木太过，

六壬年也；或岁土不及，六己年也。木太过则恃强乘土，土不及则母弱而金衰，无以制木，而木亦来乘土，故木气盛则风气大行，为木太过之化。在人则脾土受邪为病，苦肠鸣、飧泄、食少，腹满、体重、烦冤。烦冤者，谓中气抑郁不伸故也。在天则有云物飞扬之变，在地则有草木动摇之化。木胜不已而必衰，衰则反被金乘，有凋陨摇落之复也，故更见善怒、颠疾、眩冒、胁痛、吐甚之肝脾病也。胃绝倾者，谓胃土冲阳之脉绝而不至，是为脾绝，故主命倾也。

暑热大行太过火，肺金受邪喘咳疴，气少血失及病疟，注下咽干中热多，燔炳物焦水泉涸，冰雨寒霜水复过，甚则谵狂胸背痛，太渊脉绝命难瘥。

【注】岁火太过，六戊年也；或岁金不及，六乙年也。火太过，则火恃强而乘金；金不及，则母弱而水衰无以制火，而火亦乘金，故火气盛则暑热大行，为火太过之化。在人则肺金受邪，其为病喘而咳嗽，气少不足息，血失而颜色瘁，及疟疾注下，火泻咽干中热也。在天则有燔焫炎烈沸腾之变，在地则有物焦槁、水泉涸之化。火胜不已而必衰，衰则反被水乘，有雨冰、雹旱、霜寒之复也，故更见谵语狂乱、胸背痛之心肺病也。太渊，肺脉也，肺金之脉绝而不至，是为肺绝，故主病难愈也。

雨湿大行太过土，肾水受邪腹中疼，体重烦冤意不乐，雨湿河衍涸鱼生，风雨土崩鳞见陆，腹满溏泻苦肠鸣，足痿瘈痛并饮满，太溪肾绝命难存。

【注】岁土太过，六甲年也；岁水不及，六辛年也。土太过，则土恃强而乘水；水不及，则母弱而木衰无以制土，而土亦乘水，故土气盛则雨湿大行，为土太过之化。在人则肾水受邪，其为病，四肢冷厥，腹中痛，体重，烦冤，意不乐也。在天则有雨湿数至之变，在地则有河衍涸、泽生鱼之化。湿胜不已而必衰，衰则反被木乘，有风雨大至、土崩鳞见于陆之复也，故更见腹满、溏泻、肠鸣、足痿瘈痛、饮满之脾胃病也。太溪，肾脉也，肾水之脉绝而不至，是为肾绝，故曰主命难存也。

清燥大行太过金，肝木受邪耳无闻，胁下少腹目赤痛，草木凋陨焦槁屯，甚则胸膺引背痛，胠胁何能反侧身，喘咳气逆而血溢，太冲脉绝命难生。

【注】岁金太过，六庚年也；岁木不及，六丁年也。金太过，则金恃强而乘木；木不及，则母弱而火衰无以制金，而金亦乘木，故金气盛则清燥大行，为金太过之化。在人则肝木受邪，其为病，耳聋无闻，胁下痛，少腹痛，目眦赤痛也。在天则有清燥肃杀之变，在地则有草木凋陨之化。燥胜不已而必衰，衰则反被火乘，有苍干、焦槁之复也，故更见胸膺引背、胠胁疼痛、不能转侧、喘咳、气逆、失血之肝肺病也。太冲，肝脉也，肝木之脉绝而不至，是为

肝绝，故主命难生也。

寒气大行太过水，邪害心火热心烦，躁悸谵妄心中痛，天冰霜雪地裂坚，埃雾蒙郁寒雨至，甚则肿咳病中寒，腹满溏鸣食不化，神门脉绝死何言。

【注】岁水太过，六丙年也；岁火不及，六癸年也。水太过，则水恃强而乘火；火不及，则母弱而土衰无以制水，而水亦乘火，故水气盛则寒气大行，为水太过之化。在人则心火受邪，其为病，心烦躁悸，谵语妄言，心中热痛也。在天则有雨冰霜雪之变，在地则有冻裂坚刚之化。寒胜不已而必衰，衰则反被土乘，有埃雾蒙郁不散、寒雨大至之复也，故更见肿、喘、中寒、腹满、溏泻、肠鸣、饮食不化之肾脾病也。神门，心脉也，心火之脉绝而不至，是为心绝，故主死也。

《医宗金鉴·卷三十五·运气要诀·五运客运太过为病歌》

清·刘奎《松峰说疫》

五运天时民病

岁运有余属先天，为太过之年，甲、丙、戊、庚、壬五阳刚之年。

六甲年甲己化土，甲为阳刚之土，土太过是谓敦厚也阜高也。万物之化，无不赖土以克成。土本高厚，在山川烟埃朦郁，土之气也。雨湿流行湿生则燥避，土之化湿，土胜克水，故肾脏受邪，治当以除湿补肾。脾属土，甚则土邪有余，脾经自病。脾主肌肉，外应四肢。肌肉痿，行善瘈抽掣，脚下痛。脾太过则令四肢不举。脾虚则腹鸣飧泄不化。其德厚重，故其政安静。其动柔润重淖泥湿，其变震惊飘聚雷霆暴风，崩溃洪水冲突。此以土极而兼木复之化。其谷稷、麻稷，土谷；麻，木谷，其果枣、李枣，土果；李，木果，其畜犬、牛牛，土畜；犬，木畜，育齐也，其虫倮、毛土气有余，倮、毛齐化。太溪，肾脉也，土亢则肾绝，故死不治。

六丙年丙辛化水，丙为阳刚之水，水太过为流衍之纪。水胜则阴气大行，天地闭而万物封藏。岁水太过，寒气流行，寒病乃生，邪害心火。水化寒，水胜则克火，故心脏受邪。治当以逐寒补心。民病身热烦躁，心悸阴厥，上下中寒，谵妄心痛。甚则水邪有余，肾脏自病。肾病则腹大胫肿，喘咳身重寝汗。其德凝惨寒雰雨雪貌，其动漂浮于上泄泻于上沃灌也涌溢也，其变非时而有曰变。冰雪霜雹，其病胀水气盛，其象冬，其气坚，其谷豆、稷豆，水谷；稷，土谷，其果栗枣，其畜彘、牛彘，水畜；牛，土畜，其虫鳞倮水有余，故鳞倮育。神门，心脉也，水亢则心绝，故不治。

六戊年戊癸化火，戊为阳刚之火，火太过乃赫曦之纪，阳光炎盛也。阳盛则万物俱盛，阴气内化，阳气外荣，阴降于下，阳升于上也。民病火邪伤阴，寒热交争，故为疟。火克肺金，令人喘咳。火逼血妄行于上，故口鼻出血；下泄于二便，故水泄注下。火炎上焦，则咽干耳聋，肩背皆痛，其动炎灼妄扰，火盛之害也。其德暄暑郁蒸，热化所行，其应夏也。其变炎烈沸腾，火气太过，热极之变也。其病笑疟疮疡，血流狂妄目赤，皆火盛也。若火不能务其德，暴烈其政，甚则雨水霜雹，则金气受伤，水必来复之，故其为灾如此，而寒邪反伤心也。其谷麦、豆其麦，火谷；其豆，水谷，其果杏、栗杏，火果；栗，水果，其畜羊、彘羊，火畜；彘，水畜，其育齐也，其虫羽、鳞羽，属火；鳞，属水。太渊，肺脉也，火亢则肺绝救①，故死不治。

六庚年乙庚化金，庚为阳刚之金，金太过乃坚成之纪，万物收引而退避也。岁金太过，燥气流行，燥病乃生，肝木受邪，治当清燥补肝。民病两胁下少腹痛，目赤眥疡，耳无所闻，皆肝胆经病。金气太过则肃杀甚，故伤及肝经。若肝不及，则令人胸痛引背，下则两胁胠胀，甚则不可反侧，金伤于肝也。金邪有余，肺经自病，故喘咳气逆，肩背痛。金病不能生水，以致肾阴亦病，故尻阴股膝髀腨足皆痛。其德雾露萧飋，清肃之化也。其变肃杀凋零，杀令行也。其动暴折金气有余，疡疰皮肤之疾。金不务德而暴害乎木，火必报复而金反受伤，其病喘喝，胸臆仰息。火乘肺金，故其病咳。其谷稻、黍，其果桃、杏，其畜鸡、马，其虫介、羽。太冲者，肝脉也，金亢则肝绝，故死不治。

六壬年丁壬化木，壬为阳刚之木，布散阳和，发生万物之象也。木和相生，则阳和布化，阳气日进而阴气日退。岁木太过，木之化风，风气流行，风病乃生。木胜则克脾土，故脾脏受邪，治当平肝木以补脾土。木太过侮土，则金必复之，故乘秋令而为灾如此。至其为病，则邪反伤肝矣。民病飧泻，食减体重，烦冤肠鸣，腹胁支满，皆脾虚气衰所致。木胜肝强，故善怒眩冒巅疾，甚则反胁痛而吐甚木邪伤胃。其动掉眩巅疾风木太过，其德鸣风木声靡散也启坼即发陈之义，其变振怒拉败拆摧拔。其谷麻、稻麻，木谷；稻，金谷，其果桃、李李，木果；桃，金果，其畜鸡、犬鸡，金畜；犬，木畜，其虫毛、介。冲阳，胃脉也，木亢则胃绝，故死不治。

---

① 救：详文义及前后文例，疑衍文。

岁运不及属后天，为不及之年，乙、丁、己、辛、癸五阴年。

六丁年丁壬化木，丁为阴柔之木，木气不及，是谓委和之纪。阳和委屈，发生少也。木气衰，土气无制也。火无所生，故长自平。木衰金胜，故收气乃早。岁木不及，燥乃大行木不及则金乘之，燥病乃生。生气不政，物秀而实，草木晚荣，凉雨时降，风云并兴。民病中清，胠胁满，少腹痛。金气乘木，乃肝之病也。肠鸣溏泄，木不生火，乃脾之寒也。其病肢废痈肿疮疡木被金伤，肝筋受病，风淫末疾，故为肢废痈肿疮疡，所由生也。其主飞蠹蛆雉蛆化为蝇，其性喜暖，火运之年尤多。雉，火禽，凡此皆火复之理也，其气敛，其用聚木兼金化，收气胜也。其谷稷、稻稷，土谷；稻，金谷。木不及，二谷当成，其果枣、桃枣，土果；桃，金果。木不及则二果盛，其畜犬、鸡犬，木畜；鸡，金畜，其虫毛、介毛，木虫；介，金虫。草木晚荣木不及，苍干凋落金盛之，物秀而实，肤肉内充生气虽晚，化气速成故也。阳明上临，金气清肃，故为白露早降。金胜火必衰，火衰土必弱。虫蚀甘黄，甘黄属土，而阴气蚀之，故虫生焉观晒能除蛀，则虫为阴物可知。胜复皆因于木，故灾眚在三，东方震宫也。

六乙年乙庚化金，乙为阴柔之金，金气不及，是谓从革之纪。岁金不及，而火气乘旺，故灾乃大行，热病乃生，治当清肺降火。民病肩背瞀闷重，鼽嚏鼻流清涕，血便注下，金受火邪，故为此诸症。金衰火亢，水来复之，故寒雨暴至，乃令冰雹霜雪，灾伤万物，寒之变也。是谓无根之火，故为头脑户痛，延及脑项，发热，口疮，心痛等症。炎光赫烈，则冰雪霜雹，乃火盛金也。其病咳喘，鼽衄，火有余而病及肺也。其谷麻、麦麻，木谷；麦，火谷，二谷成，其果杏、李李，木果；杏，火果，金不及故二果成，其畜鸡、羊鸡，金畜，当衰；羊，火畜，当盛，其虫介、羽介，金虫；羽，火虫。胜复皆因于金，故灾眚在七，西方兑宫也。

六己年甲己化土，己为阴柔之土，土气不及，是为卑监之纪，则木气乘旺，故风气盛行，治当以益脾平肝。化气失令，木专其政，则草木荣美。发生在木而成实在土。土气不冲，故秀而不实，成而粃也。土德衰，故雨愆期。金无所生，故收气平也。民病飧泄霍乱，体重腹痛，筋骨繇摇也复摇动反复，肌肉瞤酸善怒，蛰虫早附。凡此飧泄等症，皆脾弱肝强所致。土衰木旺，金乃复之子复母仇。其为胸胁暴痛，下引少腹者，肝胆病也。其土藏病则为涌沤，肉理病则为疮疡溃烂痈肿。其病胸满痞塞，土气不足，而脾不运也。其病飧泄，土衰风胜也。其谷豆、麻豆，水谷；麻，木谷，二谷成，其果李、栗李，木果；栗，水果。土不及，故二果成，其畜牛、犬牛为土畜，当衰；犬为木畜，当盛，其虫倮、毛倮属土，毛属木。胜复皆因于土，故灾眚见于四维。土位中宫，而寄旺于四隅，辰戌丑未土也。

六辛年丙辛化水，辛为阴柔之水，水气不及，是为涸流之纪，则源流干涸也。六辛阴水之年，阳反用事。水不及而湿土乘之，故湿病乃生，治当补肾除湿。水衰则火土同化，故气反用，其化乃速，暑雨数至。民病腹满，身重濡泄，寒疡流水，腰股痛，足痿清厥寒厥，脚下痛，甚则附肿附同浮。藏气水气不收，肾气不衡平也。不收不衡，水气衰也。火无所畏，故蛰虫不藏也。草木条茂，荣秀满盛，长化之气丰而厚也。埃昏骤雨土胜水，则振拉摧拔木复土，其病癃闭，肾气不化也。水不及故邪伤肾也。其谷黍、稷黍，火谷；稷，土谷。二谷当成。黍火谷，而本经[①]作麦，其果枣、杏枣，土果；杏，火果。水不及，则二果成，其畜彘、牛彘，水畜，当衰；牛，土畜，当旺，其虫鳞、倮鳞，水虫；倮土虫，盛衰亦然。胜复皆因于水，故灾眚在一，北方坎宫也。

六癸年戊癸化火，癸为阴柔之火，火气不及，是谓伏明之纪。阳德不彰，光明伏也。岁火不及，而金乘之，故寒乃大行，寒病乃生，治当补心逐寒。火不及，生物不长，成实而稚，遇化已老。物之成实者，惟稚而短，及遇土化之令，而气已老矣。阳气屈伏，蛰虫早藏，阳不施于物也。民病胸中痛，胁支满，两胁痛，脊背肩胛间及两臂内痛。凝惨慄烈水胜火，豪雨霪霖土复水，雷霆震惊火郁达之，沉阴淫雨此皆湿复之变。其主冰雪霜寒，水反胜也。其病昏惑悲忘，乃火不足，而心神溃也。其谷豆、稻豆，水谷；稻，金谷，二谷成，其果栗、桃栗，水果；桃，金果。火不及故二果成，其畜马、彘马，火畜，当衰；彘，水畜，当旺，其虫羽、鳞羽，属火，鳞，属水，有盛衰。盛复皆因于火，故灾眚在九，南方离宫也。

《松峰说疫·卷之六·运气·五运天时民病》

三、六气病证

唐·王冰《重广补注黄帝内经素问》

六气病证

岐伯曰：少阳司天，火气下临，肺气上从，白起金用，草木眚，火见燔

① 本经：当指《素问·五常政大论》。

焫，革金且耗，大暑以行，咳嚏鼽衄鼻窒，曰疡，寒热胕肿。寅申之岁候也。临，谓御于下。从，谓从事于上。起，谓价高于市。用，谓用行刑罚也。临、从、起、用同之。革，谓皮革，亦谓革易也。金，谓器属也。耗，谓费用也。火气燔灼，故曰生疮。疮，身疮也。疡，头疮也。寒热，谓先寒而后热，则疟疾也。肺为热害，水且救之，水守肺中，故为胕肿。胕肿，谓肿满，按之不起。此天气之所生也。新校正云："详注云：'故曰生疮，疮，身疮也。疡，头疮也。'今经只言'曰疡'，疑经脱一'疮'字。别本'曰'字作'口'。"风行于地，尘沙飞扬，心痛胃脘痛，厥逆鬲不通，其主暴速。厥阴在泉，故风行于地。风淫所胜，故是病生焉。少阳厥阴，其化急速，故病气起发，疾速而为，故云其主暴速。此地气不顺而生是也。新校正云："详厥阴与少阳在泉，言其主暴速，其发机速，故不言甚则某病也。"

阳明司天，燥气下临，肝气上从，苍起，木用而立，土乃眚，凄沧数至，木伐草萎，胁痛目赤，掉振鼓栗，筋痿不能久立。卯酉之岁候也。木用，亦谓木功也。凄沧，大凉也。此病之起，天气生焉。暴热至，土乃暑，阳气郁发，小便变，寒热如疟，甚则心痛，火行于稿①，流水不冰，蛰虫乃现。少阴在泉，热监于地而为是也，病之所有，地气生焉。

太阳司天，寒气下临，心气上从，而火且明，新校正云："详'火且明'三字，当作'火用'二字。"丹起，金乃眚，寒清时举，胜则水冰，火气高明，心热烦，嗌干善渴，鼽嚏，喜悲数欠，热气妄行，寒乃复，霜不时降，善忘，甚则心痛。辰戌之岁候也。寒清时举，太阳之令也。火气高明，谓燔焫于物也。"不时"，谓太早及偏害，不循时令，不普及于物也。病之所起，天气生焉。土乃润，水丰衍，寒客至，沉阴化，湿气变物，水饮内稸，中满不食，皮痛肉苛，筋脉不利，甚则胕肿，身后痈。太阴在泉，湿监于地而为是也。病之源始，地气生焉。新校正云："详'身后痈'，当作'身后难'。"

厥阴司天，风气下临，脾气上从，而土且隆，黄起，水乃眚，土用革，体重，肌肉萎，食减口爽，风行太虚，云物摇动，目转耳鸣。巳亥之岁候也。土隆、土用革，谓土气有用而革易其体，亦谓土功事也。云物摇动，是谓风高。此病所生，天之气也。火纵其暴，地乃暑，大热消烁，赤沃下，蛰虫数见，流水不冰，少阳在泉，火监于地而为是也。病之宗兆，地气生焉。其发机速。少阳、厥阴之气，变化卒急，其为疾病，速若发机，故曰其发机速。

少阴司天，热气下临，肺气上从，白起，金用，草木眚，喘呕寒热，嚏鼽衄鼻窒，大暑流行，子午之岁候也。热司天气，故是病生，天气之作也。甚则疮疡

① 于稿：或作"木槁"，义通。

燔灼，金烁石流。天之交也。地乃燥清，凄沧数至，胁痛善太息，肃杀行，草木变。变，谓变易容质也。胁痛太息，地气生也。

太阴司天，湿气下临，肾气上从，黑起，水变，新校正云：“详前后文，此少‘火乃眚’三字。”埃冒云雨，胸中不利，阴痿气大衰，而不起不用。新校正云：“详‘不用’二字，当作‘水用’。”当其时反腰脽痛，动转不便也，丑未之岁候也。水变，谓甘泉变咸也。埃，土雾也。冒，不分远也。云雨，土化也。脽，谓臀肉也。病之有者，天气生焉。厥逆。新校正云：“详‘厥逆’二字，疑当连上文。”地乃藏阴，大寒且至，蛰虫早伏，心下否痛，地裂冰坚，少腹痛，时害于食，乘金则止水增，味乃咸，行水减也。止水，井泉也。行水，河渠流注者也。止水虽长，乃变常甘美而为咸味也。病之有者，地气生焉。新校正云：“详太阴司天之化，不言‘甚则病某’，而云‘当其时’，又云‘乘金则’云云者，与前条互相发明也。”

《重广补注黄帝内经素问·五常政大论》

唐·王冰《重广补注黄帝内经素问》

太阳司天之政

凡此太阳司天之政，气化运行先天。六步之气，生长化成收藏，皆先天时而应至也。余岁先天同之也。天气肃，地气静，寒临太虚，阳气不令，水土合德，上应辰星、镇星。明而大也。其谷玄黅，天地正气之所生长化成也。黅，黄也。其政肃，其令徐。寒政大举，泽无阳焰，则火发待时。寒甚则火郁，待四气乃发，暴为炎热也。少阳中治，时雨乃涯，止极雨散，还于太阴，云朝北极，湿化乃布，北极，雨府也。泽流万物，寒敷于上，雷动于下，寒湿之气，持于气交。岁气之大体也。民病寒湿，发肌肉萎，足痿不收，濡泻血溢。新校正云：“详血溢者，火发待时所为之病也。”

初之气，地气迁，气乃大温，畏火致之。草乃早荣，民乃疠[1]，温病乃作，身热头痛呕吐，肌腠疮疡。赤斑也，是为肤腠中疮，在皮内也。二之气，大凉反至，民乃惨，草乃遇寒，火气遂抑，民病气郁中满，寒乃始。因凉而反之于寒气，故寒气始来近人也。三之气，天政布，寒气行，雨乃降，民病寒反热中，痈

① 疠：或作“厉”，下同。

疽注下，心瞀热闷，不治者死。当寒反热，是反天常，热起于心，则神之危亟，不急扶救，神必消亡，故治者则生，不治则死。四之气，风湿交争，风化为雨，乃长、乃化、乃成，民病大热少气，肌肉萎足痿，注下赤白。五之气，阳复化，草乃长、乃化、乃成，民乃舒。大火临御，故万物舒荣。终之气，地气正，湿令行，阴凝太虚，埃昏郊野，民乃惨凄，寒风以至，反者孕乃死。

故岁宜苦以燥之温之，新校正云："详'故岁宜苦以燥之温之'九字，当在'避虚邪以安其正'下，错简在此。"必折其郁气，先资其化源，化源，谓九月迎而取之，以补心火。新校正云："详水将胜也，先于九月迎取其化源，先泻肾之源也。盖以水王[1]十月，故先于九月迎而取之，泻水所以补火也。"抑其运气，扶其不胜，太角岁脾不胜，太徵岁肺不胜，太宫岁肾不胜，太商岁肝不胜，太羽岁心不胜，岁之宜也如此。然太阳司天五岁之气，通宜先助心，后扶肾气。无使暴过而生其疾，食岁谷以全其真，避虚邪以安其正。木过则脾病生，火过则肺病生，土过则肾病生，金过则肝病生，水过则心病生，天地之气过亦然也。岁谷，谓黄色、黑色。虚邪，谓从冲后来之风也。适气同异，多少制之，同寒湿者燥热化，异寒湿者燥湿化。太宫、太商、太羽岁同寒湿，宜治以燥热化。太角、太徵岁异寒湿，宜治以燥湿化也。故同者多之，异者少之。多，谓燥热。少，谓燥湿。气用少多，随其岁也。用寒远寒，用凉远凉，用温远温，用热远热，食宜同法。有假者反常，反是者病，所谓时也。时，谓春夏秋冬及间气所在，同则远之，即离其时。若六气临御，假寒热温凉以除疾病者，则勿远之。如太阳司天，寒为病者，假热以疗，则用热不远夏，余气例同，故曰'有假反常也'，食同药法尔。若无假反法，则为病之媒，非方制养生之道。新校正云："按用寒远寒，及有假者反常等事，下文备矣。"

《重广补注黄帝内经素问·六元正纪大论》

唐·王冰《重广补注黄帝内经素问》

阳明司天之政

凡此阳明司天之政，气化运行后天，六步之气，生长化成，庶务运静，皆后天时而应。余少岁同。天气急，地气明，阳专其令，炎暑大行，物燥以坚，淳风乃治，风燥横运，流于气交，多阳少阴，云趋雨府，湿化乃敷。雨府，太阴之所在也。燥极而泽，燥气欲终，则化为雨泽，是谓三气之分也。其谷白丹，天地正

---

① 王：或作"旺"，下同。

气所化生也。间谷命太者，命太者，谓前文太角商等气之化者，间气化生，故云间谷也。新校正云："按《玄珠》云：'岁谷与间谷者何？即在泉为岁谷，及在泉之左右间者皆为岁谷。其司天及运间而化者，名间谷。又别有一名间谷者，是地化不及，即反有所胜而生者，故名间谷。即邪气之化，又名并化之谷也，亦名间谷。'与王注颇异。"其耗白甲品羽，白色甲虫，多品羽类，有羽翼者耗散粢盛，虫鸟甲，兵岁为灾以耗竭物类。金火合德，上应太白、荧惑。见大而明。其政切，其令暴，蛰虫乃现，流水不冰，民病咳，嗌塞，寒热发，暴振慄癃闷，清先而劲，毛虫乃死，热后而暴，介虫乃殃，其发躁，胜复之作，扰而大乱，金先胜，木已承害，故毛虫死。火后胜，金不胜，故介虫复殃。胜而行杀，羽者已亡，复者后来，强者又死，非大乱气，其何谓也？清热之气，持于气交。

初之气，地气迁，阴始凝，气始肃，水乃冰，寒雨化，其病中热胀，面目浮肿，善眠，鼽衄嚏欠呕，小便黄赤，甚则淋。太阴之化。新校正云："详气肃水冰，疑非太阴之化。"二之气，阳乃布，民乃舒，物乃生荣，疠大至，民善暴死。臣位君故尔。三之气，天政布，凉乃行，燥热交合，燥极而泽，民病寒热。寒热，疟也。四之气，寒雨降，病暴仆，振慄谵妄，少气嗌干引饮，及为心痛、痈肿、疮疡、疟寒之疾，骨痿血便。骨痿，无力。五之气，春令反行，草乃生荣，民气和。终之气，阳气布，候反温，蛰虫来现，流水不冰，民乃康平，其病温。君之化也。

故食岁谷以安其气，食间谷以去其邪，岁宜以咸、以苦、以辛，汗之、清之、散之，安其运气，无使受邪，折其郁气，资其化源。化源，谓六月迎而取之也。新校正云："按金王七月，故逆于六月泻金气。"以寒热轻重少多其制，同热者多天化，同清者多地化，少角、少徵岁同热，用方多以天清之化治之；少宫、少商、少羽岁同清，用方多以地热之化治之。火在地，故同清者多地化。金在天，故同热者多天化。用凉远凉，用热远热，用寒远寒，用温远温，食宜同法。有假者反之，此其道也。反是者，乱天地之经，扰阴阳之纪也。

《重广补注黄帝内经素问·六元正纪大论》

唐·王冰《重广补注黄帝内经素问》

少阳司天之政

凡此少阳司天之政，气化运行先天，天气正，新校正云："详少阳司天，厥阴司地，正得天地之正。又厥阴、少阳司地，各云得其正者，以地主生荣为言也。一本或作‘天气止’者，少阳火之性用动躁，云‘止’义不通也。”地气扰，风乃暴举，木偃沙飞，炎火乃流，阴行阳化，雨乃时应，火木同德，上应荧惑、岁星。见明而大。新校正云：“详六气惟少阳、厥阴司天司地为上下通和，无相胜克，故言火木同德。余气皆有胜克，故言合德。”其谷丹苍，其政严，其令扰。故风热参布，云物沸腾，太阴横流，寒乃时至，凉雨并起。民病寒中，外发疮疡，内为泄满。故圣人遇之，和而不争。往复之作，民病寒热疟泄，聋瞑呕吐，上怫肿色变。

初之气，地气迁，风胜乃摇，寒乃去，候乃大温，草木早荣，寒来不杀，温病乃起，其病气怫于上，血溢目赤，咳逆头痛，血崩今详“崩”字当作“崩”，胁满，肤腠中疮。少阴之化。二之气，火反郁，太阴分故尔。白埃四起，云趋雨府，风不胜湿，雨乃零，民乃康，其病热郁于上，咳逆呕吐，疮发于中，胸嗌不利，头痛身热，昏愦脓疮。三之气，天政布，炎暑至，少阳临上，雨乃涯，民病热中，聋瞑血溢，脓疮咳呕，鼽衄渴嚏欠，喉痹目赤，善暴死；四之气，凉乃至，炎暑间化，白露降，民气和平，其病满身重。五之气，阳乃去，寒乃来，雨乃降，气门乃闭，新校正云：“按王注《生气通天论》：气门，玄府也。所以发泄经脉荣卫之气，故谓之气门。”刚木早凋，民避寒邪，君子周密。终之气，地气正，风乃至，万物反生，霿雾以行，其病关闭不禁，心痛，阳气不藏而咳。

抑其运气，赞所不胜，必折其郁气，先取化源，化源，年之前十二月迎而取之。新校正云：“详王注‘资取化源’，俱注云‘取’，其意有四等：太阳司天取九月，阳明司天取六月，是二者先取在天之气也；少阳司天取年前十二月，太阴司天取九月，是二者乃先时取在地之气也。少阴司天取年前十二月，厥阴司天取四月，义不可解。按《玄珠》之说则不然，太阳、阳明之月与王注合，少阳、少阴俱取三月，太阴取五月，厥阴取年前十二月。《玄珠》之义可解，王注之月疑有误也。”暴过不生，苛疾不起。苛，重也。新校正云：“详此不言食岁谷、间谷者，盖此岁天地气正，上下通和，故不言也。”故岁宜咸辛宜酸，渗之泄之，渍之发之，观气寒温，以调其过，同风热者多寒化，异风热者少寒化，太角、太徵岁同风热，以寒化多之。太宫、太商、太羽岁异风热，以凉调其过也。用热远热，用温远温，用寒远寒，用凉远凉，食宜同法，此其道也。有假者反之，反是者病之阶也。

《重广补注黄帝内经素问·六元正纪大论》

唐·王冰《重广补注黄帝内经素问》

太阴司天之政

凡此太阴司天之政，气化运行后天，万物生长化成，皆后天时而生成也。阴专其政，阳气退辟，大风时起，新校正云："详此太阴之政，何以言大风时起？盖厥阴为初气，居木位，春气正风乃来，故言大风时起。"天气下降，地气上腾，原野昏雾，白埃四起，云奔南极，寒雨数至，物成于差夏。南极，雨府也。差夏，谓立秋之后一十日[①]也。民病寒湿，腹满身䐜愤，胕肿痞逆，寒厥拘急。湿寒合德，黄黑埃昏，流行气交，上应镇星、辰星。见而大明。其政肃，其令寂，其谷黅玄。正气所生成也。故阴凝于上，寒积于下，寒水胜火，则为冰雹，阳光不治，杀气乃行。黄黑昏埃，是谓杀气，自北及西，流行于东及南也。故有余宜高，不及宜下，有余宜晚，不及宜早，土之利，气之化也，民气亦从之，间谷命其太也。以间气之大者，言其谷也。

初之气，地气迁，寒乃去，春气正，风乃来，生布万物以荣，民气条舒，风湿相薄，雨乃后，民病血溢，筋络拘强，关节不利，身重筋痿。二之气，大火正，物承化，民乃和，其病温疠大行，远近咸若，湿蒸相薄，雨乃时降。应顺天常，不愆时候，谓之时雨。新校正云："详此以少阴居君火之位，故言大火正也。"三之气，天政布，湿气降，地气腾，雨乃时降，寒乃随之，感于寒湿则民病身重胕肿，胸腹满。四之气，畏火临，溽蒸化，地气腾，天气否隔，寒风晓暮，蒸热相薄，草木凝烟，湿化不流，则白露阴布，以成秋令，万物得之以成。民病腠理热，血暴溢，疟，心腹满热，胪胀，甚则胕肿。五之气，惨令已行，寒露下，霜乃早降，草木黄落，寒气及体，君子周密，民病皮腠。终之气，寒大举，湿大化，霜乃积，阴乃凝，水坚冰，阳光不治，感于寒则病人关节禁固，腰脽痛，寒湿推于气交而为疾也。

必折其郁气，而取化源，九月化源，迎而取之，以补益也。益其岁气，无使邪胜，食岁谷以全其真，食间谷以保其精。故岁宜以苦燥之温之，甚者发之泄之。不发不泄，则湿气外溢，肉溃皮坼而水血交流。必赞其阳火，令御甚寒，冬之分，其用五步，量气用之也。从气异同，少多其判也，通言岁运之同异也。同寒者以热化，同湿者以燥化，少宫、少商、少羽岁同寒，少宫岁又同湿，湿过故宜

---

① 一十日：守山阁本作"三十日"。

燥，寒过故宜热，少角、少徵岁，平和处之也。异者少之，同者多之，用凉远凉，用寒远寒，用温远温，用热远热，食宜同法。假者反之，此其道也，反是者病也。

《重广补注黄帝内经素问·六元正纪大论》

唐·王冰《重广补注黄帝内经素问》

少阴司天之政

凡此少阴司天之政，气化运行先天，地气肃，天气明，寒交暑，热加燥，新校正云："详此云'寒交暑'者，谓前岁终之气少阳，今岁初之气太阳，太阳寒交前岁少阳之暑也。热加燥者，少阴在上而阳明在下也。"云驰雨府，湿化乃行，时雨乃降，金火合德，上应荧惑、太白。见①而明大。其政明，其令切，其谷丹白。水火寒热持于气交而为病始也，热病生于上，清病生于下，寒热凌犯而争于中，民病咳喘，血溢血泄，鼽嚏，目赤眦疡，寒厥入胃，心痛腰痛，腹大，嗌干肿上。

初之气，地气迁，燥将去，新校正云："按阳明在泉之前岁为少阳，少阳者暑，暑往而阳明在地。太阳初之气，故上文寒交暑，是暑去而寒始也。此'燥'字乃是'暑'字之误也。"寒乃始，蛰复藏，水乃冰，霜复降，风乃至，新校正云："按王注《六微旨大论》云：'太阳居木位，为寒风切冽。'此'风乃至'当作'风乃冽'。"阳气郁，民反周密，关节禁固，腰脽痛，炎暑将起，中外疮疡。二之气，阳气布，风乃行，春气以正，万物应荣，寒气时至，民乃和，其病淋，目瞑目赤，气郁于上而热。三之气，天政布，大火行，庶类蕃鲜，寒气时至，民病气厥心痛，寒热更作，咳喘目赤。四之气，溽暑至，大雨时行，寒热互至，民病寒热，嗌干黄瘅，鼽衄饮发。五之气，畏火临，暑反至，阳乃化，万物乃生乃长荣，民乃康，其病温。终之气，燥令行，余火内格，肿于上，咳喘，甚则血溢，寒气数举，则霿雾翳，病生皮腠，内舍于胁，下连小腹而作寒中，地将易也。气终则迁，何可长也？

必抑其运气，资其岁胜，折其郁发，先取化源，先于年前十二月，迎而取之。无使暴过而生其病也。食岁谷以全正气，食间谷以辟虚邪。岁宜咸以软

---

① 见：或作"现"。

之，而调其上，甚则以苦发之，以酸收之，而安其下，甚则以苦泄之。适气同异而多少之，同天气者以寒清化，同地气者以温热化，太角、太徵岁同天气，宜以寒清治之。太宫、太商、太羽岁同地气，宜以温热治之。化，治也。用热远热，用凉远凉，用温远温，用寒远寒，食宜同法。有假则反，此其道也，反是者病作矣。

《重广补注黄帝内经素问·六元正纪大论》

唐·王冰《重广补注黄帝内经素问》

厥阴司天之政

凡此厥阴司天之政，气化运行后天，诸同正岁，气化运行同天，太过岁，运化气行先天时；不及岁，化生成后天时；同正岁，化生成与天二十四气迟速同，无先后也。新校正云："详此注云'同正岁与二十四气同'，疑非，恐是与大寒日交司气候同。"天气扰，地气正，风生高远，炎热从之，云趋雨府，湿化乃行，风火同德，上应岁星、荧惑。其政挠，其令速，其谷苍丹，间谷言太者，其耗文角品羽。风燥火热，胜复更作，蛰虫来见，流水不冰，热病行于下，风病行于上，风燥胜复形于中。

初之气，寒始肃，杀气方至，民病寒于右之下。二之气，寒不去，华雪水冰，杀气施化，霜乃降，名草上焦，寒雨数至，阳复化，民病热于中。三之气，天政布，风乃时举，民病泣出耳鸣掉眩。四之气，溽暑湿热相薄，争于左之上，民病黄瘅而为胕肿。五之气，燥湿更胜，沉阴乃布，寒气及体，风雨乃行。终之气，畏火司令，阳乃大化，蛰虫出见，流水不冰，地气大发，草乃生，人乃舒，其病温疠。

必折其郁气，资其化源，化源，四月也，迎而取之。赞其运气，无使邪胜。岁宜以辛调上，以咸调下，畏火之气，无妄犯之。新校正云："详此运何以不言'适气同异少多之制'者，盖厥阴之政与少阳之政同，六气分政，惟厥阴与少阳之政，上下无克罚之异，治化惟一，故不再言'同风热者多寒化，异风热者少寒化'也。"用温远温，用热远热，用凉远凉，用寒远寒，食宜同法。有假反常，此之道也，反是者病。

《重广补注黄帝内经素问·六元正纪大论》

宋·刘温舒《素问运气论奥》

论六病

厥阴所至，为里急，筋缓，缩急，支痛，緛戾，胁肱痛，呕泄。

少阴所至，为疡疹，身热，恶寒，战栗，惊惑，悲笑，谵妄，衄衊血污也。

太阴所至，为积饮，痞鬲，中满，霍乱吐下，身重，胕肿，肉泥按之不起。

少阳所至，为嚏呕，疮疡，喉痹，耳鸣，呕涌，溢食不下，惊躁，瞀昧，目不明，暴注，瞤瘛，暴病，暴死。

阳明所至，为鼽，嚏，浮虚，皴揭，尻、阴、股、膝、髀、腨、胻、足病。

太阳所至，为屈伸不利，腰痛，寝汗，痉，流泄，禁固。

此六气之为病也。

按经旨则淫胜郁复，主客大少，皆至其疾，则邪之中人有浅深矣。又在人禀受冲冒，畏避而已。温疫时气，或一州一县无问大小皆病者，分野山原，丘谷向背，斯气运自然耳。

原夫人禀五行之气生，亦从五行之数尽。内有五脏六腑，为生气之源；外有百骸四肢，为神机之用。若起居调养而能避邪安正，则于寿域之中，无横夭殃矣。然为忧、愁、思、虑、喜、怒牵于内，寒、暑、燥、湿、风、火干于外，由是众疾作而百病生。又何况趋逐利名，贪迷嗜欲，劳役辛苦，饥渴醉饱，冲涉寒暑，凌冒风雨，触犯禁忌，残贼真灵。如是论之，夭伤之由，岂数之尽也，归咎于己而已。《经》曰“不知持盈，不时御神，务快其心，逆于生乐”者，此之谓也。

“盖天之邪气，感则害人五脏；水谷之寒热，感则害人六腑；地之湿气，感则害人皮肉筋骨。”又“喜怒伤气，寒暑伤形”。又“风为百病之长，至其变化，乃为他病也。病无常方，致有风气也”。又“百病生于气”。如是论之，病生之变亦由乎我也，良由内外相感然后入。故《经》曰：所谓感邪而生病，外有其气，内恶之，中外不喜，因而遂病，是谓“感”。“乘年之虚，失时之和，遇月之空，则邪甚矣。重感于邪，则病危矣”，此之谓也。

虽气运交相临遇，相得则和，不相得则病。运太过则不胜者受邪，运不及则所胜者来克。主客胜复郁发，其病作矣。

若我真元气实，起居有时，动作无相冲冒，纵使温疫之作亦微，是故圣人有养生修真之术也。或者以为天地五运六气如何入病？盖人之五脏，应天地之五行，阴阳之气，随其卷舒衰王故也。王冰以谓："苍天布气，尚不越于五行，人在气中，岂不应于天道！"盖人之呼吸，天地氤氲之气，以食饮五行造化之物以养，共保其形，岂不随气运阴阳之盛衰。《经》曰："天食人以五气，地食人以五味"，此之谓也。

夫人之胸膈者，盖饮食之所纳，呼吸之所经，若寒热失节，禁忌相干，阴阳不和，疾疫邪气，交至于胸中，内舍五脏六腑，乃有凶之兆也，故谓之胸。

然圣人资取化源，补不足，泄有余；食岁谷以安其气，食间谷以去其邪，如是则病可避也。但以五运六气为疾，而感之者多矣。

又《经》曰："冬伤于寒，春必病温；春伤于风，夏必飧泄；夏伤于暑，秋必痎疟；秋伤于湿，冬必咳嗽。"伤四时之气，皆能为病。方冬之时，阳为主于内，寒虽入之，势未能动；及春阳出，而阴为内主，然后寒动而搏阳为温疫之疾矣。方夏之时，阴为主于内，暑虽入之，势未能动，及秋，阴出而阳为内主，然后暑动而搏阴，为疟寒之疾矣。又四方之气不同，而为病各异。故经有"异法方宜"之论，以得病之情者是也。又或当岁有病，而非岁气者，亦须原其所感形证脉候，未必尽为运气所作，在工以明之。言之及此者，免居于气运粗见补泻之误与不误也。

《素问运气论奥·卷下·论六病第二十八》

金·张元素《医学启源》

六气为病

诸暴强直，支痛软戾，里急筋缩，皆属于风。

诸病喘呕吐酸，暴注下迫，转筋，小便浑浊，腹胀大而鼓之有声如鼓，痈疽疡疹，瘤气结核，吐下霍乱，瞀郁肿胀，鼻窒鼽衄，血溢血泄，淋闷身热，恶寒战栗，惊惑悲笑，谵妄，衄衊血污，皆属于热。

诸痉强直，积饮痞隔中满，霍乱吐下，体重胕肿，肉如泥，按之不起，皆属于湿。

诸热瞀瘛，暴喑冒昧，躁扰狂越，骂詈惊骇，胕肿疼酸，气逆冲上，禁栗如丧神守，嚏呕，疮疡喉痹，耳鸣或聋，呕涌溢，食不下，目昧不明，暴注瞤瘛，暴病卒死，是皆属于火。

诸涩枯涸，干劲皴揭，皆属于燥。

诸病上下所出水液，澄澈清冷，癥瘕㿗疝，痞坚，腹满急痛，下痢清白，食已不饥，吐利腥秽，屈伸不便，厥逆禁固，皆属于寒。

《医学启源·卷之中·《内经》主治备要·六气为病》

金·张元素《医学启源》

六气病解

六气为病，风、热、湿、火、燥、寒，乃天之六气也。

风木厥阴，肝胆之气也。

诸暴强直，支痛緛戾，里急筋缩，皆属于风。

暴强直

注云：暴，卒也，虐害也。强劲有力而不柔和也。直，筋劲强也。

支痛緛戾，里急筋缩

注云：支痛，支，持也，坚固支持，筋挛不柔而痛也。緛，緛缩也，戾，乖戾也，谓筋缩里急，乖戾失常而病也。然燥金主为紧敛、短缩、劲切，而风木为病，反见燥金之化者，由亢则害，承乃制也。况风能湿而为燥也，筋缩者，燥之甚也，故谓风甚皆兼于燥也。

热者，少阴君火之热，乃真心小肠之气也。

诸病喘呕吐酸，暴注下迫，转筋，小便浑浊，腹胀大而鼓之有声如鼓，痈疽疡疹，瘤气结核，吐下霍乱，瞀郁肿胀，鼻窒鼽衄，血溢血泄，淋闷身热，恶寒战栗，惊惑悲笑，谵妄，衄衊血污，皆属于热。

喘

注云：喘，热则息数、气粗而为喘也，故热则脉实而甚数，喘之象也。

呕

注云：火气炎上之象也，故胃膈热甚，则为呕也。

吐酸

注云：酸者，肝木之味也。由火实制金，不能平木，则肝木自甚，故为酸也。法宜湿药散之，亦犹解表之义也。使肠胃结滞开通，怫热散而和之。若久喜酸而不已，不宜温之，宜以寒药下之，后以凉药调之，结散热去，则气和也。

暴注

注云：卒暴注泄，肠胃热甚，则传化失常，火性疾速，故如是也。

下迫

注云：后重里急，窘迫急痛也。火性急速，而能燥物故也。

转筋

注云：转，反戾也，热气燥烁于筋，则挛瘛而痛也。所谓转者，动也，阳动阴静，热证明矣。多因热甚，霍乱吐泻，以致脾胃土衰，则肝木自甚，而热燥于筋，故转筋也。大法曰：渴则为热，凡霍乱转筋而不渴者，未之有也。或不因吐泻，而但外冒于风，腠理闭密，阳气郁结，怫热内作，热燥于筋，则转筋也。故诸转筋，以汤渍之，而使腠理开泄，阳气散而愈也。因汤渍之而愈，故反疑为寒也。

小便浑浊

注云：天气热则水浑浊，寒则水清洁，水体清，火体浊故也。又如清水为汤，则自然浊也。

腹胀大而鼓之有声如鼓

注云：气为阳，阳为热，气甚则然也。

痈

注云：浅而大也。经曰：热胜血则为痈脓也。

疽

注云：深而恶也。

疡

注云：有头小疮也。

疹

注云：浮而小，瘾疹也。

瘤气

注云：赤瘤丹熛，热胜气也，火之色也。

结核

注云：火气热甚，则郁结，坚硬如果中核也，不必溃发，但以热气散，则自消也。

吐下霍乱

注云：三焦为水谷传化之路，热气甚，则传化失常，而吐下霍乱，火性燥动故也。大法曰：吐利烦渴为热，不渴为寒。或热吐泻，始得之亦有不渴者，若不止，则亡液而后必渴也。或寒本不渴，若不止，亡津液过多，则亦燥而渴也。若寒者，脉当沉细而迟；热者，脉当实大而数。或损气亡液过极，则脉亦不能实数，而反缓弱也，虽尔，亦不为热矣。

瞀

注云：昏也，热气甚，则浊乱昏昧也。

郁

注云：怫热结滞，而气不通畅也。所谓热甚则腠理闭密而郁结也，则如火炼物，反相合而不离也。故热郁则闭塞不通畅也。然寒水主于闭藏，而今反属热者，谓火热亢甚，则反兼水化制之故也。

肿胀

注云：热胜于内，则气郁而为肿也，阳热气甚则腹胀。火主长而高茂，形貌彰显，升明舒荣，皆肿胀之象也。

鼻窒

注云：窒，塞也。火主膜膹肿胀，故阳明热，而鼻中膜胀，则窒塞也。

鼽

注云：鼽者，鼻出清涕也。夫五常之道，微则当其本化，甚则兼其鬼贼，故《经》曰“亢则害，承乃制也”。由是肝热甚则出泣，心热甚则出汗，脾热甚则出涎，肺热甚则出涕，肾热甚则出唾。此乃寒伤皮毛，则腠理闭密，阳热怫郁，而病愈甚也。

衄

注云：阳热怫郁于足阳明，而上热甚，则血妄行为鼻衄也。

血溢

注云：血溢者，上出也。心养于血，故热甚则血有余而妄行也。

血泄

注云：热在下焦，而大小便血也。

淋

注云：小便涩痛，热客膀胱，郁结而不能渗泄故也。可用开结利小便之寒药，以使结散热退，血气宣通，荣卫和平，精神清利而已。

闷

注云：大便涩滞也。热耗其液，则粪坚结，大肠燥涩紧敛故也。俗谓风热结者，谓火甚则制金，不能平木，则肝木自甚故也。或大便溏而闷者，燥热在乎肠胃之外，而湿热在内故也。

身热恶寒

注云：此热在表也。邪热在表而浅，邪畏其正，故病热而反恶寒也。仲景云：无阳不可发汗。又云：身热恶寒，麻黄汤汗之。汗泄热去，身凉即愈。

战栗

注云：战栗动摇，火之象也。阳动阴静，而水火相反。故厥逆禁固，屈伸不便，为病寒也。栗者，寒冷也。此由心火热甚，亢极而战，反兼水化制之，故寒栗也。然寒栗者，由火甚似水，实非兼有寒气也。故以大承气汤下之，多有燥粪，下后热退，战栗愈矣。

惊

注云：心卒动而不宁也。火主于动，心火热甚故也。虽尔，止为热极于里，乃火极而似水，则喜惊也。反兼肾之恐者，亢则害，承乃制故也。

惑

注云：疑惑、犹豫、浊乱，而志不一也。象火参差而惑乱，故火实则水衰，失志而惑乱也。志者，肾水之神也。

悲

注云：金肺之志也。金本燥，能令燥者，火也。所谓悲泣五液俱出者，火热亢极，而反兼水化制之故也。

笑

注云：蕃茂鲜淑，舒荣彰显，火之化也，故喜为心火之志也。喜极而笑者，犹燔烁火喜而鸣，笑之象也。

谵

注云：多言也。言为心声，犹火燔而鸣，故心火热则多言，犹心醉而热，故多言也。

妄

注云：虚妄也。火为阳，故外清明而内浊昧，其主动乱。故心火热甚，则肾水衰而志不专一，虚妄见闻，而自为问答，则神志失常，而如见鬼神也。

衄衊血污

注云：血出也。污，浊也。心火热极，则血有余；热气上甚，则为血溢。

热势亢极，则燥而污浊；亢则害，承乃制，则色兼黑而为紫也。

湿者，太阴湿土，乃脾胃之气也。

诸痉强直，积饮痞隔中满，霍乱吐下，体重胕肿，肉如泥，按之不起，皆属于湿。

诸痉强直

注云：筋劲强直，而不柔和也，土主安静故也。阴痉曰柔痉，阳痉曰刚痉，亢则害，承乃制，故湿过极，则反兼风化制之。然，兼化者，虚象也，实非风也，治风则误。

积饮

注云：留饮积蓄而不散也。水得燥则消散，湿则不消，以为积饮，土湿主痞故也。

痞

注云：与否同，不通泰也，谓纹理闭密而为痞也。

隔

注云：阻滞也，谓肠胃隔绝，而传化失常也。

中满

注云：湿为积聚痞隔，而土主形体，位在中央，故中满也。

霍乱吐下

注云：湿为留饮，为痞隔，而传化失常，故甚则霍乱吐泻也。大法曰：若利色青者，肝木之色，由火甚制金，使金不能平木，则肝自甚，故色青也。或言利色青为寒者，误也，则如仲景曰：少阴病，下利清水，色纯青者，热在里也，大承气汤下之。及小儿热甚急惊，利色多青，为热明矣。利色黄者，由火甚则水必衰，而脾土自王，故色黄也。利色红者为热，心火之色也；或赤者，热深也。利色黑而反为热者，由火盛过极，而反兼水化制之，故色黑也，则如伤寒阳明热病，则日晡潮热，甚则不识人，循衣摸床，如见鬼状，独语，法当大承气汤下之。大便不黑者易治，黑则难治也。诸痢同法。然辨痢色以明寒热者，更当审其饮食药物之色也，则如小儿病热，吐利霍乱，其乳未及消化，而痢尚白者，不可便言是寒，当以脉证别之。又法曰：凡泄利，小便清白，不涩为寒，赤涩者为热也。又法曰：完谷不化，而色不变，吐利腥秽，澄澈清冷，小便不涩，身凉不渴，脉迟细而微者，寒证也。谷虽不化，其色变非白，烦渴，小便赤黄而或涩者，热证也。凡谷消化者，无问他证，便为热也。

体重

注云：轻清为天，重浊为地，故土湿为病，则体重痞宜也。

胕肿、肉如泥、按之不起

注云：按之不起，泥之象也，土过湿则为泥。湿为病也，积饮痞隔，中满体重，霍乱吐下，故甚则胕肿也。

火者，少阳相火之热，乃心包络、三焦之气也。

诸热瞀瘛，暴喑冒昧，躁扰狂越，骂詈惊骇，胕肿疼酸，气逆冲上，禁栗如丧神守，嚏呕，疮疡喉痹，耳鸣或聋，呕涌溢，食不下，目昧不明，暴注瞤瘛，暴病卒死，是皆属于火。

瞀

注云：昏也，则如酒醉而心火热甚，则神浊昧而瞀昏也。

瘛

注云：动也。惕跳动瘛，火之体也。

暴喑

注云：卒哑也。金肺主声，火旺水衰，热乘金肺，而神浊气郁，则暴喑而无声也。

冒昧

注云：冒，昏冒也；昧，昏暗也。气热则神浊冒昧，火之体也。

躁扰

注云：躁动烦热，扰乱而不宁，火之体也。热甚于外，则肢体躁扰；热甚于内，则神志躁动，反复颠倒，懊憹烦心，不得眠也。由水衰而火之动也，故心胸躁动，谓之怔忪，俗云心忪，皆为热也。

狂越

注云：狂者，无正定也；越者，乖越理法而失常也。夫外清内浊，动乱参差，火之体也；静顺清朗，准则信平，水之体也。由是肾水主智，而水火相反，故心火旺则肾水衰，乃失志而狂越也。凡发热于中，则多干阳明胃经也，故经云：阳明之厥，面赤而热，妄言。

骂詈

注云：言为心之声也。骂詈，言之恶也。今病阳实阴虚，则水弱火强，制金而不能平木，而善言恶发，骂詈不避亲疏，本火热之所生也。

惊骇

注云：惊骇者，惊愕也，火之用也。

胕肿

注云：热胜肉而阳气郁滞故也。

疼酸

注云：酸疼也。由火实制金，不能平木，则木王而为兼化，故酸疼也。

气逆冲上

注云：火气炎上故也。

禁栗如丧神守

注云：战栗禁冷也。如丧神守者，神能御形，而反禁栗，则如丧失保守形体之神也。

嚏

注云：鼻中因痒，气喷作声也。鼻为肺窍，痒为火化，心火邪热，干于阳明，发于鼻而痒，则嚏也。

疮疡

注云：君火化同也。

喉痹

注云：痹，不仁也，俗作闭，犹塞也。火主肿胀，故热客于上焦，而咽嗌肿胀也。

耳鸣

注云：有声非妄闻也。耳为肾窍，交会手太阳、少阴，足厥阴、少阴、少阳之经，若水虚火实，而热气上甚，客其经络，冲于耳中，则鼓其听户，随其脉气微甚而作音声也。故经曰：阳气为物，上甚而跃，故耳鸣也。然音在耳中，故微亦闻之也。

聋

注云：聋为肾虚冷，俗已误之矣。夫《正理》曰：心火本热，衰则寒矣；肾水本寒，衰则热矣。肾水既少，岂能反为寒邪？故经言：足少阴肾水虚，则腹满身重，濡泻，疮疡，大便难，口苦，舌干，咽肿，上气，嗌干及痛，烦心心痛，黄疸，肠下血，皆热证也。凡治聋者，适其所宜，若热证已退，其聋不已者，当以辛热发之；二三服不愈者，不可久服，恐热极而成他病耳。若聋有热证相兼者，宜以散风退热凉药调之，热退结散而愈也。然聋甚闭绝，亦为难矣。慎不可攻之，过极，则伤正气也。

呕涌溢食不下

注云：火气炎上故也。胃膈热甚，则传化失常故也。

目昧不明

注云：目赤肿痛，翳膜眦伤，皆为热也。经云：热甚目瞑，眼黑也。仲景言：伤寒病，热极则目不识人，乃目盲也。《正理》曰“由热甚怫郁于目，而致之然也”。

暴注

注云：卒泻，与君火义同。

瞤瘛

注云：惕跳动也。火主动，故夏热则脉洪大而长，瞤瘛之象也。

暴病卒死

注云：火性速疾故也。或心火暴甚，而肾水衰弱，不能制之，热气怫郁，心神昏冒，则筋骨不用，卒倒而无所知，是为僵仆也。甚则水化制火，热甚而生涎，至极即死也。俗云暗风，由火甚制金，不能平木，故风木自甚也。肥人腠理致密，而多郁滞，气血难以通利，若阳热又甚而郁结，甚则故卒中也。瘦人反中风者，由暴然阳热太甚而郁结不通故也。

燥者，阳明燥金，乃肺与大肠之气也。

诸涩枯涸，干劲皴揭，皆属于燥。

涩

注云：凡物湿润则滑泽，干燥则涩滞，燥湿相反故也。如遍身中外涩滞，皆属燥金之化，故秋脉涩。涩，滞也。或麻者，亦由涩也。由水液衰少而燥涩，气行壅滞，而不得滑泽通利，气强攻冲，而为麻也。俗方多用乌附辈者，令气因之冲开道路，以得通利，气行，故麻愈也。无热证，即当此法，治之甚佳。或风热胜湿为燥，因而病麻，则宜以退风散热、活血养液、润燥通气之凉药调之，则麻自愈也。治诸燥涩，只如此法是也。

枯涸干劲

注云：枯，不荣王也；涸，无水液也；干，不滋润也；劲，不柔和也。

然春秋相反，燥湿不同故也。大法曰：身表热，为热在表；渴饮水，为热在里；身热饮水，表里俱有热；身凉不渴，表里俱无热。经所不取火化渴者，谓渴非特为热，如病寒吐利，亡液过极，则亦燥而渴也；虽病风热，而液尚未衰，则亦不渴也。岂可止言渴为热，而痞为寒也。

皴揭

注云：皮肤启裂也。乾为天，为燥金；坤为地，为湿土。天地相反，燥湿异用，故燥金主于紧敛，故秋脉紧细而微；而湿土主于纵缓，故六月其脉缓大而长也。如地湿则纵缓滑泽，干则紧敛燥涩，皴揭之理明矣。俗言皴揭为风者，由风能胜湿，而为燥故也。《经》云：厥阴所至，为风府，为璺启，由风胜湿而为燥也。

寒者，太阳寒水，乃肾与膀胱之气也。

诸病上下所出水液，澄澈清冷，癥瘕㿗疝，痞坚，腹满急痛，下利清白，食已不饥，吐利腥秽，屈伸不便，厥逆禁固，皆属于寒。

诸病上下所出水液，澄澈清冷

注云：澄湛而不浑浊也。水体清净，而其气寒冷，故水谷不化，而吐利清冷，水液为病寒也。如天气寒，则浊水自然澄清也。

癥，犹征也

注云：腹中坚硬，按之应手，谓之癥也。水体柔顺，而今反坚硬如地体者，亢则害，承乃制也。故病湿过极而为痓，反兼风化制之也。风病过极而反燥，筋脉劲急，反兼金化制之也。燥病过极而烦渴，反兼火化制之也。热病过极而反出五液，或为战栗恶寒，反兼水化制之也。其为治者，俾以泻其过极之气，以为病本，不可反误治其兼化也。夫五常之道，甚而无以制之，则造化息矣。如春木王而多风，风大则反凉，是反兼金化制其木也。大凉之下，天气反温，乃火化承其金也。夏火热极，体反出液，是反兼水化制其火也。因而湿蒸云雨，乃土化承于水也。雨湿过极，而兼烈风，乃木化制其土也。飘骤之下，秋气反凉，乃金化承于木也。凉极而反燥，乃火化制其金也。因而以为冬寒，乃水化承于火也。寒极则水凝如地，乃土化制其水也。凝冻极而起东风，乃木化承土而成岁也。凡不明病之标本者，由未知此变化之道也。

瘕

注云：腹中虽硬，而忽聚忽散，无有常准。经曰：血不流而寒薄，故血内凝不流而成瘕也。一云：腹内积病也。又曰：小肠移热于大肠，为伏瘕，为沉。注曰：小肠热以传入大肠，两热相搏，则血溢而为虙瘕①也。血涩不利，则月事沉滞而不行，故云为虙假、为沉虙。乃或阳气郁结，怫热壅滞而坚硬不消者，非寒瘕也，宜以脉证别之。瘕一为疝，传写之误。

㿗疝

注云：小腹连卵，肿急绞痛也，寒主拘缩故也。寒极而土化制之，故肿满

① 虙瘕：即“伏瘕”，出《素问·气厥论》，因大肠热气郁积所致，症见下腹部时鼓起块状，时消散。

也。经云：丈夫㿗疝，谓阴器连小腹急痛也。经注曰：寒气聚而为疝也。脉急者，寒之象也。然，寒则脉当短小而迟，今言急者，非急数而洪也，由紧脉主痛，急为病甚也。病寒缩急，亦短小也。所以有痛而脉紧急者，脉为心所养也。凡气为痛，则心神不宁而紧急，不得舒缓，故脉亦从之而见也。欲知何气为其痛者，诊其紧急相兼之脉可知矣。如紧急洪数，则为热痛之类也。

坚痞腹满急痛

注云：寒主拘缩，故急痛也。寒极则血脉凝冱，而反兼土化制之，故坚痞而腹痛也。或热郁于内，而腹满坚结痛者，不可言为寒也，当以脉别之。

下利清白

注云：寒则清净明白故也。

食已不饥

注云：胃热则消谷善饥，故病寒则食虽已而不饥也。胃膈润泽，而无燥热故也。或邪热不杀谷，而腹热胀满，虽数日而不食，亦不饥者，不可言为寒也。由阳热太甚而郁结，传化失常，故虽不食，亦不饥也。二证以脉别之自见。

吐利腥秽

注云：肠胃寒而传化失常，我子能制鬼贼，则已当自实，故寒胜火衰金旺，而吐利腥秽也。腥者，金之臭也，由是热则吐利酸臭，而寒则吐利腥秽也。亦犹饭浆，热则喜酸，寒则水腥也。

屈伸不便，厥逆禁固

注云：阴水主于清净，故病寒则四肢逆冷，而禁止坚固，舒卷不便利也。故冬脉沉而短以敦，病之象也，或病寒尚微，而未至于厥逆者，不可反以为热；或热甚而成阳厥者，不可反以为病寒也。然阴厥者之病脉候，皆为阴证，身凉不渴，脉迟细而微，未尝见于阳证也。其阳厥者之病脉证，皆为阳证，热极而反厥，时复反温，虽厥而烦渴谵妄，身热而脉数也。若阳厥极深，而至身冷，反见阴脉，而欲绝者，止为热极而欲死也。《经》曰：一阴一阳之谓道，偏阴偏阳之谓疾。阴阳以平为和，以偏为病，万物皆负阴抱阳而生，故孤阴不长，独阳不成；是以阳气极甚，而阴气极衰，则阳气怫郁，阴阳偏倾，而不能宣行，则阳气蓄聚于内，而不能营运于四肢，则手足厥冷为阳厥。仲景曰：热深则厥亦深，热微则厥亦微。又曰：厥当下之，下后厥愈。当以凉药养阴退阳，凉膈散、调胃承气汤下之是也。大凡治病者，必先明其标本，标者末，本者根源也，故《经》曰：先病为本，后病为标。又曰：标本相传，先以治其急者。又言：六气为本，三阴三阳为标，故病气为本，受病经络脏腑谓之标。

夫标本微甚，治以逆从，不可不通也。故《经》曰：知逆与从，正行无间；明知标本，万举万当；不知标本，是谓妄行。

《医学启源·卷之中·<内经>主治备要·六气病解》

金·刘完素《素问玄机原病式》

风类

诸暴强直，支痛緛戾，里急筋缩，皆属于风。厥阴风木乃肝胆之气也。

暴，卒也，虐害也。强，劲有力而不柔和也。直，筋劲强也。支痛，支持也，坚固支持，筋挛不柔而痛也。緛戾：緛，缩也；戾，乖戾也，谓筋缩里急，乖戾失常而病也。然燥金主于紧敛短缩劲切，风木为病，反见燥金之化，由亢则害，承乃制也。况风能胜湿而为燥也，亦十月风病势甚而成筋缓者，燥之甚也。故诸风甚者，皆兼于燥。

《素问玄机原病式·六气为病·风类》

金·刘完素《素问玄机原病式》

热类

诸病喘，呕，吐酸，暴注下迫，转筋，小便浑浊，腹胀大鼓之如鼓，痈疽，疡，疹，瘤气，结核，吐下霍乱，瞀郁，肿胀，鼻塞，鼽，衄，血溢，血泄，淋，閟，身热恶寒，战栗，惊，惑，悲，笑，谵，妄，衄衊，血汗，皆属于热。手少阴君火之热，乃真心、小肠之气也。

《素问玄机原病式·六气为病·热类》

金·刘完素《素问玄机原病式》

湿类

诸痉强直，积饮，痞，隔，中满，霍乱吐下，体重，胕肿，肉如泥，按之不起，皆属于湿。足太阴湿土，乃脾胃之气也。

《素问玄机原病式·六气为病·湿类》

金·刘完素《素问玄机原病式》

火类

诸热瞀瘛，暴喑，冒昧，躁扰，狂越，骂詈，惊骇，胕肿，疼酸，气逆冲上，禁栗如丧神守，嚏，呕，疮疡，喉痹，耳鸣及聋，呕涌溢，食不下，目昧不明，暴注，瞤瘛，暴病暴死，皆属于火。少阳相火之热，乃心包络、三焦之气也。

《素问玄机原病式·六气为病·火类》

金·刘完素《素问玄机原病式》

燥类

诸涩枯涸，干劲皴揭，皆属于燥。阳明燥金，乃肺与大肠之气也。

《素问玄机原病式·六气为病·燥类》

金·刘完素《素问玄机原病式》

寒类

诸病上下所出水液，澄彻清冷，癥瘕，㿗疝，坚痞，腹满急痛，下利清白，食已不饥，吐利腥秽，屈伸不便，厥逆禁固，皆属于寒。足太阳寒水，乃肾与膀胱之气也。

《素问玄机原病式·六气为病·寒类》

金·刘完素《新刊图解素问要旨论》

六气化为病

厥阴所至，为病里急，筋缓缩也，支痛，软戾，胁痛、呕泄，吐逆。

厥阴者，风木之病。肝胆之气，二脏所受也。木者风化，以风为本，以厥阴为标也。又，阳明、厥阴不从标本，从乎中气。然阳明本燥，标为阳；厥阴以风为本，标为阴，标本不同也，乃从其中气。中气者，厥阴之上，风气治之，中见少阳。《经》曰：热极生风。治风者，治于风热。又曰：风淫于内，治以辛凉。皆治于中见也。

少阴所至，为痒疹，身热，恶寒，战栗，惊惑，悲笑，谵妄，衄衊，血污也。

少阴君火，热之化也。足少阴肾、手少阴心也。少阴君火，以热为本，以少阴为标。少阴、太阳从标、从本。少阴乃肾经，太阳乃膀胱经，肾与膀胱为表里之经也。手与手合，足与足合，以合为中。少阴以热化为本，其标阴；太阳寒化为本，其标阳，标本不同，遂从标从本也。

太阴所至，为积饮，痞隔中满，霍乱，吐下，体重胕肿，肉如泥，按之不起。

太阴乃湿土化，以湿为本，足太阴脾经。太阴与少阳从本，然太阴本湿，其标阴；少阳其本热，其标阳，标本皆同，遂从本也。太阴与阳明为表里，手与手合，足与足合者，为中气。《经》曰：木为主，泻以酸，补以辛；金为主，泻以辛，补以酸。

少阳所至，为嚏呕，疮疡，喉痹，呕涌，耳鸣，惊躁，瞀昧，目不明，暴注，瞤瘛，暴病暴死。

少阳热化，相火之气也，三焦之经也。少阳、太阴从本也。少阳之本火，其标少阳；太阴之本湿，其标阴，二脏本末同，故从本也。手少阳三焦，手太阴肺，足少阳胆，足太阴脾，皆从本。《经》曰：火淫所胜，平以咸冷，佐以苦甘。湿淫所胜，平以苦热，佐以酸辛。

阳明所至，为鼽嚏，浮虚肿，皴揭，尻、阴、膝、髀、腨、䯒、足病也。以上皆燥本病也。

阳明燥化，又为清化，卯酉之气，肺与大肠之病也，以燥为本。阳明与厥阴不从标本，从乎中气。阳明之上，燥气至之，中见太阴；厥阴之上，风气治之，中见少阳，皆从其中气之化也。足阳明胃，足厥阴肝，手阳明大肠，手厥阴心包络。阳明燥为本，性寒，阳为标；厥阴以风为本，化为热，标为阴，标本不同，反得中气之化也。

太阳所至，为屈伸不利，腰痛，寝汗，痉，流泄，禁固。

太阳所至，寒水之化。肾与膀胱病，是以寒为本也。其上伤者，为足太阳膀胱受之，为水之化也，皆传足经，不传手经，为从足经受也，六日遍足经也。叔和云：初至风门过太阳，七日之内见脱厄。六日巳至风门，辰为太阳，七日过也。此标本表里之说者，前少阴已说也。

凡此诸变，皆随德、化、政、令、变、用而布之，各随阴阳所在之分而变生其病也。故《经》曰：风胜则动，热胜则肿。然热气则为丹熛，热盛血则为痈脓，热盛骨肉则为胕肿也，燥胜则干，燥于外则皮肤皴揭，燥于内津血枯干，燥于气及津液则肉干而皮著于骨也，寒胜则浮，虚肿也，湿胜则濡泄，湿胜则水闭而浮肿也，随其在以言其变耳。

《新刊图解素问要旨论·卷五·六气化为病》

清·吴谦《医宗金鉴》

六气客气主病歌

少阴司天热下临，肺气上从[①]病肺心，燥行于地肝应病，燥热交加民病生，喘咳血溢及血泻，寒热鼽嚏涕流频，疮疡目赤嗌干肿，厥心胁痛苦呻吟。

【注】上文统论主运、主气为病，此则详言六气客气专主之病也。少阴君火司天，子午岁也。火气下临，金之所畏，故肺气上从而病肺心也。凡少阴司天则阳明燥金在泉，故燥行于地而病肝也。是则知燥热交加，民病喘咳、血上溢、血下泄、寒热、鼽塞、喷嚏、流涕、疮疡、目赤、嗌干、肿痛、心痛、胁痛，皆其证也。

太阴司天湿下临，肾气上从病肾阴，寒行于地心脾病，寒湿交攻内外淫，民病身重足胕肿，霍乱痞满腹胀膜，肢厥拘急脚下痛，少腹腰疼转动屯[②]。

【注】太阴湿土司天，丑未岁也。湿气下临，水之所畏，故肾气上从而病肾阴也。凡太阴司天则太阳寒水在泉，故寒行于地而病心脾也。是知寒湿内外交攻，民病身重、足胕肿、霍乱、痞满、腹胀、四肢厥逆拘急、脚下痛、少腹痛、腰痛难于动转，皆其证也。

少阳司天火下临，肺气上从火刑金，风行于地肝木胜，风火为灾是乃因，民病热中咳失血，目赤喉痹聋眩瞑，疮疡心痛瞤瘛冒，暴死皆因臣犯君。

【注】少阳相火司天，寅申岁也。火气下临，金之所畏，故肺气上从而病

---

① 从：通“纵”，下同。

② 屯（zhūn）：艰难。

肺也。凡少阳司天则厥阴风木在泉，故风行于地，木胜则病在肝，是则知风火为灾，民病热中、咳而失血、目赤、喉痹、耳聋、眩瞑、疮疡、心痛、瞤动、瘛疭、昏冒，皆其证也。暴死者，是三之客气，相火加临君火，以臣犯君故也。

阳明司天燥下临，肝气上从病肝筋，热行于地心肺害，清燥风热互交侵，民病寒热咳膹郁，掉振筋痿力难伸，烦冤胁痛心热痛，目痛眦红小便纁[①]。

【注】阳明燥金司天，卯酉岁也。燥气下临，木之所畏，故肝气上从而病肝筋也。凡阳明司天则少阴君火在泉，故热行于地而病肺心也。是则知清燥风热交侵，民病寒热而咳，胸郁膹满，掉摇振动，筋痿无力，烦冤抑郁不伸，两胁心中热痛，目痛眦红，小便绛色，皆其证也。

太阳司天寒下临，心气上从病脉心，湿行于地脾肉病，寒湿热内去推寻，民病寒中终反热，痈疽火郁病缠身，皮痱肉苛足痿软，濡泻满肿乃湿根。

【注】太阳寒水司天，辰戌[②]岁也。寒气下临，火之所畏，故心气上从而病心脉也。凡太阳司天则太阴湿土在泉，故湿行于地而病脾肉也。是则知寒湿热气相合，民病始为寒中、终反变热，如痈疽、一切火郁之病、皮痱、痹而重著、肉苛、不用不仁、足痿无力、湿泻腹满、身肿，皆其证也。

厥阴司天风下临，脾气上从脾病生，火行于地冬温化，风火寒湿为病民，耳鸣掉眩风化病，支满肠鸣飧泻频，体重食减肌肉痿，温厉为灾火化淫。

【注】厥阴风木司天，巳亥岁也。风气下临，土之所畏，故脾气上从而病脾也。凡厥阴司天则少阳相火在泉，故火行于地而病温也。是则知风火寒湿杂揉，民病耳聋、振掉、眩晕、腹满、肠鸣、完谷不化之泻、体重食减、肌肉痿瘦，皆其证也。

《医宗金鉴·卷三十五·运气要诀·六气客气主病歌》

清·刘奎《松峰说疫》

六气天时民病

子午之岁 壬子 壬午 戊子 戊午 甲子 庚子 庚午 丙子 丙午 甲午

少阴君火司天，岁气热化之候。司天者，天之气也。阳明燥金在泉，在泉

---

① 纁：绛色。

② 戌：原作“戍”，从校本改。

者，地之气候也。君火者，手少阴心经也。心者，君主之官，神明出焉。君火乃人身之主宰，阳气之本，余象主土，乃发生万物之源。少阴司天，其化以热。凡炎蒸郁燠，庶类蕃茂，皆君火之化，而阳光明耀，温养万物。热淫于上，故火行其政。君火之下，阴精承之，故大雨且至。民病胸中烦热、嗌干等症，皆君火上炎，肺金受伤也。金气主右，故右胁满。按《经脉篇》以溺色变、肩臂背臑及缺盆中痛、肺胀满、膨膨而喘咳为手太阴肺经病。鼽衄，肩前臑痛，为手阳明大肠经病。盖肺与大肠为表里，金被火伤，故诸病皆主于肺也。尺泽穴，手太阴肺脉也。在肘内廉大纹中，动脉应手。金不胜火，则肺气竭，而尺泽绝，故死不治。羽虫属火，同天之气，故安静。介虫属金，同地之气，故育。金气在地，则木衰，故毛虫胎孕不成。

阳明燥金在泉，地之气候也，金气燥淫胜于下，霧雾清瞑。民病喜呕，呕而苦，善太息，心胁痛，不能转侧，甚则嗌干，面尘身无膏泽，足外反热，为足少阳胆经病。嗌干面尘，为厥阴肝经病。此以金邪淫胜，故肝胆受伤，为病如此。介虫属金，同其气故育。毛虫属木，受其制故耗。金火之气不相合，故羽虫不成。燥金在泉，燥在地中，故湿毒之物不生。

壬子　壬午

上少阴君火司天，中太角木运，下阳明燥金在泉。运生天气曰小逆，木上生火也，故病亦微。子午之岁，当少阴君火迁正司天，而太阴湿土，以上年在泉之右间，当升新岁司天之左间，故畏天冲，木星胜之也。遇壬子、壬午木运之年，壬为阳木有余，其气先天而至。岁运遇木，乃能胜土，故太阴湿土，升天不前，则为土郁，木之胜也，人病在脾，土郁之发，必待其得位之时而后作。壬午年，刚柔失守，微甚如见，三年化疫，微至乙酉，甚在甲申，土疫发也。药宜泻黄散，煎汤量冷，研五瘟丹，不拘时，空心送下。木强民病，则脾胃受抑，为黄疸、满闭等症。其运风鼓，其化鸣紊启坼，其变振拉摧拔，其病支满，肝木强也。

戊子天符　戊午太乙天符

上少阴君火司天，中太徵火运，下阳明燥金在泉。运于司天之气相同，曰天符。运与气皆火。戊午年，运临本气之位，曰岁会。火运临之，午火位也。其运炎暑，其化暄曜郁燠。遇太阳司天曰热，少阳司天曰暑，少阴司天曰炎暑，皆兼司天之气，而言运也。其变炎烈沸腾，太徵之变也。其病上热血溢，阳火盛也。此二年，多热症而无瘟疫。

甲子　甲午

上少阴君火司天，中太宫土运，下阳明燥金在泉。天气生运曰顺化，火下生土也，当年少病。其运阴雨，其化柔润时雨，其变振惊飘骤，太宫之变也。其病中满身重，土湿之滞也。子午之年，阳明燥金当迁正在泉，而太阳寒水，以上年司天之右间，当降为新岁在泉之左间，故畏地阜，土胜窒之也。水运降地，而土运抑之。遇土运太过，先天而至。甲子甲午年，阳土有余之岁，土运承之，降而不入。即天彰黑气，暝暗凄惨，才施黄埃而布湿寒，化令气蒸湿复，令久而不降，伏之化郁。寒郁于上而湿制之，则脾肾受邪，故民病寒厥，四肢重怠，阴痿少力，天布沉阴，蒸湿间作也。甲子、甲午，刚柔失守，如此三年，变而为大疫也。水气被抑，至三年后必发为水疫。甲子至丙寅，三年首也。至丁卯，三年后也。药宜泽泻、知母、青黛、元参、连翘、童便各一钱，煎汤量冷，研化五瘟丹，并青黛末，调服。

庚子　庚午天刑之年，俱同天符

上少阴君火司天，中太商[1]金运，下阳明燥金在泉。庚子庚午年，运同司地，曰燥金太过之运，加地气曰同天符[2]。天刑之年，火下克金也，故曰不相得则病，虽有杂症，而无瘟疫。本年金运太过，而君火司天制之，则金得其平，所谓坚成之纪。其运凉劲，其化雾露萧飔，其变肃杀凋零，其病下清。谓二便清泄，及下体清冷。金气之病也。

丙子岁会　丙午天气不和之年

上少阴君火司天，中太羽水运，下阳明燥金在泉。丙子年，运临本气之位，曰岁会，子水位也。运克天气曰不和，水上克火，故病甚也，杂病虽多，而无瘟疫。其运寒，其化凝惨栗冽，其变冰雪霜雹，云驰雨府，湿化乃行，时雨乃降，此即阳明司地、燥极而泽之义。民病咳喘，血溢血泄，鼽嚏目赤眦疡，寒厥入胃，心痛腰痛，腹大、嗌干肿痛等症。

初之气，客气太阳寒水，加厥阴用事。地气迁，热将去。上年乙亥，少阳终之气，至此已尽，寒乃始，蛰复藏，水乃冰，霜复降，风乃至，阳气郁，寒水之气客于春前，故其为候如此。民反周密，关节禁固，腰脽音谁，尻骨痛，炎暑将起，中外疮疡。寒气为病，然少阴君火司天，又值二之主气，故炎暑将起，中外疮疡。

二之气，阳气布，风乃行，春气以正，万物应荣，寒气时至，民乃和。风

---

① 太商：原作“太角”，庚当金运太过，据改。

② 同天符：原作“天符”，太过之运同地气曰“同天符”，据上文补。

木之客，加于君火之主，故阳气风行春气，万物荣也。司天君火未盛，故寒气时至，水火应时，故民气和。其病淋，目赤，气郁于上而热，君火为病也。

三之气，客气君火司天，加于相火之主，故大火行。庶类蕃鲜，火极水复，热极寒生，故寒气时至。民病气厥心痛，寒热更作，咳喘目赤，二火交炽。

四之气，客主之气皆湿土用事，故为溽暑，大雨时至，寒热互作。民病寒热嗌干黄瘅，鼽衄渴饮，湿热之病也。

五之气，畏火临，暑反至，阳乃化，万物乃生、乃长、乃荣，民乃康。畏火，相火，当秋而阳化，故物荣民康。

终之气，燥令行，燥金之客，加于寒水之主，金气收，故五之气，余火内格，而为病咳喘，甚则血溢，寒气数举，则雾霿翳，皆金水之化也。

丑未之岁丁丑　丁未　辛丑　辛未　癸丑　己丑　己未　乙丑　乙未　癸未

太阴湿土司天，岁气湿化之候。司天者，天之气也。太阳寒水在泉，在泉者，地之气也。湿土者，足太阴脾经也。脾主中央戊己土，每季寄旺十八日，合为七十二日，以应一岁六六三百六十之数。太阴司天，土气在天为湿化。凡云雨滋润，津液充实，皆土之化。湿淫于上，故沉阴雨变。浸渍为伤，故物枯槁。民病胕肿、痛①等症，皆土旺克水，肾经病也。按《经脉篇》云：以腰脊头项痛，为足太阳膀胱病。以饥不欲食，咳唾则有血，心如悬，为足少阴肾经病。肾与膀胱为表里，水为土克，故诸病皆本于肾。太溪，足少阴肾经脉也，在足内踝后跟骨上，动脉应手。水不胜土，则肾气竭，而太溪绝，死不治。丑未之岁，倮虫属土，同天之气，故安静无损。鳞虫属水，同地之气，故育。在泉水盛则火衰，故羽虫胎孕不成。

太阳寒水在泉，寒淫胜于下，则凝肃惨栗。民病少腹控睾，引腰脊，上冲心痛，嗌痛，颔肿，血见。寒淫于下，自伤其类则膀胱与肾受之。膀胱居腹，故少腹痛；肾主阴丸，故控睾；太阳之脉，挟脊抵腰中，故引腰脊；肾脉络心，故上冲心痛；心主血，而寒逼之，故见血。嗌痛颔肿，为小肠经病，亦水邪侮火而然。鳞虫属水，同其气，故育。羽虫属火，受其制故耗。水土之气不相合，故倮虫不育。太阳寒水在泉，寒在地中，故热毒之物不生。

丁丑　丁未

① 痛：详《素问·至真要大论》为“骨痛”，当据补。

上太阴湿土司天，中少角木运，下太阳寒水在泉。运克天气曰不和，木上克土也，故病甚。灾三宫，三者，东方震宫也。木气不及，故灾及之。二年杂症甚多，而有微疫，作杂症治之。

癸丑　癸未

上太阴湿土司天，中少徵火运，下太阳寒水在泉。运生天气曰小逆，火上生土也，故病亦微。火运不及之年，热病亦微，而无瘟疫。灾九宫，九，南方离宫也。火运不及，故灾及之。

己丑　己未俱太乙天符。凡此日得病主危

上太阴湿土司天，中少宫土运，下太阳寒水在泉。运临本气之位曰岁会，土运临之，辰戌丑未土也。其病危，运与气相同，曰天符。灾五宫，五，中宫也，土运不及，故灾及之。土运不及，而有司天之助，其病亦少。

乙丑　乙未

上太阴湿土司天，中少商金运，下太阳寒水在泉。天气生运曰顺化，土下生金也，民舒无病。灾七宫，西方兑宫也。金运不及，故灾及之。丑未之岁，太阳当迁正在泉，而厥阴风木，以上年司天之右间，当降为今岁在泉之左间，故畏地皛[①]，金气窒之也。以上年子午岁气有余，司天少阴不退位，则右间厥阴亦不能降下也。金运承之，降之不下，抑之变郁，郁而为病，木郁金胜，故苍埃见而杀令行。此二年厥阴风木当降在泉，遇金运承之，降而不下，则木郁于上，发为木疫。药宜龙胆泄肝汤加羌防，研化五瘟丹送下。

辛丑　辛未天刑之年

上太阴湿土司天，中少羽水运，下太阳寒水在泉。辛年水运不及，而湿土司天胜之，所谓流涸之纪。天刑之年，土下克水，故曰不相得则病。灾一宫，一，北方坎宫也。水运不及，故灾及之。丑未年，太阴湿土当迁正司天，而少阳相火以上年在泉之右间，当升新岁司天之左间，故畏天蓬，水胜之也。丑未阴年不及，故太阴司天未迁正，则少阳左间，亦不得其位。遇辛丑、辛未天蓬之年，则少阳相火被抑，故升天不前，则为火郁，水之胜也。火郁不升，则人病在心包络。天时则寒雰反布，凛冽如冬，水复涸，冰再结，寒暄不时。民病伏阳在内，烦热于中，心神惊骇，寒热间争，火郁既久，暴热乃生，郁疠乃化，伏热内烦，痹而生厥，甚则血溢，此相火郁发为病。此二岁少阳相火当升司天，遇水运升之不前，则为火郁，药宜凉膈散加知母，煎汤量冷，研化五瘟

① 皛（hǎo）：原作“晶”，据《素问·刺法论》改。

丹服之。阳气退避，大风时起。司天之气，乃湿气下降，地气乃寒气上升，故原野昏霧，白埃四起。司天主南，而太阴居之，故云奔南极，雨湿多见于南方。夏尽入秋，谓之差夏。民病寒热腹满，身胀满，胕[1]肿痞逆，寒厥拘急，皆寒湿所化之病。阴凝于上，寒积于下，寒水胜火则为冰雹，阳光不治，杀气乃行。本年寒政太过，故谷气有余者，宜高宜晚，以其能胜寒也。不及者，宜下宜早，以其不能胜寒也。民之强弱，其气亦然。

初之气，地气迁，寒乃去，春气至，风乃来，生布万物以荣民，气条舒，风湿相薄，雨乃后。民病血溢，风胜于肝。筋络拘强，关节不利，身重筋痿。风病在筋，湿病在肉，故为此病。

二之气，大火气正[2]，物承化，民乃和。客主之气，皆少阴君火用事。其病瘟疠大行，远近咸若，湿蒸相薄，雨乃时降。

三之气，天政布，太阴湿土司天，故湿气降地，气腾而为雨。三气之后，则太阳在泉主之，故寒乃随之。感于寒湿，则民病身重胕肿，胸腹满，寒凝湿滞。

四之气，少阳相火用事，其气尤烈，故曰畏火，皆相火也。客以相火，主以湿土，火土合气，溽蒸上腾，故天气否隔。然太阳在泉，寒风发于朝暮，湿蒸相薄，以湿遇火，故湿化不流，白露布阴，以成秋令。民病腠理热，血暴溢，疟痢，心腹满热，胪胀，甚则胕同浮肿，湿热并行，故为是病。

五之气，惨令已行，寒露下，霜乃早降，草木黄落。客主之气，皆阳明燥金用事，故其政令如此，民舒无病。

终之气，寒大举，湿大化，霜乃积，阴乃凝[3]，水坚冰，阳光不治。在泉客主之气，皆太阳寒水用事，故其政令如此。感于寒则病，令人关节禁固，腰脽痛。腰脽与膀胱，皆寒水同类为病。

以上十年，上湿下寒，故寒湿持于气交。然太阴司天则水郁，太阳在泉则火郁。

寅申之岁戊寅　戊申　甲寅　甲申　庚寅　庚申　丙寅　丙申　壬寅　壬申

少阳相火司天，岁气火化之候。司天者，天之气也。厥阴风木在泉，地之气也。少阳相火，炎上克肺金，金受克，则肾水失母，上盛下虚，上攻变生诸

---

① 胕：原作“腑”，据《素问·六元正纪大论》改。

② 大火气正：《素问·六元正纪大论》作“大火正”，“气”字疑衍。

③ 阴乃凝：“阴乃”原脱，据《素问·六元正纪大论》补。

疾。其化以火，少阳属相火，亦曰畏火。凡炎暑赫烈，阳气盛极，皆相火之化，而为炎光赫烈，燔灼焦然①。相火淫胜，则金受其制，故温气流行，金政不平。民病头痛，发热恶寒而疟，热上皮肤痛，色变黄赤，传而为水，身面浮肿，腹满仰息，泄注赤白，疮疡，咳唾血，烦心，胸中热，甚则鼽衄。病本于肺，火克肺金。相火用事，金气受伤，客热内燔，水不能制，故现诸疾。天府，手太阴肺脉也，在臂臑内廉腋下三寸，动脉应手。金不胜火，则肺气竭而天府绝，死不治。羽虫同天之气故静，毛虫同地之气故育，在泉木胜则土衰，故倮虫不成。厥阴风木在泉，风淫于地，则木胜土，风胜湿，尘埃飞扬，故地气不明，平野昏昧。木气有余，故草乃早秀。民病洒洒振寒，数欠，为阳明胃病。自食则呕，身体皆重，为太阴脾病。且厥阴肝脉，贯膈布胁肋，故又为心痛支满等症，皆木邪淫胜，脾胃受伤。毛虫属木，同其气故育。木克土，故倮虫耗。风木在泉，风行地中，故清毒之物不生。

壬寅　壬申运同司地，曰同天符

上少阳相火司天，中太角木运，下厥阴风木在泉。运生天气曰小逆，木上生火也，故病亦微。运於四孟月同，曰支德符。壬寅年木运临之，寅属木，春孟月也。太过之运加地气曰同天符。壬寅、壬申二年，运同司地曰风木，其运风鼓，其化鸣紊启坼，其变振拉摧拔，其病掉眩，支胁惊骇，二年病少无瘟。

戊寅　戊申

上少阳相火司天，中太徵火运，下厥阴风木在泉。运与司天之气相同曰天符。其运暑，其化暄嚣郁燠，此戊年太徵之政化。其变炎烈沸腾，太徵之变。其病上热郁，血溢血泄，心痛。火之为病，内应于心。寅申年，少阳相火当迁正司天，而阳明燥金，以上年在泉之右间，当升新岁司天之左间，故畏天英，火星胜之也。遇戊寅、戊申，戊为中运，阳火有余，其气先天而至，金欲升天，火运抑之，故升之不前。金郁不升，人病在肺。金郁欲发，必须待德位之时而后作。戊申年刚柔失守，如此天运失时，三年之中，金疫发也，速在庚戌，迟则辛亥，即瘟疫热症。药宜泻白散，煎汤量冷，研化五瘟丹服。天气时雨不降，燥金郁于地。西风数举，碱卤燥生。民病上热喘嗽，血溢。火盛于上，肺金受伤。金郁之发，肃杀气行，民病胁满悲伤。金邪伐肝。金气寒敛而燥，故为嗌干、手足坼、皮肤燥等症。

甲寅　甲申

上少阳相火司天，中太宫土运，下厥阴风木在泉。天气生运，火下生土

---

① 然：烧也。“燃”之本字。

也，曰顺化。其运阴雨，其化柔润重泽，其变振惊飘骤，其病体重浮肿痞饮。顺化之年，而民无病。

庚寅　庚申

上少阳相火司天，中太商金运，下厥阴风木在泉。天刑之年，火下克金，故曰不相得则病。运於四孟月同，曰支德符。庚申年，金运临之。申属金，秋孟月。其运凉，其化雾露清切，此庚年，太商之正化，其德雾露萧飔，其变肃杀凋零，其病肩背胸中痛。火邪在肺。

丙寅　丙申

上少阳相火司天，中太羽水运，下厥阴风木在泉。运克天气曰不和，水上克火，故病甚。其运寒肃，其化凝惨栗冽，其变冰霜雪雹，其病寒浮肿。丙寅刚柔失守。寅申之岁，少阴降地，厥阴当迁正在泉，而少阴君火，以上年司天之右间，当降为今岁在泉之左间，故畏地玄，水胜窒之也。遇丙寅、丙申，水运太过，先天而至，亦能制抑君火，使之不降。君火欲降，水运承之，降而不下，即彤云才见，黑气反生，暄暖如舒，寒常布雪，凛冽复作，天云惨凄，皆寒水胜火之化。久而不降，热郁于上，伏之化郁，寒胜复热，赤风化疫。民病面赤心烦，头痛目眩，多温热症。丙寅年，刚柔失守，天运失时。二年之中，火疫发也，早至戊辰，晚至己巳，气微则疫小，气甚则疫大，故至有迟速。丙寅、丙申二年，少阴君火当降在泉，遇水运承之，降而不下，人病在心，则为火郁。火郁欲发，必待得位之时，故当因其势而解之、散之、扬之。药宜五瘟丹之类解利之，竹叶导赤散煎汤研送。民病寒中火盛于外，外发疮疡外热，内为泄满内寒。其病寒热疟泄，聋瞑呕吐上怫音佛，不舒肿色变，热盛寒复，则水火交争，故为诸病。

初之气，地气迁，风胜乃摇，寒去大温，草木早荣，寒来不杀，初气君火正用事，而兼相火司，故大温。温病乃起。其症气怫于上，血溢目赤，咳逆头痛，血崩胁满，肤腠生疮。君相二火合气，故为病如此。

二之气，火反郁，白埃四起，云趋雨府，风不胜湿，雨乃零，民乃康。其病热郁于上，咳逆呕吐，疮发于中，胸嗌不利，头痛身热，昏愦脓疮。皆湿热所化之病。

三之气，天政布，炎暑至，少阳上临，相火专令，故炎暑至，雨乃际。民病热中聋瞑，血溢脓疮，咳呕鼽衄，渴嚏欠，喉痹目赤，善暴死。主客之火交炽，故为热病如此。

四之气，凉乃至，燥金之客加于湿土之主，故凉风至而炎暑间时作时止化。

土金相生，故民和平。其病胸满燥盛者，肺自病，身肿湿胜者，脾自病。

五之气，寒水之客，加于燥金之主，水寒金敛，暑去寒来，雨乃降，气门腠理空窍所以发泄荣卫之气，故曰气门乃闭。刚木早凋，民避寒邪，君子周密。金肃水寒，当畏避也。

终之气，厥阴在泉，风木用事，主气以寒水生之，地得正气而风乃至，万物反生，霿地气不应雾以行。其病关闭不禁，心痛，阳气不藏而咳。时当闭藏而风木动之，风为阳，故为病如此。

卯酉之岁丁卯　丁酉　癸卯　癸酉　己卯　乙卯　乙酉　辛卯　辛酉　己酉

阳明燥金司天，岁气燥化之候，天之气也。少阴君火在泉，地之气也。阳明燥金者，手阳明大肠之气象，庚辛金也。其化以燥，凡清明乾肃，万物坚刚，皆金之化，而为清凉劲切，雾露萧飋。燥金淫胜于上，则木受其克，故草生荣俱晚。在于人则肝血受伤，不能荣养筋骨，故生内变。且金气太凉，能革发生之气，故草生之应如此。然阳明燥金在上，则少阴君火在下，故蛰虫来见。阳明司天，介虫同司天之气，故静。羽虫同在泉之气，故育。民病左胁胠痛等症，皆肝病，肝木主左也。按《经脉篇》云：以心胁痛，不能转侧，面微有尘，为足少阳胆经病。腰痛不可俯仰，丈夫㿗疝，妇人少腹痛，嗌干面尘飧泄，为足厥阴肝经病。此以肝与胆为表里，木被金伤，故诸病本于肝也。太冲，足厥阴肝脉，在足大指本节后二寸，动脉应手。木不胜金，则肝气竭而太冲绝，死不治。

少阴君火在泉，地之气也。君火淫胜于下，故焰浮川泽，阴处反明，蛰虫不藏，民病腹中常鸣者，火气奔动也。气上冲胸者，火性炎上也。喘不能久立，寒热皮肤痛者，火邪乘肺也。目瞑者，热甚阴虚畏阳光也。齿痛䪼肿，热乘阳明经也。寒热如疟，金水受伤，阴阳交争也。热在下焦，故少腹痛。热在中焦，故腹胀大。燥结不通，则邪实于内，以苦下之，宜承气汤。羽虫属火，同其气故育。介虫属金，受其制故耗。少阴在泉，热在地中，寒毒之物不生。

丁卯　丁酉

上阳明燥金司天，中少角木运，下少阴君火在泉。天刑之年，金下克木也，故曰不相得则病。岁运不及而司天燥金胜之，则金兼木化，反得其政。所谓委和之纪，阳和委屈，发生少也。丁卯年，运临本气之位曰岁会。木运临之，卯木位也。其病不死但执迟而缓。卯酉之年，太阴降地，少阴当迁正在泉，而太阴湿土，以上年司天之右间，当降为今岁在泉之左间，故畏地仓，木胜窒之也。如上年寅申岁气有余，司天少阳不退位，则右间太阴亦不能降下。

遇木运以至丁卯、丁酉年，木运承之，降而不下，即黄云见而青霞彰，郁蒸作而大风雾翳埃盛，折损乃作，皆风木胜土之化。久而不降，土气郁久，故天为黄气，地为湿蒸，人病在脾胃。故为四肢不举，昏眩肢节痛，胸腹作满䐜[①]臆等症。木运不及，故本方受灾。丁卯、丁酉二年，太阴湿土，当降在泉，岁运遇木，则太阴湿土降而不下，则为土郁，人病在脾。土郁欲发，必待得位之时而后作。药宜泄黄散，煎汤量冷，研服五瘟丹。

癸卯　癸酉皆曰同岁会[②]

上阳明燥金司天，中少徵火运，下少阴君火在泉。癸年阴火不及，上见燥金，则金得其政，所谓伏明之纪。运克天气曰不和，火上克金也，故病甚。虽杂病多，无瘟疫症。不及之年，加地气曰同岁会。此二年，运临司地曰君火。

己卯　己酉

上阳明燥金司天，中少宫土运，下少阴君火在泉。二年金与土运虽相得，然子临父位为逆。运生天气曰小逆，土上生金也，故病亦微。卯酉年，阳明燥金当迁正司天，而太阳寒水，以上年在泉之右间，当升新岁司天之左间，故畏天芮，土胜之也。卯酉阴年，气有不及，司天阳明未得迁正，而左间太阳亦不得其位。水欲升天，土运抑之。己卯、己酉皆土运，为天芮之年，亦能制抑太阳寒水，升之不前。水郁不升，人病在肾。水郁为害，待得位之时而发。升之不前，湿为热蒸，寒生两间，民病注下，食不及化。湿胜于上，寒胜于下，故气令民病如此。久而成郁，冷来克热，冰雹卒至。药宜连翘青黛饮，煎汤研化五瘟丹服。

乙卯天符[③]　乙酉岁会，太乙天符

上阳明燥金司天，中为少商金运，下少阴君火在泉。运同天气曰天符，运与司天皆金。卯酉年，运临本气之位曰岁会，金运临之，酉，金位也，其病危。乙年金运不及，得阳明司天之助，所谓从革之纪。

辛卯　辛酉

上阳明燥金司天，中少羽水运，下少阴君火在泉。天气生运曰顺化，金下生水也。顺化之年，民舒病少。

初之气，太阴用事，时寒气湿，故阴凝。燥金司天，故气肃。水冰者，气肃所成。寒雨者，湿土所化。民病中热胀，面目浮肿，善眠鼽衄，嚏欠呕，小

① 䐜：原作“填”，据经文改。
② 皆曰同岁会：原无，据上文补。
③ 天符：原无，据上文补。

便黄赤，甚则淋。主气风木，客气湿土，风为阳，湿为阴，风湿为患，脾肾受伤，故为此诸症。

二之气，阳乃布，民乃舒，物乃生荣。少阳相火用事于春分之后，故其应如此。疠大至，民乃暴死。主君火，客相火，二火交炽，臣位于君故尔。

三之气，天政布。司天阳明燥金用事也，故凉乃行。然主气相火当令，故燥热交合。至三气之末，以交四气，则主以太阴，客以太阳，故燥极而泽，民病寒热。以阳胜之，时行金凉之气故尔。

四之气，寒雨降。太阳用事于湿土之时。民病暴仆振栗，谵妄少气，嗌干引饮，及为心痛，痈肿疮疡，寒疟骨痿便血。四气之后，在泉君火所主，而太阳寒水临之，水火相犯，故为暴仆、战栗、心痛等症。

五之气，春令反行，草乃生荣，厥阴风木用事，而得在泉君火之温。民气和。

终之气，阳气布，候反温，蛰虫来见，流水不冰。少阴君火用事，故气候如此。民乃康平，其病温。君火之化。然燥金司天，则岁半之前，气过于敛，故宜汗之散之。君火在泉，则岁半之后，气过于热，故宜清之。

辰戌之岁壬辰　壬戌　戊辰　戊戌　甲辰　庚辰　庚戌　丙辰　丙戌　甲戌

太阳寒水司天，岁气寒化之候，天之气也。太阴湿土在泉，地之气也。太阳与少阴为表里，属北方壬癸水，主冬旺七十二日。寒水胜，则邪乘心。太阳属水，其化以寒，凡阴凝冽栗，万物闭藏，皆水之化。寒淫胜于上，故寒反至，水且冰。若乘火运，则水火相激，故雨暴乃雹。民病寒水胜，则邪乘心水克火，故为血变于中心主血，发为痈疡疮疖等症。按《经脉篇》云：以手心热，臂肘挛急，腋肿，胸胁支满，心中澹澹大动，面赤目黄，为心包络病。盖火受寒伤，故诸病皆本于心。神门，手少阴心脉也，在手掌后，锐骨之端，动脉应手。火不胜水，则心气竭而神门绝，死不治。诸动气者，知其藏也。察动脉之有无，则脏气之存亡可知。鳞虫同天之气，故静。倮虫同地之化，故育。

太阴湿土在泉，地之气也。草乃早荣，湿淫所胜，埃昏岩谷，黄反见黑黄土色，黑水色，土胜湿淫也。民病积饮心痛寒湿乘心，耳聋浑浑焞焞，嗌肿喉痹三焦病，阴病见血，少腹肿痛，不得小便，以邪湿下流为阴虚肾病。病冲头痛，目似脱，项似拔，腰似折，髀不可以屈，腘如结，腨如别，为膀胱经病。此以土邪淫胜克水，故肾合三焦、膀胱病及焉。倮虫属土，同其气故育。鳞虫属水，受其制故不成。湿在地中，土得位也，故其化淳厚，燥毒之物不生。

壬辰　壬戌

上太阳寒水司天，中太角木运，下太阴湿土在泉。司天生运曰顺化，水生木也，此年民舒病少。其变振拉摧拔，壬为阳木，风运太过，则金令承之，故有此变。其运风，其化风为木化鸣风木声紊繁盛启坼萌芽，其病眩掉头摇目瞑木运太过。

戊辰　戊戌

上太阳寒水司天，中太徵火运，下太阴湿土在泉。火运太过，得司天寒水制之，则火得其平，所谓赫曦之纪。其运热，其化暄暑郁燠，其变炎烈沸腾火气薰蒸，火运太过，则寒承之，其病热郁。虽生热症，而瘟疫少。

甲辰　甲戌

上太阳寒水司天，中太宫土运，下太阴湿土在泉。运克天气曰不和，土上克水，故病甚也。虽杂病甚而瘟疫微。太过之运加地气曰同天符。甲辰、甲戌，运同司地曰湿土。甲辰、甲戌，运临本气之位，曰岁会，辰戌丑未，土位也。其运阴埃，其化柔润重泽，皆中运湿土之化。其变振惊飘骤，土运太过，风木乘之。其病下重。土湿之病。

庚辰　庚戌

上太阳寒水司天，中太商金运，下太阴湿土在泉。运生天气曰小逆，金上生水也，故病亦微。中金运太过，又能胜木[1]。其运凉，其化雾露萧飔，其变金运肃杀，万物凋零。火气承金，即阳杀之象。金气太过，其病燥。肺金受伤，故背闷瞀而胸胀满。庚辰刚柔失守，天运化疫。三年之后，发而为疫，微则徐，三年后，甚则速，三年首也。速至壬午，徐至癸未，木疫发也。药宜羌活、紫苏、薄荷、滑石，煎汤量冷，研五瘟丹服。辰戌之年，太阳寒水当迁正司天，而厥阴风木，以上年在泉之右间，当升新岁司天之左间，故畏天柱，金星胜之也。遇庚辰、庚戌，庚为阳金，其气先天而至，中运胜之，忽然不前，木运升之，金乃抑之，木不能前，暴郁为害，金能胜木也。木郁不升，人病在肝。木郁欲发，必待其得位之时而后作。升之不前，清生风少，肃杀于春，露霜复降，草木乃萎。民病瘟疫早发，咽嗌乃干，四肢满，肢节皆痛，金胜木衰之也。金气肃杀于春，阴胜抑阳，故病瘟疫节痛。木郁既久，其极必发，故大风摧拉等变。民病为卒中偏痹，手足不仁。

---

① 木：原作“水”，据文义改。

丙辰　丙戌天符[①]

上太阳寒水司天，中太羽水运，下太阴湿土在泉。运气相同曰天符，运与气皆水。其运寒，其化凝惨凓冽，此丙年水运之正化也。其变冰雪霜雹，水太过，土气承之。其病大寒，留于溪谷。筋骨肢节之会，水运太过，寒甚气凝。辰戌岁，少阳降地，太阴当迁正在泉，而少阳相火以上年司天之右间，当降为今岁在泉之左间，故畏地玄，水胜窒之也。遇水运太过，先天而至。丙辰、丙戌年，水运承之，降而不下，彤云才见，黑气反生。暄暖欲生，冷气卒至，甚即冰雹，皆寒水胜火之化。与丙申岁少阴不降同义。

丙辰、丙戌岁，少阳相火，当降今岁在泉，遇此二年，水运承之，降而不下，则为火郁，变为瘟疫。药宜凉膈散，兼导赤散加知母，五瘟丹服之。久而不降，伏之化郁，冷气复热，赤风化疫，民病面赤，心烦头痛目眩，赤气彰而热病欲作。少阳火郁为病，太阳寒水司天，太阴湿土在泉，故天气肃，地气静，水土合德，民病寒湿，肌肉痿，足痿不行，濡泄血溢。火郁之病，寒湿使然。岁半之后，地气主之。自三之气，止极雨散之后，交于四气，则在泉用事，而太阴居之，故又雨朝北极，湿化布焉。泽流万物，土之德也。雷动于下，火郁发也。太阳寒水司天之客气，加于主气之上。本年初之气，加于主气之上。本年初之气，少阳用事。上年在泉之气，至此迁移，故曰地气迁。后放[②]此。

初之气，少阳相火用事，地气迁，气乃大温，草乃早荣。上年终之气君火，今岁初气相火，二火之交，故气温草荣。民温病乃作，身热头痛呕吐，肌腠疮疡。客气相火，主气风木，风火相搏，故为此病。

二之气，阳明燥金用事，民乃惨，草遇寒，故大凉至而火气抑。民病气郁中满，寒乃始，清寒滞于中，阳气不行也。

三之气，太阳寒水用事，天政布，寒气行，雨乃降。民病寒反为热中，痈疽注下，心热瞀闷，不治者死。若人伤于寒而为病热，太阳寒水司天，寒气下临，心气上从，寒侮阳则火无不应，若不治之则阳绝而死。

按：六气司天，皆无不治者死之说，唯此太阳寒水言之，可见人以阳气为生之本，不可不顾也。

四之气，厥阴风木客气用事，而加于太阴湿土主气，故风湿交争，而风化为雨。木得土化，故乃长乃化乃成。民病厥阴风木之气，值大暑时，木能生

---

① 天符：原无，据上文补。

② 放：通“仿”，仿效。下同。

火，故民病大热，以客胜主。脾土受伤，故为少气、肉痿足痿、注下赤白等症。

五之气，少阴君火用事，岁半之后，地气主之，以太阴在泉，而得君火之化。阳复化，草乃长乃化乃成。万物能长能成，民亦舒而无病。

终之气，太阴湿土在泉，地气正也，故湿令行，阴凝太虚，埃昏郊野，民情喜阳而恶阴，故惨凄以湿令而寒风至，风能胜湿，故曰反。反者孕乃死。所以然者，人为倮虫，从上化也。风木非时相加，故土化者当不育也。以上十年，皆寒水司天，湿土在泉。湿宜燥之，寒宜温之。味苦者，苦从火化，治寒以热也。寒水司天则火气郁，湿土在泉则水气郁，故必折去其致郁之气，则郁者舒矣。寒水司天则心火不胜，太阴在泉则肾水不胜。诸太过者抑之，不胜者扶之，则气无暴过，而疾不生矣。

巳亥之岁丁巳　丁亥　癸巳　癸亥　己巳　己亥　乙巳　乙亥　辛巳　辛亥

厥阴风木司天，岁气风化之候，天之气也。少阳相火在泉，地之气也。厥阴风木，乃足厥阴肝经，属东方木，春旺七十二日。木邪乘土，故诸病皆主于脾。其化以风，凡发生万物，皆风之化，而飘怒摇动，云物飞扬。风淫于上，故太虚埃昏，云物扰乱。寒生春气而流水不冰。然风胜则金令乘之，清肃气行，故蛰虫不出。民病胃痛，上支两胁，隔咽不通，饮食不下，舌本强，食则呕，腹胀食不下，溏泄瘕水闭，病本于脾。此以木邪乘土，故诸病皆本于脾也。冲阳，足阳明胃脉，在足跗上，动脉应手。土不胜木则脾胃气竭，而冲阳绝，死不治。

少阳相火在泉，火淫所胜，相火淫胜于下。故焰明郊野，热极生寒，故寒热更至。民病注泄赤白，热在下焦，故少腹痛，溺赤便血。其余诸症，皆与少阴在泉同候。羽虫属火，同其气故育。介虫属金，受其制故耗。火在泉则木为退气，故毛虫属木亦不育。少阳相火在泉，火在地中，则寒毒之物不生。

丁巳　丁亥俱天符

上厥阴风木司天，中少角木运，下少阳相火在泉。运与气相同曰天符，运与气皆木。灾三宫，三宫者，东方震宫也。木气不及，故灾及之。

癸巳　癸亥俱同岁会

上厥阴风木司天，中少徵火运，下少阳相火在泉。天气生运曰顺化，木下生火也。顺化之年，民舒病少。癸巳、癸亥二年，阳明燥金欲降，火运承之，降而不下，久则成金郁，发而为疫。药宜泻白散[①]，煎汤量冷，□□□五瘟丹送下。灾九宫，九为离宫，火运不及，故灾及之。巳亥之岁，阳明降地，少阳当迁正在泉，而阳明燥金以上年司天之右间，当降为今岁在泉之左间，故畏地彤，火气胜之也。如上年辰戌岁气有余，司天太阳不退位，则右间阳明亦不能降下，遇火运以至癸巳、癸亥年，火运承之，降而不下。金欲降而火承之，故清肃行而热反作也。热伤肺气，故民病昏倦、夜卧不安、咽干引饮等症。金气久郁于上，故寒，白气起。民病肝木受邪，故为掉眩，手足直而不仁，两胁作痛，满目𥇦𥇦[②]等症。

己巳　己亥天刑之年

上厥阴风木司天，中少宫土运，下少阳相火在泉。天刑之年，木下刻土，故曰不相得则病，虽病无瘟。本年土运不及，风木司天胜之，则木兼土化，所谓卑监之纪。灾五宫，五，中宫也。土运不及，故灾及之。

乙巳　乙亥

上厥阴风木司天，中少商金运，下少阳相火在泉。运克天气曰不和，金上克木。虽病甚而瘟少。灾七宫，七，兑宫也。金运不及，故灾及之。

辛巳　辛亥

上厥阴风木司天，中少羽水运，下少阳相火在泉。运生天气曰小逆，水上生木也，故病亦微。辛巳、辛亥年，君火欲升而水运承之，则为火郁，发为火疫。药宜凉膈散、导赤散加竹叶，煎化五瘟丹服。此年受瘟，必待火得位之年而发。灾一宫，一，坎宫也。水运不及，故灾及之。巳亥之年，厥阴风木当迁正司天，而少阴君火以上年在泉之右间，当升新岁司天之左间，故畏天蓬，水星胜之也。巳亥阴年，气多不及，司天厥阴不得迁正，而左间少阴亦不得其位，而阳年则不然也。遇辛巳、辛亥阴年，水运不及，君火欲升天而中水运抑之，不及之年，以能制抑君火，则弱能制弱，而中水运天蓬窒之，则水胜而君火不前也，火郁不升而为害。火郁之发，必待其得位之时而后作。癸未年，火郁瘟疫发也，君火、相火同，火郁不升，人病在心包络。升之不前，清寒复作，冷生旦暮，民病伏阳而内生烦热，心神惊悸，寒热间作。天蓬水胜，火升不前，故气候清寒，民病热郁不散。火郁之发，故暴热至而为疠疫、温疟等症。泄去其火热，病可止。天气扰，风木司天。地气正。相火在泉，土得温养。

---

① 泻白散：原作“泄白散”，据文改。

② 𥇦𥇦：目不明。

木在上，故风生高远。火在下，故炎热从之。土气得温，故云雨作，湿化乃行。风燥火热，胜复更作，蛰虫来见，流水不冰。

初之气，寒始肃，杀气方至，阳明燥金用事也，民病寒于右之下。金位西方，金旺则伤肝，故寒于右之下。

二之气，寒不去，华雪水冰，杀气施行，霜乃降，名草上焦，寒雨数至，阳乃化。太阳寒水用事，故其气候如此。然以寒水之客，加于君火之主，其气必应，故阳复化，民病热于中，火应则热于中。客寒外加。

三之气，天政布，风乃时举，厥阴风木司天之气用事也。厥阴加于少阳相火，风火交加，民病泣出，耳鸣掉眩，风木之气见症也。

四之气，溽暑湿热相薄，争左之上，以君火之客加于太阴之主。四气为天之左间，故湿热争于左之上。民病黄瘅，而为浮肿。湿热之病。

五之气，燥湿更胜，沉阴乃布，寒气及体，风雨乃行。客以湿土，主以燥金，燥湿更胜，其候若此。

终之气，畏火司令，阳乃大化，蛰虫出见，流水不冰，地气大发，草乃生，人乃舒。少阳在泉，故候如此。其病温疠，时寒气热，故病温疠。本年厥阴司天则土郁，少阳在泉则金郁。

《松峰说疫·卷之六·运气·六气天时民病》

四、三年化疫

清·陆懋修《世补斋医书》

《内经》遗篇病释

刺法、本病二篇

此二篇皆言疫疠之由，与《六元正纪》五郁证相表里也。

巳亥年，火金二郁证。

民病伏阳，内生烦热，心神惊悸，寒热间作。久郁暴热，化作温疠火疫，皆烦而燥渴，渴甚。治之以泄之可止。

此巳亥继辰戌之后，厥阴当正太阳之位以司天，其间气少阴君火居辰戌之泉右者，必先升巳亥之天左，然后司天厥阴得以迁正。而火所畏者，天蓬水星也，胜之则升而不前。凡丑、卯、巳、未、酉、亥六支皆属阴年，即皆不及。巳亥以不及之支，厥阴未及迁正，其升天左之君火本未当位，而又遇辛巳、辛亥年干中运，并以水胜少阴之火，故巳亥支中独于二辛水干每见火郁之证也。

民皆昏倦，夜卧不安，咽干引饮，懊热内烦，久而掉眩，手足直而不仁，两胁作痛，满目忙忙[①]。

此巳亥继辰戌之后，厥阴当正太阳之位以司天，其间气阳明燥金居辰戌之天右者，必先降巳亥之泉左，然后司天厥阴得以迁正。而金所畏者，地彤火星也，胜之则降而不入。凡子、寅、辰、午、申、戌六支皆属阳年，即皆有余。上阳支辰戌司天，太阳以有余而不退位，则天右阳明本未当位，而又遇癸巳、癸亥年干中运，并以火胜阳明之金，故巳亥支中独于二癸火干每见金郁之证也。

巳亥年，太阳不退位，则厥阴不迁正。

民病原阙。按：是年经文原阙“民病”，而以上年太阳未即退位之义推之，当即可以“巳亥初气，民病寒于右之下”一语补之。

又病喜怒，目系转，转筋，淋溲小便赤。按：前病是因不退位，后病是因不迁正。下仿此。

此以巳亥之年，犹行辰戌之令，寒气布天，风化不行也。

子午年，土水二郁证。

民病风厥涎潮，偏痹不随，胀满。久而伏郁化疫，夭亡，脸肢腑黄疸，满闭。

此子午继巳亥之后，少阴当正厥阴之位以司天，其间气太阴湿土居巳亥之泉右者，必先升子午之天左，然后司天少阴得以迁正，而土所畏者，天冲木星也，胜之则升而不前。凡他子午支火、土、金、水运，太阴土均无所畏，而惟壬子、壬午木运之年，刚木干太过之气先天而至，中运之木随之胜土，而巳亥泉右之土斯郁，故子午支中独于二壬木干，每见土郁之证也。

民病大厥，四肢重怠，阴痿少力。

此子午继巳亥之后，少阴当正厥阴之位以司天，其间气太阳寒水居巳亥之天右者，必先降子午之泉左，然后司天少阴得以迁正。而水所畏者，地阜土星也，胜之则降而不入。凡他子午支木、火、金、水之运，太阳寒水均无所畏，而惟甲子、甲午土运之年，刚土干太过之气先天而至，中运之土随之胜水，巳亥天右之水斯郁，故子午支中独于二甲土干，每见水郁之证也。

子午年，厥阴不退位，则少阴不迁正。

民病温疫，疵废风生，皆肢节痛，头目痛，伏热内烦，咽喉干引饮。又病

---

① 忙忙：《素问·本病论》作“𥆧𥆧”，形容视物不清。

寒热，四肢烦痛，腰脊强直。

此以子午之年犹行巳亥之令，热化不行，风反为灾也。

丑未年，火木二郁证。

民病伏阳在内，烦热生中，心神惊骇，寒热间争。久郁而化，伏热内烦，痹而生厥，甚则血溢。

此丑未继子午之后，太阴当正少阴之位以司天，其间气少阳相火居子午之泉右者，必先升丑未之天左，然后司天太阴得以迁正。而火所畏者，天蓬水星也，胜之则升而不前。凡丑、卯、巳、未、酉、亥六支皆属阴年，即皆不及。丑未以不及之支，太阴未及迁正，其应升天左之少阳本未当位，而又遇辛丑、辛未年干中运，并以水胜少阳之火，故丑未支中独于二辛水干每见火郁之证也。

民皆风燥相伏，惧清伤脏。

此丑未继子午之后，太阴当正少阴之位以司天，其间气厥阴风木居子午之天右者，必先降丑未之泉左，然后司天太阴得以迁正。而木所畏者，地晶金星也，胜之则降而不入。凡子、寅、辰、午、申、戌六支皆属阳年，即皆有余。上阳支子午司天，少阴以有余而不退位，则右间厥阴本未当位，而又遇乙丑、乙未年干中运，并以金胜厥阴之木，故丑未支中独于二乙金干每见木郁之证也。

丑未年，少阴不退位，则太阴不迁正。

民病膈热，咽干，血溢，惊骇，小便赤涩，丹瘤，疹，疮疡留毒。又病手足肢节肿满，大腹水肿，䐜臆不食，飧泄，胁满，四肢不举。

此以丑未之年犹行子午之令，雨化不行，热气尚治也。

寅申年，金火二郁证。

民病上热，喘嗽，血溢。久郁而化，胁满悲伤，寒鼽嚏，嗌干，手坼，皮肤燥。

此以寅申继丑未之后，少阳当正太阴之位以司天，其间气阳明燥金居丑未之泉右者，必先升寅申之天左，然后司天少阳得以迁正。而金所畏者，天英火星也，胜之则升而不前。凡他寅申支木、土、金、水之运，阳明金均无所畏，而惟戊寅、戊申火运之年刚火干，太过之气先天而至，中运之火随之胜金，丑未泉右之金斯郁，故寅申支中独于二戊火干每见金郁之证也。

民病面赤心烦，头痛目眩，温病欲作。

此以寅申继丑未之后，少阳当正太阴之位以司天，其间气少阴君火居丑未之天右者，必先降寅申之泉左，然后司天少阳得以迁正。而火所畏者，地元水星也，胜之则降而不入。凡他寅申支木、火、土、金之运，少阴火均无所畏，而惟丙寅、丙申水运之年刚水干，太过之气先天而至，中运之水随之胜火，丑未天右之火斯郁，故寅申支中独于二丙水干每见火郁之证也。

寅申年，太阴不退位，则少阳不迁正。

民病四肢少力，食饮不下，足胫寒，阴痿闭塞，失溺小便数，泄注淋漓。又病痎疟，骨热，心悸惊骇，甚时血溢。

此以寅申之年犹行丑未之令，火气不行，湿乃布天也。

卯酉年，水土二郁证。

民病注下，食不及化，久而成郁，厥逆而哕，热生于内，气痹于外，足胫痠冷，反生心悸懊热，暴烦复厥。

此以卯酉继寅申之后，阳明当正少阳之位以司天，其间气太阳寒水居寅申之泉右者，必先升卯酉之天左，然后司天阳明得以迁正。而水所畏者，天芮土星也，胜之则升而不前。凡丑、卯、巳、未、酉、亥六支皆属阴年，即皆不及。卯酉以不及之支，阳明未及迁正，其应升天左之太阳本未当位，而又遇巳卯、巳酉年干中运，并以土胜太阳之水，故卯酉支中独于二巳土干，每见水郁之证也。

民病四肢不举，昏眩，肢节痛，腹满䐜臆。

此以卯酉继寅申之后，阳明当正少阳之位以司天，其间气太阴湿土居寅申之天右者，必先降卯酉之泉左，然后司天阳明得以迁正。而土所畏者，地苍木星也，胜之则降而不入。凡子、寅、辰、午、申、戌六支，皆属阳年，即皆有余。上阳支寅申司天，少阳以有余而不退位，则右间厥阴本未当位，而又遇丁卯、丁酉年干中运，并以木胜太阴之土，故卯酉支中独于二丁木干，每见土郁之证也。

卯酉年，少阳不退位，则阳明不迁正。

民病少气，寒热更作，便血，上热，小腹坚满，小便赤沃，甚则血溢。又病寒热鼽嚏，皮毛折，爪甲枯焦，甚则喘嗽息高，悲伤不乐。

此以卯酉之年犹行寅申之令，火尚布天，金化不行也。

辰戌年，木火二郁证。

民病温疫早发，咽嗌干，四肢满，肢节皆痛。郁久而发卒中偏痹，手足不仁。

此以辰戌继卯酉之后，太阳当正阳明之位以司天，其间气厥阴风木居卯酉之泉右者，必先升辰戌之天左，然后司天太阳得以迁正。而木所畏者，天柱金星也，胜之则升而不前。凡他辰戌支木、火、土、水之运，太阳水均无所畏，而惟庚辰、庚戌金运之年刚金干，太过之气先天而至，中运之金随之胜木，卯酉泉右之木斯郁，故辰戌支中独于二庚金干每见木郁之证也。

民病面赤心烦，头痛目眩，热病欲作。

此以辰戌继卯酉之后，太阳当正阳明之位以司天，其间气少阳相火居卯酉之天右者，必先降辰戌之泉左，然后司天太阳得以迁正。而火所畏者，地元水星也，胜之则降而不入。凡他辰戌支木、火、土、金之运，少阳火均无所畏，而惟丙辰、丙戌水运之年刚水干，太过之气先天而至，中运之水随之胜火，卯酉天右之火斯郁，故辰戌支中独于二丙水干每见火郁之证也。

辰戌年，阳明不退位，则太阳不迁正。

民病呕吐，暴注，食饮不下，大便干燥，四肢不举，目瞑掉眩。又病温疠，喉闭，嗌干，烦躁而渴，喘息有音。

此以辰戌之年犹行卯酉之令，燥尚布天，寒化不行也。

按：此则《内经》遗篇所言疫疠者，方是后世所谓瘟疫之病。特因古无“瘟”字，概作“温”字，故误以温热病为即瘟疫耳。

巳亥阴年，火欲升，而天蓬之水抑之。当刺包络之荥劳宫穴。

巳亥阴年，金欲降，而地彤之火窒之。当刺心包络之所出中冲穴、手少阳之所入天井穴。

子午阳年，土欲升，而天冲之木抑之。当刺足太阴之俞太白穴。

子午阳年，水欲降，而地阜之土窒之。当刺足太阴之所出隐白穴、足阳明之所入三里穴。

丑未阴年，火欲升，而天蓬之水抑之。当刺包络之荥劳宫穴。

丑未阴年，木欲降，而地晶之金窒之。当刺手太阴之所出少商穴、手阳明之所入曲池穴。

寅申阳年，金欲升，而天英之火抑之。当刺手太阴之经经渠穴，先左后右。

寅申阳年，火欲降，而地元之水窒之。当刺足少阴之所出涌泉穴、足太阳之所入委中穴，先左后右。

卯酉阴年，水欲升，而天芮之土抑之。当刺足少阴之合阴谷穴，先左后右。

卯酉阴年，土欲降，而地苍之木窒之。当刺足厥阴之所出大敦穴、足少阳之所入阳陵泉穴。

辰戌阳年，木欲升，而天柱之金抑之。当刺足厥阴之井大敦穴。

辰戌阳年，火欲降，而地元之水窒之。当刺足少阴之所出涌泉穴、足太阳之所入委中穴。

凡天气之病曰疫，地气之病曰疠。疫以气言，疠以形言也。

凡治升之法，木郁治木，金郁治金，治其本经是也。

凡治降之法，当折其所胜，如木郁治金、金郁治火是也。

凡经言刺法宜在何经，即可为药食之准，故并载之。

《世补斋医书 · <内经>遗篇病释》

清 · 陆懋修《世补斋医书》

木疫解

壬与丁合为木运，上壬则下丁。壬午、壬子，刚木之年，少阴主政，其在泉则阳明。丁酉、丁卯，柔木也，中运天冲木星抑其上年，地右湿土不得升为本年之天左，湿土不升，则上年司天之厥阴不退位，而本年司天之少阴亦不得迁正，在下丁木之柔，不得上合壬木之刚，而反以辛水之司天临丁木之在泉，则上辛下丁不和。木运虚，金胜木，火又复金，不独壬失守，丁亦失守，后三年化成木疫，甚则甲申、甲寅，微则乙酉、乙卯，木疫至矣。若更遇上年在泉之丙申、丙寅不退位，则丁酉、丁卯柔木之化不正于下，有壬无丁，刚干孤立，亦为金胜火复，三年后必作木疠。

《世补斋医书 · <内经>遗篇病释 · 木疫解》

清 · 陆懋修《世补斋医书》

火疫解

戊与癸合为火运，上戊则下癸。戊申、戊寅，刚火之年，少阳主政，其在泉则厥阴。癸亥、癸巳，柔火也，中运天英火星抑其上年，地右燥金不得升为本年之天左，燥金不升，则上年司天之太阴不退位，而本年司天之少阳亦未得迁正，在下癸火之柔不得上合戊火之刚，而反以丁木之司天临癸火之在泉，则上丁下癸不和。火运虚，水胜火，土又复水。不独戊失守，癸亦失守，后三年化成火疫，甚则庚戌、庚辰，微则辛亥、辛巳，火疫至矣。若更遇上年在泉之壬戌、壬辰不退位，则癸亥、癸巳柔火之化不正于下，有戊无癸，刚干孤立，亦为水胜土复，三年后必作火疠。

《世补斋医书 · 〈内经〉遗篇病释 · 火疫解》

清·陆懋修《世补斋医书》

土疫解

甲与己合为土运，上甲则下己。甲子、甲午，刚土之年，少阴主政，其在泉则阳明。己卯、己酉，柔土也，中运地阜土星抑其上年，天右寒水不得升为本年之地左，寒水不降，则上年司天之厥阴不退位，而本年司天之少阴亦未得迁正，在下己土之柔不得上合甲土之刚，而反以癸火之司天临己土之在泉，则上癸下己不和。土运虚，木胜土，金又复木。不独甲失守，己亦失守，后三年化成土疫，甚则丙寅、丙申，微则丁卯、丁酉，土疫至矣。若更遇上年在泉之戊寅、戊申不退位，则己卯、己酉柔土之化不正于下，有甲无己，刚干孤立，亦为木胜金复，三年后必作土疠。

《世补斋医书·<内经>遗篇病释·土疫解》

清·陆懋修《世补斋医书》

金疫解

庚与乙合为金运，上庚则下乙。庚辰、庚戌，刚金之年，太阳主政，其在泉则太阴。乙未、乙丑，柔金也，中运天柱金星抑其上年，地右风木不得升为本年之天左，风木不升，则上年司天之阳明不退位，而本年司天之太阳亦未得迁正，在下乙金之柔不得上合庚金之刚，而反以己土之司天临乙金之在泉，则上己下乙不和。金运虚，火胜金，水又复火。不独庚失守，乙亦失守，后三年化成金疫，甚则壬午、壬子，微则癸未、癸丑，金疫至矣。若更遇上年在泉之甲午、甲子不退位，则乙未、乙丑柔金之化不正于下，有庚无乙，刚干孤立，亦为火胜水复，三年后必作金疠。

《世补斋医书·<内经>遗篇病释·金疫解》

清·陆懋修《世补斋医书》

水疫解

丙与辛合为水运，上丙则下辛。丙寅、丙申，刚水之年，少阳主政，其在泉则厥阴。辛巳、辛亥，柔水也，中运地元水星抑其上年，天右君火不得降为本年之地左，君火不降，则上年司天之太阴不退位，而本年司天之少阳亦未得迁正，在下辛水之柔不得上合丙水之刚，而反以乙金之司天临辛水之在泉，则上乙下辛不和。水运虚，土胜水，木又复土。不独丙失守，辛亦失守，后三年化成水疫，甚则戊辰、戊戌，微则己巳、己亥，水疫至矣。若更遇上年在泉之庚辰、庚戌不退位，则辛巳、辛亥柔水之化不正于下，有丙无辛，刚干孤立，亦为土胜木复，三年后必作水疠。

《世补斋医书·<内经>遗篇病释·水疫解》

五、病证拾贝

明·孙一奎《医旨绪余》

鼻齆

生生子曰：按鼻齆一症，今人患者甚多，考诸古方，鲜有言其病因者，惟丹溪曰：火攻肺虚，鼻齆。少阴司天，热气下临，肺气上从，齆衄鼻窒。又云：少阴司天，热淫所胜，民病齆衄嚏呕。又云：少阳司天，火淫所胜，甚则齆衄。又岁金不及，炎火乃行，民病齆嚏。又曰：阳明所至为齆嚏。据运气，皆以火热司令为言，火克金，热伤肺，盖以鼻为肺之窍也。虽云少阴、少阳热火司令之年为病，然亦只是肠胃素有痰火积热者，乃有此感也。不然，火热主令之岁，三年之内，曷常无之，未尝人人有此病也！吾故曰必肠胃素有痰火积热者，然后有此感也，何者？大肠，肺之府也，胃，五脏之所受气者也。《内经》曰："九窍不利，肠胃之所生也。"鼻主无形者，《经》曰：清气通于天。又曰：鼻主天气。愚谓肠胃设无痰火积热，则其平常上升之气，皆清气也，纵火令之年，何豫耶？若夫肠胃素有痰火积热，则其平常上升之气，皆氲而为浊耳。金职司降，喜清而恶浊，今受浊气熏蒸，凝聚既久，壅遏郁结，而为痰涕。至于痔珠、瘜肉之类，皆由积久，燥火内燔，风寒外束，隧道壅塞，气血升降，被其妨碍，浇培弥厚，犹积土而成阜也。据运气云云，纯以火热司令之岁，火气下临，肺气上从，乃成鼻齆、嚏衄之症，假令水湿司令之岁，必无鼻齆嚏衄，而鼻齆嚏衄之证，必待火热司天之岁而能成耶？噫！如斯而谈，则凿矣。观仲景《伤寒论》，太阳症，当与麻黄汤，不与者，必成鼻衄。又见今人，每每感风寒，随时鼻塞浊涕，及素有郁热者，微触风寒，即鼻塞嚏涕。或调理失宜，积年累月，竟成鼻衄、鼻渊者，往往有之。《内经》曰："胆移热于脑，则辛频鼻渊。"又曷尝必待火热司令而后始致此病耶！愚故曰：必肠胃素有痰火积热，又值火热当权之年，内外之火夹攻，于此时有甚耳。或曰：子以运气之言为不足征欤，何今之按天时，占岁候，与夫验丰旱，及诸星卜家，动辄取应，吾恐后之吹毛者，将藉此以非子矣，子曷逃乎？予曰：愚亦深知僭踰为非，而无所逃也，愚又奚敢谓运气为不足征也。夫运气云者，指岁运火令当权，所不胜者受邪，是大略以理该之也，否则咳嗽、吐血、肺痈等症，又何莫而非火克金之候耶？愚之所谓肠胃痰火积热者，即病因也，于运气有所核而无相悖戾焉。知我者，其鉴诸。

《医旨绪余·卷上·鼻衄》

明·王肯堂《证治准绳》

痘疮上·运气

〔袁〕痘内发于脏腑，外应乎运气，天动人随，毫发不爽，是故治痘者，以明运气为急也。历稽往者，大率三年一发，虽各年零出，间一有之，而其大发之期，则三年为准也。所谓三年者，多系子午、卯酉之年。子午，少阴君火司天，而阳明燥金在泉；卯酉，阳明燥金司天，而少阴君火在泉。诸疮非火不发，非金不收，痘以少阴、阳明二经为正者为是故也。然玄化密移，主客互用，五运有平气、太过、不及之殊，六气有常化、淫胜、反胜、相胜之异，几微不同，则全体尽别，痘有当盛行而不盛行，有不当盛行而传染周遍者，是不可执一论也。

〔万〕疮疹之候，或间数年而发，或发则连年不已，何也？《经》曰：不知年之所加，气之盛衰，虚实之所起，不可以为工矣。盖司天者，主行天之令，上之位也；岁运者，主天地之间人物化生之气，中之位也；在泉者，主地之化，行乎地中，下之位也。一岁之中，有此上、中、下三气，各行化令，气偶符会而同者，则通其化，其中于人则病矣，所以疮疹必待其年而发也。六十年中，天符十二年戊子、戊午、己丑、己未、戊寅、戊申、乙卯、乙酉、丙辰、丙戌、丁巳、丁亥，其中又四年为太乙天符戊午、己丑、己未、乙酉，谓之天符者，司天与运同也。太乙天符者，司天与运及辰之同也。岁会八年丙子、己丑、丁卯、甲辰、甲戌、戊午、己未、乙酉，谓之岁会者，运与支同也。同天符六年甲辰、甲戌、庚子、庚午、壬寅、壬申，同岁会六年癸卯、癸酉、癸巳、癸亥、辛丑、辛未，谓之同者，谓岁运与在泉合其气化，阳年曰同天符，阴年曰同岁会也。此五者，杂而言之，共三十六年，合而言之，止有二十六年。《经》曰：天符为执法，岁位为行令，太乙天符为贵人。邪之中人，则执法者，其病速而危，行令者，其病徐而持，贵人者，其病暴而死也。又子午之岁，少阴君火主之；寅申之岁，少阳相火主之。《经》曰：少阴所至为疡疹；少阳所至为嚏呕疮疡，恶病暴死。凡此数年，刚柔失守，升降窒抑，旧者不退，新者不迁，则连年发而不已也。

按：运气之说，《内经》几居其半，而世罕行用，盖泥其常，不通其变，则以为无验。余友缪仲淳，高明善医，至排斥五运六气之谬不容口，余以王炎、沈括之说折之，亦不服，盖未尝虚心而细求之也。假令厥阴用事，其气多风，民病湿泄，岂普天之下皆多风，普天之民皆病湿泄耶！至于一邑之间，风雨有不同者，此气运安在？欲其无谬，不可得也。大凡物理有常有变，运气所主者常也，异气所主者变也，常则如本气，变则无所不至，而各有所占，故其候有从逆、淫郁、胜复、太过、不足之变，其发皆不同。若厥阴用事，多风而草木荣茂，是之谓从；天气明洁，燥而无风，此之谓逆；太虚埃昏，流水不冰，此之谓淫；大风折木，云物浊扰，此之谓郁；山泽焦枯，草木凋落，此之谓胜；大暑燔燎，螟蝗为灾，此之谓复；山崩地震，埃昏时作，此之谓太过；阴森无时，重云昼昏，此之谓不足；随其所变，疾疠应之，皆视当时当处之候，虽数里之间，但气候不同，而所应全异，岂可胶于一定。熙宁中，京师久旱，祈祷备至，连日重阴，人谓必雨，一日骤晴，炎日赫然，沈时因事入对，上问雨期，沈对曰：雨候已见，期在明日。众以谓频日晦溽，尚且不雨，如此旸燥，岂复有望？次日果大雨，是时湿土用事，连日阴者，从气已效，但为厥阴所胜，未能成雨。后日骤晴者，燥金入候，厥阴当折，则太阴得伸，明日运气皆顺，以是知其必雨。呜呼！今安得如存中者，而与之言运气哉！

《证治准绳·幼科·集之四·心脏部二·痘疮上·运气》

明·王肯堂《证治准绳》

痘疮上·疫疠

〔万〕疮疹虽胎毒，必待时令不正之气相传染而发。盖春气温和，夏气暑热，秋气清凉，冬气冷冽，此四时正气之序。若春应燠而反寒，夏应热而反清，秋应凉而反热，冬应寒而反温，此非其时而有其气，乃不正之令也，夫人感之，或为寒热，或为疟痢，或为喉痹，或为肿，或为瘫疹，谓之天行正病。又云：疫疠是以一岁之中，彼此传染，大小相似，又若冬温阳气暴泄，至于来岁必发疮疹，何也？盖小雪以后，为终之气，太阳寒水主之，水德不彰，使厥阴、少阴木火之气，反来乘之，阳气早发，奉生者少，故来春民多病也。况疮疹之毒，藏于至阴之下，发于太阳之经，当其时而动其气，毒乃发矣，此冬温之后，必发疮疹也。凡此不正之气，发之、泄之、解之、平之，勿犯岁气，是谓良工，故治疫疠者，以解毒为急。

《证治准绳·幼科·集之四·心脏部二·痘疮上·疫疠》

清·吴鞠通《温病条辨》

伏暑

三六、长夏受暑，过夏而发者，名曰伏暑。霜未降而发者少轻，霜既降而发者则重，冬日发者尤重，子、午、丑、未之年为多也。长夏盛暑，气壮者不受也；稍弱者但头晕片刻，或半日而已；次则即病；其不即病而内舍于骨髓，外舍于分肉之间，气虚者也。盖气虚不能传送暑邪外出，必待秋凉金气相搏而后出也，金气本所以退烦暑，金欲退之，而暑无所藏，故伏暑病发也。其有气虚甚者，虽金风亦不能击之使出，必待深秋大凉、初冬微寒相逼而出，故尤为重也。子、午、丑、未之年为独多者，子、午君火司天，暑本于火也；丑、未湿土司天，暑得湿则留也。

《温病条辨·卷一·上焦篇·伏暑》

清·吴鞠通《温病条辨》

秋燥

五四、秋感燥气，右脉数大，伤手太阴气分者，桑杏汤主之。前人有云：六气之中，惟燥不为病，似不尽然。盖以《内经》少秋感于燥一条，故有此议耳。如阳明司天之年，岂无燥金之病乎？大抵春秋二令，气候较夏冬之偏寒偏热为平和，其由于冬夏之伏气为病者多，其由于本气自病者少，其由于伏气而病者重，本气自病者轻耳。其由于本气自病之燥证，初起必在肺卫，故以桑杏汤清气分之燥也。

桑杏汤方辛凉法

桑叶一钱　杏仁一钱五分　沙参二钱　象贝一钱　香豉一钱　栀皮一钱　梨皮一钱

水二杯，煮取一杯，顿服之，重者再作服。轻，药不得重用，重用必过病所。再一次煮成三杯，其二、三次之气味必变，药之气味俱轻故也。

《温病条辨·卷一·上焦篇·秋燥》

清·吴鞠通《温病条辨》

寒疫论

世多言寒疫者，究其病状，则憎寒壮热，头痛骨节烦疼，虽发热而不甚渴，时行则里巷之中，病俱相类，若役使者然；非若温病之不甚头痛、骨痛而渴甚，故名曰寒疫耳。盖六气寒水司天在泉，或五运寒水太过之岁，或六气中加临之客气为寒水，不论四时，或有是证，其未化热而恶寒之时，则用辛温解肌；既化热之后，如风温证者，则用辛凉清热，无二理也。

《温病条辨·卷四·杂说·寒疫论》

清·吴鞠通《温病条辨》

痘证总论

《素问》曰：治病必求其本。盖不知其本，举手便误，后虽有锦绣心思，皆鞭长莫及矣。治痘明家，古来不下数十，可称尽善，不比温病毫无把握，尚俟愚陋之鄙论也。但古人治法良多，而议病究未透彻来路，皆由不明“六气为病”与“温病之源”。故论痘发之源者，只及其半，谓痘证为先天胎毒，由肝肾而脾胃而心肺，是矣。总未议及发于子午卯酉之年，而他年罕发者何故？盖子午者，君火司天；卯酉者，君火在泉；人身之司君火者，少阴也。少阴有两脏，心与肾也。先天之毒，藏于肾脏，肾者，坎也，有二阴以恋一阳，又以太阳寒水为腑，故不发也，必待君火之年，与人身君火之气相搏，激而后发也。故北口外寒水凝结之所，永不发痘。盖人生之胎毒如火药，岁气之君火如火线，非此引之不发。以是知痘证与温病之发同一类也。试观《六元正纪》所载温厉大行、民病温厉之处，皆君相两火加临之候，未有寒水湿土加临而病温者，亦可知愚之非臆说矣。

《温病条辨·卷六·解儿难·痘证总论》

清·程文囿《程杏轩医案辑录》

郭松崖郡侯疟疾

疟虽小病，而《内经》论之最详。首称夏伤于暑，藏于皮肤之内，肠胃之外，因得秋气，汗出遇风，内外相搏，是以日作。可知疟病由于暑风相搏而成。然暑必兼湿，若无湿但为干热，非暑也。即此推之，疟病虽属暑风相搏而成，又必挟有湿邪酝酿之所致矣。特六淫分发四时，暑之与湿气虽异，而因则同，有可分、不可分之义也。今岁太阴司天，湿土主事，其变骤注，其灾霖溃，人在气交之中，感而即病者，为霍乱、吐泻、肿满诸候，其不即病，邪伏膜原，内趋大肠则为痢，外走少阳则为疟，故疟之寒热往来，亦犹痢之赤白胶黏耳。恙逾匝旬，疟经五发，胸腹饱闷，呕恶不渴，脉沉弦缓，显系湿郁中焦，腑阳失运，幸得从枢外达，不至滞下痘满，邪净自瘳，无烦过虑。

《程杏轩医案辑录·郭松崖郡侯疟疾》

清·曹存心《曹仁伯医案论》

嘉庆乙亥元和时疫论

将欲施药、施医、施棺于郡邑之中，则必先解囊后劝善，劳心劳力，日费经营，乃可以有为也，然而求活人甚众之举不易得焉。备其药得医，省其棺，昔之所难者，今于是乎见之，元和实推为善之乡。当年赈济尚有余赀，仍思设法以公诸贫民，有绅士焉，忧上天之疫疠，有富贵者焉，患生人之夭札。

时维初夏，正暑、湿、热三气将蒸，又值乙运之岁金不及，亥年之风木偏淫。不惟木寡于畏，反侮其金，而且凶年秽乱之气亦被其扇动于中，人在气交，无隙可避，是一人中其气则为湿温，一方染其气即为时疫之候也。周邑尊既理荒政之余，望其气而异之，集医问乃病，答曰：乙为从革，炎火盛行，亥属厥阴，风淫所胜，风火相煽，则吴又可《瘟疫论》之见证不一，邪之盘踞于膜原者，势必从九窍传而出，即外起之因，内兼之证，以末治之亦不能出此范围也。况吴又可论瘟疫及张石顽论时行疫气、周禹载论湿热暑疫，均值大挠甲子以来第七十三甲子，厥阴司天，少阳在泉，风火用事之时。后先阐发精义入神，会元之司天如斯，值之司天亦未必不如斯。于是邑庙为局，病者接踵而至，门庭若市，内外分科，大小异位。

余时切一脉浮不沉而数，望一舌白苔满布，问其所苦，则凛寒发热，昏昏不爽，余曰：达原病。旁一后生曰：如用此法治之，苔必转黄，而邪达矣。服之果然。及问后生为谁，曰徐淡安先生之高弟徐铁峰也。伊芳父雪峰本属老医，家学渊源从于局中，可谓好学不倦者矣！可谓与人为善者矣！当如同善者如管佛容吴云门先生，冀百数十人分手而治，论表里分界者有人，大剂清凉者有人，下而再下者有人。或湿多而仿湿热混淆之治，或气异而采芳香逐秽之品，或败毒，或消毒，或解毒，粲乎隐隐，各得其所，畴不仰体，痌环在抱之心，共相逐疫，效技于堂庑之中哉！外之往视，诸徒一如局中论治，死生若判，霍然而愈者，实不胜枚举已。乃设席延医，继以观剧，成赞且贺曰：见公之作，知公之志。爱民如子，岂不欲救民于衽席？绅之积善余庆，岂不欲周急而扶危？富之好义施财，岂不欲博施而济众？医之婆心一片，岂不欲起死而回心夫？然设是局也，岂博乐善好施之名欤？将使继公之理者，见其实惠，知其真心也。

《曹仁伯医案论·嘉庆乙亥元和时疫论》

清·张聿青《张聿青医案》

庚寅气喘痰鸣症

庚寅之岁，时疫流行，夏秋之交，霍乱大作，死亡甚多，至秋分以后，四境稍安，而又起咳嗽、发热之症。夫咳嗽、发热，其病在肺，肺主皮毛，其邪甚浅，似无丧生之理，然往往由此而气喘痰鸣，卒至不起。

门人问曰：伤寒、温病之异，近贤叶氏唱之，薛氏和之，可了然于心目矣。风温为温病之一，前人谓必身热、咳嗽、烦渴，则是风温无不烦、无不渴者，若劫液后变现之症，则神昏耳聋，鼻鼾发痉。然则未至神昏发痉，断无遽尔危亡之理。而今岁时气流行，秋分以后，咸病咳、热，或渴或不渴，其变险也，必气喘痰鸣，痰厚而稠，多至盈碗，毙者甚多，论者皆目之为风温。夫风温之症，多起于冬季，今不在冬季，而发在秋分以后，其始也，无风温必有之见症，其毙也，又不在发痉神昏，而在痰鸣气喘，薛氏风温条例中，未见痰喘之例足以毙人之症。生窃有疑，敢以相质。

曰：此燥症也。知其为燥症，而曰风温者，习俗也。当今之世，病者既属聋盲，医者亦类多粗鄙。风温之说，时有见闻，秋燥之症，转难入耳，谁登喻氏之堂、入喻氏之室者，必曰是燥症，非风温也耶。夫风为阳邪，盛则生火，火则生风，风火相煽，津液无不被劫，神明无不扰乱，故多眠鼻鼾，发痉神昏，是风温变险必有之症。惟今岁风木在泉，而秋令久燥，燥金克盛木，盛木生化甚于寻常，故木生火而火气来复，其克金也，势若燎原，壮火食气，则肺之气伤，火烁阴津，则肺之阴伤，能不喘乎？火炼津液，而成胶腻，是以痰多稠黏。火激其痰而上升，故喉间霍霍有声，痰之声，即火之声也，火即无形之痰，痰即有形之火。

曰：燥火为患，已知之矣。然所起之症，类吐黄痰，考黄痰为湿痰，岂其既燥而复湿乎？曰：金病克木而木生火，火即燥之复气也。土为金母，湿即燥之化气也，故鞠通吴氏谓复气为火，化气为湿，复而且化，故痰兼湿黄，化少复多，故湿不能济其燥也。若风温则风火内旋，此则燥热伤肺，故彼之变险则发痉神昏，此之变险则痰鸣气喘。治而愈者，类进甘寒清气，润燥清金。盖金受天气之燥而克盛木，复气伤肺，由内而起之枯燥，与清凉未寒，天气爽燥之燥，判若霄渊，有脉可凭，有舌可验，有象可征，临症推求，深有望于明敏者。

《张聿青医案·卷二十·论著·质疑篇》

第三节　治则治法

一、治从标本

明·张介宾《类经》

病有标本，取有逆顺

《素问》至真要大论　随前篇

是故百病之起，有生于本者，有生于标者，有生于中气者；有取本而得者，有取标而得者，有取中气而得者，有取标本而得者；有逆取而得者，有从取而得者。百病之生于本、标、中气者，义见前篇。中气，中见之气也，如少阳、厥阴互为中气，阳明、太阴互为中气，太阳、少阴互为中气，以其相为表里，故其气互通也。取，求也。病生于本者，必求其本而治之。病生于标者，必求其标而治之。病生于中气者，必求中气而治之。或生于标、或生于本者，必或标或本而治之。取有标本，治有逆从。以寒治热，治真热也；以热治寒，治真寒也，是为逆取。以热治热，治假热也；以寒治寒，治假寒也，是为从取。逆从义，详论治类第四。逆，正顺也。若顺，逆也。病热而治以寒，病寒而治以热，于病似逆，于治为顺，故曰“逆，正顺也”。病热而治以热，病寒而治以寒，于病若顺，于治为反，故曰“若顺，逆也”。本论曰：逆者正治，从者反治。是亦此意。故曰：知标与本，用之不殆，明知逆顺，正行无问。此之谓也。不知是者，不足以言诊，足以乱经。用，运用也。殆，危也。正行，执中而行，不偏不倚也。无问，无所疑问以资惑乱也。不有真见，乌能及此？错乱经常，在不知其本耳。故大要曰：粗工嘻嘻，以为可知，言热未已，寒病复始，同气异形，迷诊乱经。此之谓也。粗工，浅辈也。嘻嘻，自得貌，妄谓道之易知，故见标之阳，辄从火治，假热未除，真寒复起。虽阴阳之气若同，而变见之形则异。即如甲乙同为木化，而甲阳乙阴；一六同为水数，而一阳六阴，何非同气异形者？粗工昧此，未有不迷乱者矣。夫标本之道，要而博，小而大，可以言一而知百病之害，言标与本，易而勿损，察本与标，气可令调，明知胜复，为万民式，天之道毕矣。要而博、小而大者，谓天地之运气，人身之疾病，变化无穷，无不有标本在也。如三阴三阳，皆由六气所化，故六气为本，三阴三阳为标。知标本、胜复之化，则气可令调，而天之道毕矣。然疾病之或生于本，或生于标，或生于中气，凡病所从生，即皆本也。夫本者，一而已矣。故知其要则一言而终，不知其要则流散无穷也。

《类经·十卷·标本类·六气标本所从不同》

明·张介宾《类经》

标本逆从，治有先后

《素问·标本病传论》　《灵枢·病本篇》与此篇同者不重载

夫阴阳逆从标本之为道也，小而大，言一而知百病之害，少而多，浅而博，可以言一而知百也。一者本也，百者标也。以浅而知深，察近而知远，言标与本，易而勿及。此标本逆从阴阳之道，似乎浅近，言之虽易，而实无能及者。治反为逆，治得为从。此释逆从为治之义。得，相得也，犹言顺也。先病而后逆者治其本，先逆而后病者治其本，先寒而后生病者治其本，先病而后生寒者治其本，先热而后生病者治其本，有因病而致血气之逆者，有因逆而致变生之病者，有因寒热而生为病者，有因病而生为寒热者，但治其所因之本原，则后生之标病，可不治而自愈矣。先热而后生中满者治其标，先病而后泄者治其本，先泄而后生他病者治其本，必且调之，乃治其他病。先病而后生中满者治其标，先中满而后烦心者治其本。诸病皆先治本，而惟中满者先治其标，盖以中满为病，其邪在胃，胃者脏腑之本也，胃满则药食之气不能行，而脏腑皆失其所禀，故先治此者，亦所以治本也。人有客气，有同气。客气者，流行之运气也，往来不常，故曰客气。同气者，四时之主气也，岁岁相同，故曰同气。气有不和，则客气、同气皆令人病矣。小大不利治其标，小大利治其本。无论客气、同气之为病，即先有他病，而后为小大不利者，亦先治其标。诸皆治本，此独治标。盖二便不通，乃危急之候，虽为标病，必先治之，此所谓“急则治其标”也。凡诸病而小大利者，皆当治本无疑矣。愚按：此篇标本之义，凡治本者十之八九，治标者惟中满及小大不利二者而已。盖此二者，亦不过因其急而不得不先之也。又如《阴阳应象大论》曰：治病必求于本。观此必字，即中满及小大不利二证，亦有急与不急之分而先后乎其间者，此则圣人治本、治标大义，可洞悉矣。奈何今之医家，多不知求本求标、孰缓孰急之道，以故治标者常八九，治本者无二三，且动称“急则治其标，缓则治其本”，尚不知孰为可缓，孰为最急，颠倒错认，举手误人，是未明此篇标本之真义耳。病发而有余，本而标之，先治其本，后治其标。病发而不足，标而本之，先治其标，后治其本。此以病气强弱而言标本也。如病发之气有余，则必侮及他脏他气，而因本以传标，故必先治其本。病发之气不足，则必受他脏他气之侮，而因标以传本，故必先治其标。盖亦治所从生也。谨察间甚，以意调之，间者并行，甚者独行。间者言病之浅，甚者言病之重也。病浅者可以兼治，故曰并行。病甚者难容杂乱，故曰独行。盖治不精专，为法之大忌，故当加意以调之也。一曰病轻者，邪气与元气互为出入，故曰并行。病甚者，邪专王而肆虐，故曰独行。于义亦通。间，去声。先小大不利而后生病者治其本。二便不利，皆为急证，故无论标本，即当先治。此一句当在前小大不利之后，必古文脱简误入于此。愚按：二便之治，小便尤难，但知“气化则能出矣”之意，则大肠之血燥者，不在硝、黄，而膀胱之气闭者，又岂在五苓之类？

《类经·十卷·标本类·六气标本所从不同》

清·陆懋修《世补斋医书》

六元本标中气治法表

经以火、燥、寒、风、热、湿六元为本，以少、阳、太、厥、少、太六经为标，以脏腑表里之互相为络见于本标之中者为中气。故火为少阳本气，而少阳为气之标。燥为阳明本气，而阳明为气之标。寒为太阳本气，而太阳为气之标。风为厥阴本气，而厥阴为气之标。热为少阴本气，而少阴为气之标。湿为太阴本气，而太阴为气之标。本者，六元也。标者，六经也。六元为六经之本始，六经即六元所标著。经恐人即以标为本，失其治要，故不曰标之气，而曰气之标。明乎治之所重在气之本始，不在气所标著也。前人另求标气，转谓经未明言标义。若以原文“气之标也”之“也”字，一作“耳”字解，则尽得之矣。至于中气之治，独在阳明与厥阴两经者，熟玩经文，当于火湿之分，别有理会也。

表4－1　《世补斋医书》六元本标中气治法表

少阳	阳明	太阳	厥阴	少阴	太阴
火本	燥本	寒本	风本	热本	湿本
厥阴中	太阴中	少阴中	少阳中	太阳中	阳明中
少阳标	阳明标	太阳标	厥阴标	少阴标	太阴标
本标同，治从本	本标中气皆不同，治从中	本标不同，或治本，或治标	本标中气皆不同，治从中	本标不同，或治本，或治标	本标同，治从本

《世补斋医书·<内经>运气表·六元本标中气治法表第十一》

二、药食补泻

明·张介宾《类经》

天地淫胜病治

《素问·至真要大论》

帝曰：天地之气，内淫而病何如？淫，邪胜也，不务其德，是谓之淫。内淫者，自外而入，气淫于内，言在泉之变病也。岐伯曰：岁厥阴在泉，风淫所胜，则地气不明，平野昧，草乃早秀；厥阴在泉，寅申岁也。风淫于地，则木胜土，风胜湿，尘埃飞扬，故地气不明，平野昏昧。木气有余，故草乃早秀。民病洒洒振寒，善呻数欠，心痛支满，两胁里急，饮食不下，膈咽不通，食则呕，腹胀善噫。得后与气则快然如衰，身体皆重。按《经脉篇》自洒洒振寒至数欠，为阳明胃病；自食则呕至身体皆重，为太阴脾病。且厥阴肝脉贯膈布胁肋，故又为心痛支满等证，皆木邪淫胜，脾胃受伤之为病。

岁少阴在泉，热淫所胜，则焰浮川泽，阴处反明，蛰虫不藏；少阴在泉，卯酉岁也。君火淫胜于下，故焰浮川泽，阴处反明，蛰虫不藏。民病腹中常鸣，气上冲胸，喘不能久立，寒热皮肤痛，目瞑齿痛䪼肿，恶寒发热如疟，少腹中痛腹大。腹中常鸣者，火气奔动也。气上冲胸者，火性炎上也。喘不能久立、寒热皮肤痛者，火邪乘肺也。目瞑者，热甚阴虚，畏阳光也。齿动䪼肿，热乘阳明经也。恶寒发热如疟，金水受伤，阴阳争胜也。热在下焦，故少腹中痛。热在中焦，故腹大。䪼，音拙。

岁太阴在泉，草乃早荣，湿淫所胜，则埃昏岩谷，黄反见黑，至阴之交；太阴在泉，辰戌岁也。土为草木之所资生，故草乃早荣。岩谷者，土厚之处，故埃昏岩谷。黄，土色。黑，水色。土胜湿淫，故黄反见黑。《五常政大论》曰：太阴司天，湿气下临，肾气上从，黑起水变，即土临水应之义。至阴之交，当三气、四气之间，土之令也。民病饮积心痛，耳聋浑浑焞焞，嗌肿喉痹，阴病血见，少腹痛肿，不得小便，病冲头痛，目似脱，项似拔，腰似折，髀不可以曲，腘如结，腨如别。饮积心痛，寒湿乘心也。自耳聋至喉痹，按《经脉篇》为三焦经病。自阴病至不得小便，以邪湿下流，为阴虚肾病。自冲头痛至腨如别，按《经脉篇》为膀胱经病。此以土邪淫胜克水，而肾合三焦、膀胱，俱为水脏，故病及焉。焞，吞、屯二音。嗌，音益。腘，音国。腨，音篆。

岁少阳在泉，火淫所胜，则焰明郊野，寒热更至；少阳在泉，巳亥岁也。相火淫胜于下，故焰明郊野。热极生寒，故寒热更至。民病注泄赤白，少腹痛溺赤，甚则血便，少阴同候。热伤血分则注赤，热伤气分则注白。热在下焦，故少腹痛溺赤血便。其余诸病，皆与前少阴在泉同候。

岁阳明在泉，燥淫所胜，则霿雾清暝；阳明在泉，子午岁也。金气淫胜于下，故霿暗如雾，清冷晦暝也。民病喜呕，呕有苦，善太息，心胁痛不能反侧，甚则嗌干面尘，身无膏泽，足外反热。按《经脉篇》，以口苦善太息、心胁痛不能转侧、甚则面微有尘、体无膏泽、足外反热，为足少阳胆经病。嗌干面尘，为厥阴肝经病。此以金邪淫胜，故肝胆受伤，而为病如此。

岁太阳在泉，寒淫所胜，则凝肃惨栗；太阳在泉，丑未岁也。水气淫胜于下，故凝肃惨栗。民病少腹控睾，引腰脊，上冲心痛，血见，嗌痛颔肿。寒淫于下，自伤其类，则膀胱与肾受之。膀胱居腹，故少腹痛。肾主阴丸，故控睾。太阳之脉，挟脊抵腰中，故引腰脊。肾脉络心，故上冲心痛。心主血属而寒逼之，故血见。按《经脉篇》以嗌痛颔肿为小肠经病，亦水邪侮火而然。睾音高。颔，何敢切。

帝曰：善。治之奈何？此下言在泉淫胜之治。岐伯曰：诸气在泉，风淫于内，治以辛凉，佐以苦甘，以甘缓之，以辛散之；风为木气，金能胜之，故治以辛凉。过于辛，恐反伤其气，故佐以苦甘，苦胜辛，甘益气也。木性急，故以甘缓之。风邪胜，故以辛散之。《藏气法时论》曰：肝苦急，急食甘以缓之。肝欲散，急食辛以散之。此之谓也。热淫于内，治以咸寒，佐以甘苦，以酸收之，以苦发之；热为火气，水能胜之，故宜治以咸寒。佐以甘苦，甘胜咸，所以防咸之过也；苦能泄，所以去热之实也。热盛于经而不敛者，以酸收之。热郁于内而不解者，以苦发之。湿淫于内，治以苦热，佐以酸淡，以苦燥之，以淡泄之；湿为土气，燥能除之，故治以苦热。酸从木化，制土者也，故佐以酸淡。以苦燥之者，苦从火化也。以淡泄之者，淡能利窍也，《藏气法时论》曰：脾苦湿，急食苦以燥之。即此之谓。火淫于内，治以咸冷；佐以苦辛，以酸收之，以苦发之；相火，畏火也，故宜治以咸冷。苦能泄火，辛能散火，故用以为佐。以酸收之，以苦发之，义与上文热淫治同。燥淫于内，治以苦温，佐以甘辛，以苦下之；燥为金气，火能胜之，治以苦温，苦从火化也。佐以甘辛，木受金伤，以甘缓之；金之正味，以辛泻之也。燥结不通，则邪实于内，故当以苦下之。按下文燥淫所胜，佐以酸辛，与此甘辛稍异。又如《六元正纪大论》子午年阳明在泉，亦云下酸温，皆与此不同。考之《藏气法时论》曰：肺苦气上逆，急食苦以泄之。用酸补之，辛泻之。正此之辨。寒淫于内，治以甘热，佐以苦辛，以咸泻之，以辛润之，以苦坚之。寒为水气，土能胜水，热能胜寒，故治以甘热，甘从土化，热从火化也，佐以苦辛等义，如《藏气法时论》曰：肾苦燥，急食辛以润之。肾欲坚，急食苦以坚之，用苦补之，咸泻之也。

帝曰：善。天气之变何如？此下言司天淫胜之变病。岐伯曰：厥阴司天，风淫所胜，则太虚埃昏，云物以扰，寒生春气，流水不冰，蛰虫不出；巳亥岁也。风淫于上，故太虚埃昏，云物扰乱。风木主温，故寒生春气而流水不冰。然风胜则金令承之，清肃气行，故蛰虫不出也。民病胃脘当心而痛，上支两胁，膈咽不通，饮食不下，舌本强，食则呕，冷泄腹胀，溏泄瘕水闭，病本于脾，胃脘当心而痛等证，病皆在脾。按《经脉篇》以舌本强、食则呕、胃脘痛、腹胀食不下、溏泄、瘕水闭，为足太阴脾病。此以木邪乘土，故诸病皆本于脾也。冲阳绝，死不治。冲阳，足阳明胃脉也，在足跗上动脉应手。土不胜木，则脾胃气竭而冲阳绝，故死不治。

少阴司天，热淫所胜，怫热至，火行其政，大雨且至；子午岁也。热淫于上，故火行其政。君火之下，阴精承之，故大雨且至。怫音佛，郁也。民病胸中烦热，嗌干，右胠满，皮肤痛，寒热咳喘，唾血血泄，鼽衄嚏呕，溺色变，甚则疮疡胕肿，肩背臂臑及缺盆中痛，心痛肺䐜，腹大满，膨膨而喘咳，病本于肺，胸中烦热、嗌干等证，皆君火上炎，肺金受伤也，金气主右，故右胠满。按《经脉篇》以溺色变，肩背臂臑及缺盆中痛、肺胀满膨膨而喘咳，为手太阴肺病。鼽衄、肩前臑痛，为手阳明大肠病。盖肺与大肠为表里，金被火伤，故诸病皆本于肺也。膨音彭。尺泽绝，死不治。尺泽，手太阴肺脉也，在肘内廉大文中，动脉应手。金不胜火，则肺气竭而尺泽绝，故死不治。

太阴司天，湿淫所胜，则沉阴且布，雨变枯槁；丑未岁也。湿淫于上，故沉阴且布。沉，深也。沉阴雨变，则浸渍为伤，故物多枯槁。胕肿骨痛阴痹。阴痹者按之不得，腰脊头项痛，时眩，大便难，阴气不用，饥不欲食，咳唾则有血，心如悬，病本于肾，胕肿骨痛等证，皆肾经病也。按《经脉篇》以腰脊头项痛，为足太阳膀胱病，以饥不欲食、咳唾则有血、心如悬，为足少阴肾病。此以肾与膀胱为表里，水为土克，故诸病皆本于肾也。《五邪篇》阴痹，与此略同，详针刺类二十五。太溪绝，死不治。太溪，足少阴肾脉也，在足内踝后跟上动脉应手。水不胜土，则肾气竭而太溪绝，故死不治。

少阳司天，火淫所胜，则温气流行，金政不平；寅申岁也。相火淫胜于上，则金受其制，故温气流行，金政不平。民病头痛，发热恶寒而疟，热上皮肤痛，色变黄赤，传而为水，身面胕肿，腹满仰息，泄注赤白，疮疡咳唾血，烦心胸中热，甚则鼽衄，病本于肺，相火用事，金气受邪，客热内燔，水不能制，故为此诸病，皆本于肺也。天府绝，死不治。天府，手太阴肺脉也，在臂臑内廉，腋下三寸，动脉应手。金不胜火，则肺气竭而天府绝，故死不治。

阳明司天，燥淫所胜，则木乃晚荣，草乃晚生，筋骨内变，大凉革候，名木敛，生菀于下，草焦上首，蛰虫来见；卯酉岁也，燥金淫胜于上，则木受其克，故草木生荣俱晚。其在于人，则肝血受伤，不能营养筋骨，故生内变。且金气大凉，能革发生之候，故草木之应如此。然阳明金气在上，则少阴火气在下，故蛰虫来见也。大凉革候以下四句，旧在下文感而疟之后，今改移于此。民病左胠胁痛，寒清于中，感而疟，咳，腹中鸣，注泄鹜溏，心胁暴痛，不可反侧，嗌干面尘腰痛，丈夫㿗疝，妇人少腹痛，目昧眦，疡疮痤痈，病本于肝，左胠胁痛等证，皆肝经病，肝木主左也。按《经脉篇》以心胁痛不能转侧、面微有尘，为足少阳胆病；腰痛不可俯仰、丈夫㿗疝、妇人少腹痛、嗌干面尘飧泄，为足厥阴肝病。此以肝与胆为表里，木被金伤，故诸病皆本于肝也。鹜，木、务二音。㿗，音颓。痤，才何切。太冲绝，死不治。太冲，足厥阴肝脉也，在足大趾本节后二寸，动脉应手。木不胜金，则肝气竭而太冲绝，故死不治。

太阳司天，寒淫所胜，则寒气反至，水且冰，运火炎烈，雨暴乃雹；辰戌岁也，寒淫于上，故寒反至，水且冰。若乘火运而火气炎烈，则水火相激，故雨暴乃雹。此下二节，旧文似有颠倒。今稍为移正之。民病血变于中，发为痈疡，厥心痛，呕血血泄鼽衄，善悲时眩仆，胸腹满，手热肘挛掖肿，心澹澹大动，胸胁胃脘不安，面赤目黄，善噫嗌干，甚则色炲，渴而欲饮，病本于心。寒水胜则邪乘心，故为血变于中、发为痈疡等证。按《经脉篇》以手心热、臂肘挛急、腋肿、胸胁支满、心中澹澹大动、面赤目黄，为手厥阴心包络病。盖火受寒伤，故诸病皆本于心也，澹，淡同。炲，音台，焦黑色也。神门绝，死不治。神门，手少阴心脉也，在手掌后锐骨之端，动脉应手。火不胜水，则心气竭而神门绝，故死不治。所谓动气，知其藏也。动气者，气至脉动也。察动脉之有无，则藏气之存亡可知矣。此总结六气之变病也。

帝曰：善。治之奈何？此下言司天淫胜之治。岐伯曰：司天之气，风淫所胜，平以辛凉，佐以甘苦，以甘缓之，以酸泻之；风淫于上，平以辛凉，佐以苦甘，以甘缓之，俱与上文在泉治同。以酸泻之者，木之正味，其泻以酸也，义见后。热淫所胜，平以咸寒，佐以苦甘，以酸收之；此与上文在泉治同，但缺以苦发之一句，而下文火淫所胜复言之，则义与此节同也。湿淫所胜，平以苦热，佐以酸辛，以苦燥之，以淡泄之；诸与上文在泉治同，惟佐以酸辛，与彼酸淡少异，盖辛胜酸，所以防酸之过也，故当用以为佐。湿上甚而热，治以苦温，佐以甘辛，以汗为故而止；湿上甚而热者，湿郁于上而成热也，治以苦温，欲其燥也。佐以甘辛，欲其散也。以燥以散，则湿热之在上者，以汗之故而止矣。火淫所胜，平以咸冷，佐以甘苦，以酸收之，以苦发之，以酸复之，热淫同；此与在泉热淫治同。盖水能胜火，故平以咸冷。苦能泻火之实，甘能缓火之急，故佐以苦甘。火盛而散越者，以酸收之。火郁而伏留者，以苦发之。然以发去火，未免伤气，故又当以酸复之，而火、热二气同治也。燥淫所胜，平以苦湿，佐以酸辛，以苦下之；此与上文燥淫于内治同，但彼云佐以甘辛，此云酸辛为异，详注见前燥淫条下。苦湿误也，当作苦温。寒淫所胜，平以辛热，佐以苦甘，以咸泻之。辛热足以散寒，苦甘可以胜水。以咸泻之，水之正味，其泻以咸也，此与在泉治同，而文有颠倒，详见前寒淫于内条下。

《类经·卷二十七·运气类·天地淫胜病治》

明·张介宾《类经》

邪气反胜之治

《素问·至真要大论》

帝曰：邪气反胜，治之奈何？反胜者，以天地气有不足，则间气乘虚为邪而反胜之也。岐伯曰：风司于地，清反胜之，治以酸温，佐以苦甘，以辛平之。凡寅申岁厥阴风木在泉而或气有不及，则金之清气反胜之，故当治以酸温，酸求木之同气，温以制清也。佐以苦甘，苦以温金，甘以缓肝之急也。以辛平之，木之正味，其补以辛；金之正味，其泻以辛也。热司于地，寒反胜之，治以甘热，佐以苦辛，以咸平之。凡卯酉岁少阴君火在泉而或气有不及，则水之寒气反胜之，故当治以甘热，甘能胜水，热能制寒也。佐以苦辛，寒得苦而温，得辛而散也。以咸平之，火之正味，其补以咸；水之正味，其泻以咸也。湿司于地，热反胜之，治以苦冷，佐以咸甘，以苦平之。凡辰戌岁太阴湿土在泉而或气有不及，则火之热气反胜之，故当治以苦冷，抑火邪也。佐以咸甘，咸寒制热，甘湿补土也。以苦平之，即苦冷之义。火司于地，寒反胜之，治以甘热，佐以苦辛，以咸平之。凡巳亥岁少阳相火在泉而气有不及，与上文热司于地者同其治。燥司于地，热反胜之，治以平寒，佐以苦甘，以酸平之，以和为利。凡子午岁阳明燥金在泉而气有不及，则热反胜之，治以平寒，以金司于地，气本肃杀，若用大寒，必助其惨，故但宜平寒，抑其热耳。佐以苦甘，所以泻火也。以酸平之，金之正味，其补以酸也。以和为利，戒过用也，即平寒之意。寒司于地，热反胜之，治以咸冷，佐以甘辛，以苦平之。凡丑未岁太阳寒水在泉而气有不及，则热反胜之，故治以咸冷，抑火邪也。佐以甘辛，甘泻火而辛能散也。以苦平之，水之正味，其补以苦也。王氏曰：此六气方治，与前淫胜法殊贯。其云治者，泻客邪之胜气也；云佐者，皆所利、所宜也；云平者，补已弱之正气也。

帝曰：其司天邪胜何如？言司天反胜也。岐伯曰：风化于天，清反胜之，治以酸温，佐以甘苦。巳亥岁也，治与上文“风司于地”大同。热化于天，寒反胜之，治以甘温，佐以苦酸辛。子午岁也，治与上文“热司于地”稍同，但少一咸味，多一酸味，盖火为水胜则心苦缓，故宜食酸以收之。湿化于天，热反胜之，治以苦寒，佐以苦酸。丑未岁也，苦寒所以祛热，苦酸所以敛热。按：此与上文“湿司于地”，皆当言“风反胜之”，而俱言热者，盖风、火本属同气，均能胜湿故也。然佐以苦酸，则木之正味，其泻以酸，此虽治热，而亦兼乎风矣。火化于天，寒反胜之，治以甘热，佐以苦辛。寅申岁也，治与上文“热司于地”大同。燥化于天，热反胜之，治以辛寒，佐以苦甘。卯酉岁也，辛寒所以散热，苦甘所以泻火。寒化于天，热反胜之，治以咸冷，佐以苦辛。辰戌岁也，治与上文“寒司于地”大同。

《类经·卷二十七·运气类·邪气反胜之治》

明·张介宾《类经》

六气相胜病治

《素问·至真要大论》

帝曰：六气相胜奈何？相胜者，六气互有强弱，而乘虚相胜也。岐伯曰：厥阴之胜，耳鸣头眩，愦愦欲吐，胃膈如寒，大风数举，倮虫不滋，胠胁气并，化而为热，小便黄赤，胃脘当心而痛，上支两胁，肠鸣飧泄，少腹痛，注下赤白，甚则呕吐，膈咽不通。厥阴之胜，风邪盛也。耳鸣头眩，肝脉会于顶巅而风主动也。愦愦欲吐，胃膈如寒，以木邪伤胃，胃虚生于寒也。倮虫不滋，土气衰也。胠胁气并，肝邪聚也。化热而小便黄赤，邪侵小肠也。其在上则胃脘当心而痛，上支两胁，为呕吐，为膈咽不通，在下则飧泄少腹痛，注下赤白，皆肝经脉气所及，而木邪乘于肠胃也。愦，音贵，心乱也。胠，音区。

少阴之胜，心下热善饥，齐下反痛，气游三焦，炎暑至，木乃津，草乃萎，呕逆躁烦，腹满痛溏泄，传为赤沃。少阴之胜，君火盛也。少阴之脉起心中，出属心系，故心下热而善饥。少阴之脉络小肠，而热乘之，故齐下反痛。心火盛则热及心包络，包络之脉历络三焦，故气游三焦。其在天则炎暑至，在物则木乃津，草乃萎。火在上焦则呕逆躁烦，在中焦则腹满痛，在下焦则溏泄传为赤沃。赤沃者，利血尿赤也。齐，脐同。

太阴之胜，火气内郁，疮疡于中，流散于外，病在胠胁，甚则心痛，热格，头痛喉痹项强，独胜则湿气内郁，寒迫下焦，痛留顶，互引眉间，胃满，雨数至，燥当作湿。化乃见，少腹满，腰脽重强，内不便，善注泄，足下温，头重足胫胕肿，饮发于中，胕肿于上。太阴之胜，湿邪盛也。寒湿外盛，则心火内郁，故疮疡先发于中，而后流散于外。心脉起心中，出腋下，故病在胠胁，甚则心痛。热格于上，则为头痛喉痹项强。若无热而湿独胜，则湿气内郁，寒迫下焦，故痛留巅顶，互引眉间。胃属土，不能制湿则为胀满。其在天则雨数至，在物则湿化见。湿下流则少腹满，腰脽重强。内湿不便则清浊不分，故善注泄。湿郁于下则热生，故足温。湿滞于上，故头重。脾胃不能胜湿，则足胫胕肿，故饮发于中，浮肿于上也。

少阳之胜，热客于胃，烦心心痛，目赤欲呕，呕酸善饥，耳痛溺赤，善惊谵妄，暴热消烁，草萎水涸，介虫乃屈，少腹痛，下沃赤白。少阳之胜，相火盛也。热客于胃而上行，则为烦心心痛、目赤欲呕、呕酸善饥耳痛等病，下行则为溺赤。火盛则伤阴，故善惊谵妄，暴热消烁。热极则害物，故草萎水涸。介虫属金，故遇火而屈。热陷下焦，故少腹为痛。下沃赤白者，热在血分则赤，气分则白，大便曰利，小便曰浊也。

阳明之胜，清发于中，左胠胁痛溏泄，内为嗌塞，外发癞疝，大凉肃杀，华英改容，毛虫乃殃，胸中不便，嗌塞而咳。阳明之胜，金邪盛也，金气寒肃，故清发于中。木受其制，故左胠胁痛。清气在下则为溏泄，在上则为嗌塞，在少腹则为癞疝，在天则大凉肃杀，在物则华英改容。毛虫，木虫也，故受其殃。胸中，肺所居也，燥胜则肺气敛而失其治节，故有不便而嗌塞为咳也。

太阳之胜，凝栗且至，非时水冰，羽乃后化，痔疟发，寒厥入胃则内生心痛，阴中乃疡，隐曲不利，互引阴股，筋肉拘苛，血脉凝泣，络满色变，或为血泄，皮肤痞肿，腹满食减，热反上行，头项囟顶脑户中痛，目如脱，寒入下焦，传为濡泻。太阳之胜，水邪盛也，故为凝栗水冰。羽虫属火，故后化。太阳经挟脊贯臀，故痔发。寒胜则邪正分争，故为疟。寒气入胃，厥逆于中，上侵君火，故内生心痛。太阳之脉络肾属膀胱，故为阴疡，为隐曲不利而互引阴股，筋肉得寒则为急为痹，故筋急肉苛。血脉得寒则营卫凝涩，经脉不行，故络满色变。血滞于经则妄行，故或为血泄。表寒不行，故皮肤痞肿。里寒为滞，故腹满食减。阴寒在下，则戴阳于上，故热反上行。头项囟顶脑户目内眦，皆太阳经也，寒气居之，故为痛如脱。寒入下焦，则命门阳衰，故传为大便濡泻。囟音信。

帝曰：治之奈何？治六气相胜。岐伯曰：厥阴之胜，治以甘清，佐以苦辛，以酸泻之。木胜土败，治以甘清，甘益土，清平木也。佐以苦辛，散风邪也。以酸泻之，木之正味，其泻以酸也。少阴之胜，治以辛寒，佐以苦咸，以甘泻之。热胜则乘金，治以辛寒，散火也。佐以苦咸，泄热也。以甘泻之，火之正味，其泻以甘也。太阴之胜，治以咸热，佐以辛甘，以苦泻之。土胜则湿淫，治以咸热，咸能润下，热能燥湿也。湿胜则土寒，佐以辛甘，辛能温土，甘能补土也。以苦泻之，土之正味，其泻以苦也。少阳之胜，治以辛寒，佐以甘咸，以甘泻之。此与上少阴治同，但佐有少异，盖甘能泻火也。阳明之胜，治以酸温，佐以辛甘，以苦泄之。燥金之胜，病在肺肝，治以酸温，润燥暖肺也。佐以辛甘，泻肺补肝也。以苦泄之，苦从火化，能泄燥邪之实也。太阳之胜，治以甘热，佐以辛酸，以咸泻之。水胜则火衰，治以甘热，甘益土以制水，热扶阳以逐寒也。佐以辛酸，辛散寒邪之实，酸收心气之伤也。以咸泻之，水之正味，其泻以咸也。

《类经·卷二十七·运气类·六气相胜病治》

明·张介宾《类经》

六气之复病治

《素问·至真要大论》

帝曰：六气之复何如？复者，报复之义。六气盛衰不常，有所胜，则有所复也。愚按：王氏曰：凡先有胜，后必复。新校正引《玄珠》正化、对化之义，云：正司化令之实，对司化令之虚；对化胜而有复，正化胜而不复。反以王注为未然。或又曰：甲、丙、戊、庚、壬阳年太过，有胜无复；乙、丁、己、辛、癸阴年不及，有胜必有复。皆未达之言也。夫胜复之道，随气盛衰而见，非有正、对之分。考之本经诸篇，原无此言。其于不及有复太过无复之说，盖以《气交变大论》“凡太过之运皆不言复，惟不及之年则有之”。《六元正纪大论》所载六十年运气之纪，亦惟不及之岁言复，而太过之年则无。似乎阳年太过有胜无复也。然《五常政大论》云：发生之纪，不务其德，则收气复；赫曦之纪，暴烈其政，藏气乃复；敦阜之纪，大风迅至，邪伤脾也；坚成之纪，政暴变，长气斯救；流衍之纪，政过则化气大举，是皆以太过之岁为言。由此观之，则阳年未尝无复也。惟是阴年气弱，彼来胜我，故子必起而报之，故谓之复。阳年气强，无胜我者，但以我胜彼，故承乃从而制之。然曰承曰复，本一理也，但相继而制者谓之承，因胜而报者谓之复，胜复相仍，本无罅隙，故《经》曰“有胜则复，无胜则否”。“胜至则复，无常数也”。又曰“微者复微，甚者复甚”，然则气之微甚，尚不可以假借，又何有阴阳正对复与不复之理哉？故本论无分太过、不及之年，皆有淫胜、反胜、相胜之气，可见阳年未必全盛而反胜者有之，阴年未必全衰而淫胜者亦有之。天地变化，消长无穷，但当随厥气几而察以方月之义，庶得其妙；若必欲因辞害意，则失之远矣。

岐伯曰：悉乎哉问也！厥阴之复，少腹坚满，里急暴痛，偃木飞沙，倮虫不荣，厥心痛汗发，呕吐，饮食不入，入而复出，筋骨掉眩清厥，甚则入脾，食痹而吐。厥阴风木之复，内应肝气。少腹坚满，肝邪实也。里急暴痛，肝主筋膜，其气急也。偃木飞沙，风之甚也。倮虫不荣，木制土也。厥心痛汗发，肝邪乘胃，上凌于心而阳气泄也。饮食不入，入而复出，脾受肝伤也。掉为颤掉，眩为眩运，风淫所致也。风之甚者，必兼承制之化，故手足清冷而厥也。食痹者，食入不化，入则闷痛呕汁，必吐出乃已也。冲阳绝，死不治。冲阳，胃脉也，胃绝则脾亦绝矣。按：前章天地淫胜，止言司天六脉绝者不治，而在泉未言；此章于六气之复者复言之，正以明在泉之化，盖四气尽终气，地气主之，复之常也。

少阴之复，燠热内作，烦躁鼽嚏，少腹绞痛，火见燔焫，嗌燥，分注时止，气动于左，上行于右，咳皮肤痛暴喑，心痛郁冒不知人，乃洒淅恶寒，振栗谵妄，寒已而热，渴而欲饮，少气骨萎，隔肠不便，外为浮肿哕噫，赤气后化，流水不冰，热气大行，介虫不福，病疿胗疮疡，痈疽痤痔，甚则入肺，咳而鼻渊，少阴君火之复，燠热内作，烦躁鼽嚏，火盛于中而炎于上也。少腹绞痛，火在阴也。火见燔焫嗌燥，身表焦热而火在喉也。分注时止，谓大肠或泄，膀胱或癃，火居二便也。气动于左，阳升在东也。上行于右，火必乘金也。咳而皮肤痛暴喑，肺主声音，外合皮毛而受火之伤也。心痛郁冒不知人，心邪自实而神明乱也。洒淅恶寒，振栗谵妄，寒已而热，水火相争，热极生寒也。渴而欲饮，亡津液也，少气骨萎，壮火食气，热极伤精也。隔肠不便，热结不通也。外为浮肿、为哕噫，热胜则肿，火逆冲上也。赤气后化，阳明先胜，少阴后复也。流水不冰，热气大行，介虫不福，火盛制金也。疿胗疮疡，痈疽痤痔，火克肺金而皮毛受病也。火甚必伤肺，故咳而鼻渊所由作矣。鼽音求。嚏音帝。焫，如瑞切，哕，于决切。疿音肺。痤，才何切。天府绝，死不治。天府，肺经穴也。

太阴之复，湿变乃举，体重中满，食饮不化，阴气上厥，胸中不便，饮发于中，咳喘有声，大雨时行，鳞见于陆，头顶痛重而掉瘛尤甚，呕而密默，唾吐清液，甚则入肾，窍泻无度，太阴湿土之复，体重中满，饮食不化，自伤同气也。阴气上厥，胸中不便，湿从寒化也。饮发于中，喘咳有声，湿侵脾肺也，大雨时行，鳞见于陆，湿令行也。头顶痛重而掉瘛尤甚，湿在三阳，筋脉濡软也。呕而密默，唾吐清液，寒湿内动也。甚则土邪传肾，窍泻无度，以肾开窍于二便，而门户不要也。太溪绝，死不治。太溪，肾经穴也。

少阳之复，大热将至，枯燥燔爇，介虫乃耗，惊瘛咳衄，心热烦躁，便数憎风，厥气上行，面如浮埃，目乃瞤瘛，火气内发，上为口糜呕逆，血溢血泄，发而为疟，恶寒鼓栗，寒极反热，嗌络焦槁，渴引水浆，色变黄赤，少气脉萎，化而为水，传为胕肿，甚则入肺，咳而血泄，少阳相火之复，故大热至而枯燥燔爇。介虫属金，所以耗也。其病则惊瘛咳衄，心热烦躁，火乘心肺也，便数憎风，表里皆热也。厥气上行，面如浮埃，目乃瞤瘛，火气内发，上为口糜呕逆，血溢血泄，皆火炎于上，故形色变而逼血妄行也。发而为疟，恶寒鼓栗，寒极反热，以风火相薄而阴阳相并也。嗌络焦槁，渴引水浆，津液涸也，色变黄赤，热在脾则黄，在心则赤也，少气脉萎，气血伤也。化而为水，传为胕肿，以气蒸热化，水道不通，而浮肿如泥也。火盛必伤金，故甚则入肺，咳而血泄。爇，儒决切。瘛，音翅。尺泽绝，死不治。尺泽，肺经穴也。按：前章少阴司天热淫所胜言尺泽，少阳司天火淫所胜言天府，此章所言与前章相反，然皆系肺经之穴，以火克金，故能互见其害。

阳明之复，清气大举，森木苍干，毛虫乃厉，病生胠胁，气归于左，善太息，甚则心痛痞满，腹胀而泄，呕吐咳哕烦心，病在膈中，头痛，甚则入肝，惊骇筋挛，阳明燥金之复，故清气大举，森木苍干，毛虫乃厉，金克木也。病生胠胁，气归于左，肝木伤也。金气盛则木郁火衰而阳气不达，故善太息。甚则心痛痞满，腹胀而泄，呕吐咳哕烦心，清邪在中也。头痛者，阴寒外束，热聚于经也。金强侮肝，故为惊骇筋挛之病。太冲绝，死不治。太冲，肝经穴也。

太阳之复，厥气上行，水凝雨冰，羽虫乃死，心胃生寒，胸中不利，心痛痞满，头痛善悲，时眩仆食减，腰脽反痛，屈伸不便，地裂冰坚，阳光不治，少腹控睾，引腰脊，上冲心，唾出清水，及为哕噫，甚则入心，善忘善悲，太阳寒水之复，其气上行，则水凝雨冰。羽虫属火，水盛乃死也。其病心胃生寒，故胸中不利也。心痛痞满，寒在膈间也。头痛善悲，寒并于上而阳神虚也。时眩仆食减，清阳失位而胃中寒也。腰脽反痛，屈伸不便，寒归水藏而连及太阳经也。地裂冰坚，阳光不治，水令行也。少腹控睾，引腰脊，上冲于心，寒客三阴，上侵君火也。唾出清水，及为哕噫，寒水侮土，胃脘无阳也。寒甚者必乘心，心藏神，神不足则善忘善悲。脽，音谁。睾，音高。神门绝，死不治。神门，心经穴也。

帝曰：善。治之奈何？治六气之复。岐伯曰：厥阴之复，治以酸寒，佐以甘辛，以酸泻之，以甘缓之。厥阴风木之复，治以酸寒，木之正味，其泻以酸；木火相生，宜清以寒也。佐以甘辛，木盛土衰，以甘补土；辛从金化，以辛制木也。泻者，泻肝之实。缓者，缓肝之急也。少阴之复，治以咸寒，佐以苦辛，以甘泻之，以酸收之，以苦发之，以咸软之。少阴君火之复，治以咸寒，制以所不胜也。佐以苦辛，发散其热也。以甘泻之，甘泻火也。以酸收之，敛浮热也。以苦发之，散火之郁也。以咸软之，解热之结也。太阴之复，治以苦热，佐以酸辛，以苦泻之，燥之泄之。太阴湿土之复，治以苦热，苦能泻土，热能燥湿也。佐以酸辛，酸能制土，辛能温寒也。以苦泻之，燥之泄之，泻以夺其壅，燥以胜其湿，泄以利其水也。少阳之复，治以咸冷，佐以苦辛，以咸软之，以酸收之，辛苦发之，发不远热，无犯温凉，少阴同法。少阳相火之复，与上文少阴之复治同。发不远热，无犯温凉，重明用发者，勿犯寒凉也。少阴之治亦然。阳明之复，治以辛温，佐以苦甘，以苦泄之，以苦下之，以酸补之。阳明燥金之复，治以辛温，金之正味，泻之以辛；金之清燥，胜之以温也。佐以苦甘，苦从火化，以苦制金；木被金伤，以甘缓急也。以苦泄之下之，开燥结以通实邪。以酸补之，敛津液以滋干涸也。太阳之复，治以咸热，佐以甘辛，以苦坚之。太阳寒水之复，治以咸热，水之正味，其泻以咸，而治寒以热也。佐以甘辛，甘从土化，用以制水，而辛能散寒也。寒水通于肾，肾不坚则寒易起，故《藏气法时论》曰：肾欲坚，急食苦以坚之也。治诸胜复，寒者热之，热者寒之，温者清之，清者温之，散者收之，抑者散之，燥者润之，急者缓之，坚者软之，脆者坚之，衰者补之，强者泻之。各安其气，必清必静，则病气衰去，归其所宗，此治之大体也。此总结前章淫胜、反胜、相胜、相复之治，皆不外乎此法，则正气得安，病气衰去，阴阳宗主各有所归，自无偏胜之患，而治法尽于此矣。脆，音翠。帝曰：善。

《类经·卷二十七·运气类·六气之复病治》

宋·刘温舒《素问运气论奥》

论治法

木位之主，其泻以酸，其补以辛。厥阴之客，以辛补之，以酸泻之，以甘缓之。

火位之主，其泻以甘，其补以咸。少阴之客，以咸补之，以甘泻之，以咸收之。少阳之客，以咸补之，以甘泻之，以咸软之。

土位之主，其泻以苦，其补以甘。太阴之客，以甘补之，以苦泻之，以甘缓之。

金位之主，其泻以辛，其补以酸。阳明之客，以酸补之，以辛泻之，以苦泄之。

水位之主，其泻以咸，其补以苦。太阳之客，以苦补之，以咸泻之，以苦坚之，以辛润之。

此六气主客之补泻也。客胜则泻客补主，主胜则泻主补客，应随当缓当急，以治之也。

而本经论，又有六气司天、在泉淫胜之治法，有司天、在泉反胜之治法，有岁运、上下所宜药食之治法。如是不一，各依疾苦，顺其运令，以药食五味调治之。

盖五运、六气、胜复、淫郁，其亦灾眚不同。司天居阳之分，在泉居阴之分，主客逆顺之理不一，由是百疾交作，故圣人备述其状，副以辛、酸、甘、苦、咸、淡之味，补、泻、平治佐宜之法者，可谓备矣。为工者，当明其岁令，察其形证，诊其脉息，别其阴阳，依经旨而拯救之，何患疾之不瘥邪！

论其用药性味之不同者，或顺其性，则逆其情，或以所胜，或以所不胜，或以上下子母相益相伐之味，以补以泻，皆其妙用，以互相见之也。其疾病要妙载于《经》，篇论之中最详而多法。

然此五运六气药食补泻之宜，亦当顺其四方之人，禀受所养不同，故经有“异法方宜之论”。

及其施用针药，则气有虚实，病有盛衰，治有缓急，方有大小，有正治之法，有反治之法。以寒治热，以热治寒，名曰正治。以寒治寒，以热治热，名曰反治，寒因寒用，热因热用，通因通用，塞因塞用。

发表不远热，攻里不远寒。形不足者，温之以气；精不足者，补之以味。

有取本而得者，有取标而得者，有取中气而得者，有取标本而得者。有逆取而得者，有从取而得者。

木郁达之，谓吐令其调达也；火郁发之，谓汗令其疏散也；土郁夺之，谓下令无壅碍也；金郁泄之，谓渗泄解表、利小便也；水郁折之，谓抑其冲逆也。通其五法，气乃平调，复视其虚实而调之。此非所谓郁法也，乃止郁而病者也。

然病有久新，方有大小，有毒无毒，因宜而制矣。此皆经旨治法之略文也，可详审而施用。

其药之五味，大抵不过于五脏所入之味而为补泻，甘入脾，酸入肝，咸入肾，苦入心，辛入肺。而所入之味亦不过因其性而调治之，辛主散，酸主收，甘主缓，苦主坚，咸主耎，辛甘发散为阳，酸苦涌泄为阴，淡味渗泄为阳，此用药之大法也。

五运之中又有“必折其郁气，先取化源”之法也。《玄珠》以谓：“太阳司天，取九月泻水之源；阳明司天，取六月泻金之源；少阴司天，少阳司天，取三月泻火之源；太阴司天，取五月泻土之源；厥阴司天，取年前十二月泻木之源，乃用针迎而取之之法也。”故曰“无失天信，无逆气宜，无翼其胜，无赞其复，是谓至治”者此也。

盖用药之制，有法存焉。故《经》曰：“君一臣二，奇之制也；君二臣四，偶之治也；君二臣三，奇之制也；君二臣六，偶之制也。近者奇之，远者偶之。汗者不可以奇，下者不可以偶。补上治上制以缓，补下治下制以急，急则气味厚，缓则气味薄。各适其主，此之谓也。”又曰：“君一臣二，制之小也；君一臣三佐五，制之中也；君一臣三佐九，制之大也。寒者热之，热者寒之，微者逆之，甚者从之。”又曰：“主病之谓君，佐君之谓臣，应臣之谓使”，非上、中、下三品也。

三品者，明善恶之殊贯也，此乃论用药之妙者也。《神农本草》药有三品，上药为君，中药为臣，下药为佐使，所以异善恶之名，服饵之道，不必皆然。

以主病者为君，余为臣使，以赞成方论也。故五运六气之补泻，五味各异者，大法正如此。诸为方者，不必尽用之，但一佐二佐，病则止矣。谓如以酸泻之，岂有一方尽用本草味酸者为泻药，盖主病者得一二味可也。余则皆然。

或者以谓岁运大[①]角，木王土衰，迎取之，当使泻肝经而益其脾胃。人人如此，何病之有！此非通论也，何哉？岂有人人藏府皆同者。假如肝元素虚，脾胃素盛，遇此大角之运，肝木稍实，脾气得平，方获安和。若便泻肝补脾，此所谓实实虚虚，损不足益有余，如此而死者，医杀之耳。故在工以详之，余气同法。

然药之治病，对其标本，可谓神圣也；针之去疾，对其俞穴，可谓工巧也。用之要妙，去其疾势若鼓之应桴、机之发矢，其验也如是而速，失而害人亦如是矣。是不容其误，盖害人增疾，则尤甚也。何哉？盖天下事物之理，益之则迟，而损之则速。若服一药，取其效则缓而微；若一发病之物，俄顷而知。由是观之，成难毁易，理之常也，可不慎哉。上圣垂示妙旨，愍念黎元，丁宁[②]开论，递相问难，唯恐人之不至。后世医士之流，智识蒙昧，为学褊浅，不悟其旨，犹言隐法，甚可咤也。其错简断文，去圣遥远则有之。盖《素问》之书，先于五经，论天文、地理、人事、五行要妙，为阴阳之宗师，作医术之渊薮，意造精微，交演敷畅，自上古至于今，得其旨趣，唯王冰一人而已。

《素问运气论奥·卷下·论治法第三十》

明·汪机《运气易览》

论治法

主客之气皆能至其疾，下是主气，上是客气。《经》曰：木位之主，其泻以酸，其补以辛；厥阴之客，以辛补之，以酸泻之，以甘缓之。火位之主，其写[③]以甘，其补以咸；少阴之客，以甘写之，以成软之；少阳之客，以咸补之，以甘写之，以咸软之。土位之主，其写以苦，其补以甘；太阴之客，以甘

---

① 大：通“太”。

② 丁宁：同“叮咛”。

③ 写：通“泻”。下同。

补之，以苦泻之，以甘缓之。金位之主，其泻以辛，其补以酸；阳明之客，以酸补之，以辛泻之，以苦泻之。水位之主，其泻以咸，其补以苦；太阳之客，以苦补之，以咸泻之，以苦坚之，以辛润之。此六气主客之补泻也。客胜则泻客补主，主胜则泻主补客，应随当缓、当急以治之也。而本经又有六气司天、在泉淫胜之治法，有司天、在泉反胜之治法，有岁运、上下所宜药食之治法，如是不一，各依疾苦，顺其运令，以药石五味调治之。为工者当明其岁令，察其形症，诊其脉息，别其阴阳，依经旨而拯救之，何患疾之不差耶？五运之中又有“必折其郁气，先取化源”之法。《玄珠》以为太阳司天，取九月泻水之源；阳明司天，取六月泻金之源。少阴、少阳司天，取三月泻火之源。太阴司天，取五月泻土之源。厥阴司天，取年前十二月泻木之源，乃用针迎而取之法也。故曰“无失天信，无逆气宜，无翼其胜，无赞其复，是谓主治者”，此也。盖用之制有法存焉，然病有久新，方有大小，有毒无毒，因宜而制，此用药之大法也。或者以为岁运太角木旺土衰，迎取之当泻其肝经，而益其脾胃，此非通论也，何者？岂有人人藏府皆同者，假如肝元素虚，脾气太胜，遇此太角之运，肝木稍实，脾气得平，方获安和。若便泻肝补脾，所谓实实虚虚，损不足益有余，如此而死者，医杀之耳，是不容其误，盖害人增疾则尤甚也，何则？天下事物之理，益之则迟，而损之则速。若服一药取其效，则缓而微。若食一发病之物，俄顷而知。由是观之，成难毁易，可不谨哉！

六气主客补泻法歌

木主酸收泻辛散补之。火主甘写取舒缓咸补取柔软施，土主苦写取坚燥甘味安缓补，金主辛泻取散酸补取收为，水主咸写取软苦顺取坚是，六气补泻客后随。苦味急散酸写辛补甘味缓收厥，甘写酸收苦缓少阴知，咸补甘写咸软相，甘补苦写甘缓脾，酸补苦味写肺经气上逆施，苦补咸写与水推，更以苦坚以辛润，苦燥同极太阳尤其宜。

二火之气虽殊，其用则一。木用辛补，酸泻。经注辛味散，故补；酸味收，故泻。《校正》云自为一义，今未详法，复司气可犯无犯，如夏寒甚，则可热犯，热不甚，则不可犯。

五藏所入之味歌

酸主收之属肝藏，苦坚入心甘缓脾，辛性味散能调肺，咸则软兮于肾宜。

六气所宜之味歌

咸寒二火木辛凉，甘热当令治太阳，苦折太阴宜苦热，阳明之味苦温尝。

《运气易览·卷之二·论治法》

清·陆懋修《世补斋医书》

司天在泉胜复补泻合表

人谓《素问》为无方之书，余谓《素问》即有方之始。运气七篇不名一药，而六味之酸、苦、辛、甘、咸、淡，四气之寒、热、温、凉，取以入各脏而分补泻者，皆药也，即皆方也。后人所赖，以知何味何气、治何等病者，盖即此无方之书也。乃至今日而人皆曰此是古书，不治今病，于是而今人之所谓补非即古人所谓补矣，今人之所谓泻非即古人所谓泻矣。古有以温补凉泻、热补寒泻者，即有以凉补温泻、寒补热泻者，其于味也亦然，岂是见寒即为泻，见温即为补乎？亦岂见甘即为补、见苦即为泻乎？今之以苦寒伐胃、甘寒益肾为辞者，非特于宜泻者不敢泻，且敢于宜补者而反泻之。五脏苦欲之不讲，遂并气味补泻之无别，而曰即可以治病也，余未之敢信焉。今以七篇中胜复之治，汇而辑之，归于易简。而于《六元正纪》自甲子至癸亥所载药食宜者，及其他之与此略同者不更赘焉，所以避繁复也。

表 4-2　《世补斋医书》司天在泉胜复补泻合表

厥阴风化	少阴热化	太阴湿化	少阳火化	阳明燥化	太阳寒化
司天 平以辛凉，佐以苦甘，以甘缓之，酸泻之。	**司天** 平以咸寒，佐以苦甘，以酸收之。	**司天** 平以苦热，佐以酸辛，以苦燥之，淡泄之。 **湿上甚而为热** 治以苦温，佐以甘辛，以汗为故而止。	**司天** 平以酸冷，佐以苦甘，以酸收之，苦发之，酸复之。	**司天** 平以苦温，佐以酸辛，以苦下之。	**司天** 平以辛热，佐以甘苦，以咸泻之。
清胜 治以酸温，佐以甘苦。	**寒胜** 治以甘温，佐以苦酸辛	**热胜** 治以苦寒，佐以苦酸。	**寒胜** 治以甘热，佐以苦辛。	**热胜** 治以辛寒，佐以苦甘。	**热胜** 治以咸冷，佐以苦辛。
在泉 治以辛凉，佐以苦甘，以甘缓之，辛散之。	**在泉** 治以咸寒，佐以甘苦，以酸收之，苦发之。	**在泉** 治以苦热，佐以酸淡，以苦燥之，淡泄之。	**在泉** 治以咸冷，佐以苦辛，以酸收之，苦发之。	**在泉** 治以苦温，佐以甘辛，以苦下之。	**在泉** 治以甘热，佐以苦辛，以咸泻之，辛润之，苦坚之。

续 表

清胜 治以酸温， 佐以苦甘， 以辛平之。	**寒胜** 治以甘热， 佐以苦辛， 以咸平之。	**热胜** 治以苦冷， 佐以咸甘， 以苦平之。	**寒胜** 治以甘热， 佐以苦辛， 以咸平之。	**热胜** 治以平寒， 佐以苦甘， 以酸平之。	**热胜** 治以咸冷， 佐以甘辛， 以苦平之。
厥阴客 以辛补之， 酸泻之， 甘缓之。	**少阴客** 以咸补之， 甘泻之， 酸收之。	**太阴客** 以甘补之， 苦泻之， 甘缓之。	**少阳客** 以咸补之， 甘泻之， 咸软之。	**阳明客** 以酸补之， 辛泻之， 苦泄之。	**太阳客** 以苦补之，咸泻之，苦坚之，辛润之。
木之主 其泻以酸， 补以辛。	**火之主** 其泻以甘， 补以咸。	**土之主** 其泻以苦， 补以甘。	**火之主** 其泻以甘， 补以咸。	**金之主** 其泻以辛， 补以酸。	**水之主** 其泻以咸， 补以苦。
厥阴胜 治以甘清， 佐以苦辛， 以酸泻之。	**少阴胜** 治以辛寒， 佐以苦咸， 以甘泻之。	**太阴胜** 治以咸热， 佐以辛甘， 以苦泻之。	**少阳胜** 治以辛寒， 佐以甘咸， 以甘泻之。	**阳明胜** 治以酸温， 佐以辛甘， 以苦泄之。	**太阳胜** 治以甘热， 佐以辛酸， 以咸泻之。
厥阴复 治以酸寒， 佐以甘辛， 以酸泻之， 甘缓之。	**少阴复** 治以咸寒，佐以苦辛，以甘泻之，以酸收之，辛苦发之，咸软之。	**太阴复** 治以苦热， 佐以酸辛， 以苦泻之、 燥之、泄之。	**少阳复** 治以咸冷， 佐以苦辛， 以咸软之， 酸收之， 辛苦发之。	**阳明复** 治以辛温， 佐以苦甘， 以苦泄之、下之，酸补之。	**太阳复** 治以咸热， 佐以甘辛， 以苦坚之。

《世补斋医书·<内经>运气表·司天在泉胜复补泻合表第十三》

三、亢害承制

明·张介宾《类经》

天地六六之节，标本之应，亢则害承乃制

《素问·六微旨大论》

黄帝问曰：呜呼远哉！天之道也，如迎浮云，若视深渊，视深渊尚可测，迎浮云莫知其极。此甚言天道之难穷也。《疏五过论》亦有此数句，详论治类十八，

但彼言医道，此言天道也。夫子数言谨奉天道，余闻而藏之，心私异之，不知其所谓也。愿夫子溢志尽言其事，令终不灭，久而不绝，天之道可得闻乎？岐伯稽首再拜对曰：明乎哉！问天之道也。此因天之序，盛衰之时也。因天道之序更，所以成盛衰之时变也。帝曰：愿闻天道六六之节盛衰何也？六六之义，已见前第一章，此复求其盛衰之详。岐伯曰：上下有位，左右有纪。此言六位之序，以明客气之盛衰也。故少阳之右，阳明治之；阳明之右，太阳治之；太阳之右，厥阴治之；厥阴之右，少阴治之；少阴之右，太阴治之；太阴之右，少阳治之。此所谓气之标，盖南面而待之也。此即天道六六之节也。三阴三阳以六气为本，六气以三阴三阳为标。然此右字，皆自南面而观以待之，所以少阳之右为阳明也。有天地六气图解，在《图翼》二卷。故曰因天之序，盛衰之时，移光定位，正立而待之，此之谓也。光，日光也。位，位次也。凡此六气之次，即因天之序也。天既有序，则气之王者为盛，气之退者为衰。然此盛衰之时，由于日光之移，日光移而后位次定。圣人之察之者，但南面正立而待之，则其时更气易，皆于日光而见之矣。故《生气通天论》曰：天运当以日光明。正此移光定位之义。此数句与《八正神明论》同，详针刺类十三。

少阳之上，火气治之，中见厥阴；此以下言三阴三阳，各有表里，其气相通，故各有互根之中气也。少阳之本火，故火气在上。与厥阴为表里，故中见厥阴，是以相火而兼风木之化也。此有上中下本标中气图解，在《图翼》四卷。

阳明之上，燥气治之，中见太阴；阳明之本燥，故燥气在上。与太阴为表里，故中见太阴，是以燥金而兼湿土之化也。

太阳之上，寒气治之，中见少阴；太阳之本寒，故寒气在上。与少阴为表里，故中见少阴，是以寒水而兼君火之化也。

厥阴之上，风气治之，中见少阳；厥阴之本风，故风气在上。与少阳为表里，故中见少阳，是以风木而兼相火之化也。

少阴之上，热气治之，中见太阳；少阴之本热，故热气在上。与太阳为表里，故中见太阳，是以君火而兼寒水之化也。

太阴之上，湿气治之，中见阳明。太阴之本湿，故湿气在上。与阳明为表里，故中见阳明，是以湿土而兼燥金之化也。

所谓本也。本之下，中之见也；见之下，气之标也。所谓本也一句，与前《天元纪》章所云者同义。盖上之六气，为三阴三阳之本；下之三阴三阳，为六气之标，而兼见于标本之间者，是阴阳表里之相合，而互为中见之气也。其于人之应之者亦然。故足太阳、少阴二经为一合，而膀胱与肾之脉互相络也；足少阳、厥阴为二合，而胆与肝脉互相络也；足阳明、太阴为三合，而胃与脾脉互相络也；手太阳、少阴为四合，而小肠与心脉互相络也；手少阳、厥阴为五合，而三焦与心包络之脉互相络也；手阳明、太阴为六合，而大肠与肺脉互相络也。此即一表一里而阳中有阴、阴中有阳之义。**本标不同，气应异象。**本标不同者，若以三阴三阳言之，如太阳本寒而标阳，少阴本热而标阴也。以中见之气言之，如少阳所至为火生，而中为风；阳明所至为燥生，而中为湿；太阳所至为寒生，而中为热；厥阴所至为风生，而中为火；少阴所至为热生，而中为寒；太阴所至为湿生，而中为燥也。故岁气有寒热之非常者，诊法有脉从而病反者，病有生于本、生于标、生于中气者，治有取本而得、取标而得、取中气而得者，此皆标本之不同而气应之异象，即下文所谓物生其应、脉气其应者是也。故如瓜甜蒂苦、葱白叶青、参补芦泻、麻黄发汗、根节止汗之类，皆本标不同之象。此一段义深意圆，当与标本类诸章参悟。

帝曰：其有至而至，有至而不至，有至而太过，何也？此下正以明气候之盛衰也。六气治岁各有其时，气至有迟早，而盛衰见矣。**岐伯曰：至而至者和；至而不至，来气不及也；未至而至，来气有余也。**时至气亦至，和平之应也，此为平岁。若时至而气不至，来气不及也。时未至而气先至，来气有余也。**帝曰：至而不至，未至而至，何如？岐伯曰：应则顺，否则逆，逆则变生，变生则病。**当期为应，愆期为否，应则顺而生化之气正，否则逆而胜复之变生，天地变生则万物亦病矣。**帝曰：善。请言其应。岐伯曰：物生其应也，气脉其应也。**物生其应，如《五常政大论》之五谷、五果、五虫、五畜之类是也。气脉其应，如《至真要大论》之南北政，及厥阴之至其脉弦之类是也。至不至之义，又见《六元正纪大论》，详后十八。

帝曰：善。愿闻地理之应六节气位何如？此下言地理之应六节，即主气之静而守位者也，故曰六位，亦曰六步，乃六气所主之位也。**岐伯曰：显明之右，君火之位也；**显明者，日出之所，卯正之中，天地平分之处也。显明之右，谓自斗建卯中，以至巳中，步居东南，为天之右间，主二之气，乃春分后六十日有奇，君火治令之位也。若客气以相火加于此，是谓以下临上，臣位君则逆矣。此下有交六气节令图解及地理之应六节图，在图翼二卷。**君火之右，退行一步，相火治之；**退行一步，谓退于君火之右一步也。此自斗建巳中以至未中，步居正南，位直司天，主三之气，乃小满后六十日有奇，相火之治令也。**复行一步，土气治之；**复行一步，谓于相火之右，又行一步也。此自未中以至酉中，步居西南，为天之左间，主四之气，乃大暑后六十日有奇，湿土治令之位也。**复行一步，金气治之；**此于土气之右，又行一步，自酉中以至亥中，步居西北，为地之右间，主五之气，乃秋分后六十日有奇，燥金治令之位也。**复行一步，水气治之；**此于金气之右，又行一步，自亥中以至丑中，步居正北，位当在泉，主终之气，乃小雪后六十日有奇，寒水之治令也。**复行一步，**

木气治之；此于水气之右，又行一步，自丑中以至卯中，步居东北，为地之左间，主初之气，乃大寒后六十日有奇，风木治令之位也。**复行一步，君火治之**。此自木气之末，复行于显明之右，君火之位，是为主气六步之一周。**相火之下，水气承之；水位之下，土气承之；土位之下，风气承之；风位之下，金气承之；金位之下，火气承之；君火之下，阴精承之**。此言六位之下，各有所承。承者，前之退而后之进也。承之为义有二，一曰常，一曰变。常者如六气各专一令，一极则一生，循环相承，无所间断，故于六位盛极之下，各有相制之气，随之以生，由生而化，由微而着，更相承袭，时序乃成。所谓阳盛之极，则阴生承之；阴盛之极，则阳生承之。亦犹阴阳家五行胎生之义，此岁气不易之令，故谓之常。常者，四时之序也。变者，如《六元正纪大论》所谓：少阳所至为火生，终为蒸溽，水承相火之象也。水发而雹雪，土气承水之象也。土发而飘骤，风木承土之象也。木发而毁折，金气承木之象也。金发而清明，火气承金之象也。火发而曛昧，阴精承君火之象也。此则因亢而制，因胜而复，承制不常，故谓之变。变者，非时之邪也。然曰常曰变，虽若相殊；总之防其太过，而成乎造化之用，理则一耳。**帝曰：何也？岐伯曰：亢则害，承乃制**。亢者，盛之极也。制者，因其极而抑之也。盖阴阳五行之道，亢极则乖，而强弱相残矣。故凡有偏盛，则必有偏衰，使强无所制，则强者愈强，弱者愈弱，而乖乱日甚。所以亢而过甚，则害乎所胜，而承其下者，必从而制之。此天地自然之妙，真有莫之使然而不得不然者。天下无常胜之理，亦无常屈之理。易之乾象曰：亢之为言也，知进而不知退，知存而不知亡，知得而不知丧。复之象曰：复其见天地之心乎！即此亢承之义。**制生则化，外列盛衰**；制生则化，当作制则生化，传写之误也。夫盛极有制则无亢害，无亢害则生化出乎自然，当盛者盛，当衰者衰，循序当位，是为外列盛衰。外列者，言发育之多也。**害则败乱，生化大病**。亢而无制，则为害矣。害则败乱失常，不生化正气而为邪气，故为大病也。按：王安道曰：予读《内经》至“亢则害，承乃制”，喟然叹曰：至矣哉，其造化之枢纽乎！王太仆发之于前，刘河间阐之于后，圣人之蕴，殆靡遗矣；然学人尚不能释然，得不犹有未悉之旨欤？请推而陈之。夫自显明之右至君火治之十五句，言六节所治之位也。自相火之下至阴精承之十二句，言地理之应岁气也。亢则害、承乃制二句，言抑其过也。制则生化至生化大病四句，言有制之常与无制之变也。承，犹随也。然不言随而言承者，以下言之，则有上奉之象，故曰承。虽谓之承，而有防之之义存焉。亢者，过极也。害者，害物也。制者，克胜之也。然所承者，其不亢则随之而已，故虽承而不见；既亢则克胜以平之，承斯见矣。然而迎之不知其所来，退之不知其所止，固若有不可必者；然可必者，常存乎杳冥恍惚之中，而莫之或欺也。河间曰：已亢过极，则反似胜已之化。似也者，其可以形质求哉？故后篇云“厥阴所至为风生，终为肃”，“少阴所至为热生，终为寒”之类。其为风生、为热生者，亢也。其为肃、为寒者，制也。又“水发而雹雪，土发而飘骤”之类，其水发、土发者，亢也。其雹雪、飘骤者，制也。若然者，盖造化之常，不能以无亢，亦不能以无制焉耳。又虞天民曰：制者，制其气之太过也。害者，害承者之元气也。所谓元气者，总而言之，谓之一元，如天一生水，水生木，木生火，火生土，土生金，金复生水，循环无端，生生不息也。分而言之，谓之六元，如水为木之化元，木为火之化元，火为土之化元，土为金之化元，金为水之化元，亦运化而无穷也。假如火不亢，则所承之水，随之而已；一有亢极，则其水起以平之，盖恐害吾金元之气，子来救母之意也。六气皆然。此五行胜复之理，不期然而然者矣。由此观之，则天地万物，固无往而非五行，而亢害承制，又安往而不然哉？故求之于人，则五脏更相平也，五志更相胜也，五气更相移也，五病更相变也。故火极则寒生，寒极则湿生，湿极则风生，风极则燥生，燥极则热生，皆其化也。第承制之在天地者，出乎气化之自然；而在人为亦有之，则在挽回运用之得失耳。使能知其微，得其道，则把握在我，何害之有？设承制之盛衰不明，似是之真假不辨，则败乱可立而待也，惟知者乃能慎之。

《类经·卷二十三·运气类·天地六六之节标本之应亢则害承乃制》

清·吴谦《医宗金鉴》

运气亢害承制歌

运气亢则皆为害，畏子之制敢不承，因有承制则生化，亢而无制胜病生。胜后子报母仇复，被抑屈伏郁病成，郁极乃发因子弱，待时得位自灾刑。

【注】五运六气太过而极，则谓之亢，亢则必害我所胜者也。假如木亢极，则必害我之所胜之土；土之子金，随起而制木，木畏承受其制，则不敢妄刑彼母也。五行有此承制之道，自相和顺，则生化不病矣。假如木亢盛而无制，则必生胜病；胜病者肝，受病者脾，二经同病也。有胜必有复，有盛必有衰，自然之道也。木盛而后必衰，土之子金，则乘衰必复胜母之仇，是则更生复病也；复病者肺，受病者肝，二经同病也。余脏法此。若木不及，则被金遏抑，屈伏不伸，而木郁之病生也。然被郁极而乃发者，盖以木气不及，不能令子火旺，故不能复也，所以必待其已之得位时而后乃发也；虽发而不为他害，但自为灾病，亦由本气弱耳。故方其未发之时，与胜病同，胜病者肺，郁病者肝；及其已发之时，不复病肺，惟病肝也。余脏法此。此上文以太过释胜、不及释郁病，非谓一岁之太过、不及，则分司之气无胜、复、郁病也。凡太过妄

行害彼而病者，皆胜病也；受害子终不能复，郁而发病者，皆郁病也；不及被抑而病者，亦郁病也；被郁待子来报母仇而病者，皆复病也。推此余皆可通也。

《医宗金鉴· 卷三十五·运气要诀·运气亢害承制歌》

清·周学海《读医随笔》

承制生化论

天地一倾轧之宇也，阴阳一摩荡之气也，五行一倚伏之数也，万物一推移之象也，四时一更代之纪也。此之谓日新，此之谓不息。不制则不生，不胜则不复，而天地之机息矣，人物之类灭矣。其机不激则不动，不动则钝而不灵，而阴阳五行积于无用之地矣，天地万物有不摧裂破坏者乎？《内经·六微旨大论》曰：相火之下，水气承之；水位之下，土气承之；土位之下，风气承之；风位之下，金气承之；金位之下，火气承之；君火之下，阴精承之。亢则害，承乃制，制则生化，外列盛衰，害则败乱，生化大病。夫曰下曰承云者，此以六气之步言，其措词不得不如此。若推究万物之体，则所谓下者，非本体之外，别有所为下也，乃本体之中，自有此气浑于无间者也。所谓承者，非从其外而附之，乃具其中而存之者也。何者？

天下无一物不备五行，四时无一刻不备五行之气，但有多寡之数，盛衰之宜。一或营运有差，则胜者亢，而不胜者害矣。其所以不终于害者，以有制之者也。其制也，非制于既亢之后也。火承以水，则火自有所涵而不越；水承以土，则水自有所防而不滥；土承以木，则土自有所动而不郁；木承以金，则木自有所裁而不横；金承以火，则金自有所成而不顽。承者，隐制于未然，斯不待其亢而害，消于不觉矣。至于制之云者，世皆以为抑其生之过，而不知制者，正以助其生之机也。木得金制，则不致横溢而力专于火矣；火得水制，则不致涣散而精聚于土矣。此言生也。木亢不成火，以其湿也，得金制之，则木燥而火成矣；火亢不成土，以其燥也，得水制之，则火湿而土成矣。此言化也。制也者，万物之所以成始而成终也，既防亢害之后，而又开生化之先，其诸乾坤合辟、阴阳不测之妙乎！明斯义也，其于病气胜复倚伏之机，治法气味合和之道，豁然贯通矣乎！谨采先哲之名谈，一得之管见，有关于运气之旨，病机之变，治法之要者，条列于下，以备观览焉。

夫以四时、五行、运气之变也，其机甚微。亢之害也，木亢则土害，土害则水肆而火熄，土愈失发生之源矣；火亢则金害，金害则木横而土微，金愈乏资生之本矣。土、金、水仿此。此亢之害，害乃于他者也。亦有亢之害，害反及于身者。史载之曰：《经》言“天火下临，则肺金上从，白起金用，而草乃眚；燥气下临，则肝气上从，苍起木用，而土乃眚”。以常所胜论之，则火至而肺病，金至而肝病。今也天火下临，则金以从天之气，而白乃用，故病反生于肝；天金下临，则木以从天之气，而苍乃用，故病反生于脾。举此类推，则厥阴司天，脾气上从，而水斯眚；太阳司天，心气上从，而金斯眚；太阴司天，肾气上从，而火斯眚，皆可知矣。此天度之尊，独异于他。《经》言：天能制色，以其能制胜己，而使不为害。至于司地，则气化之正，各随其证矣。惟胜复之候不同，亦随其气之多寡以求之。胜之为病轻，复之为病重；胜则所不胜者，顺受其克，复加报怨仇焉，此不可不知也。如木之受病，本于肺金所制，则不过肺气有余，凌犯于肝，生眼昏、眦痒、耳无所闻、胸痛、体重诸病耳！若乃木化之盛，肝气妄行，大伤于脾，则金必相救，邪反伤肝，能使人体重、烦冤、胸痛引背、两胁满痛引少腹，故《经》言“上应太白星”者，谓金之复也。载之之论如此。所谓胜者，亢之害也；所谓复者，承之制也。经曰：风伤肝，燥胜风；热伤气，寒胜热；湿伤肉，风胜湿；燥伤皮毛，热胜燥；寒伤血，湿胜寒。此胜之气也。又曰：风胜则动，热胜则肿，燥胜则干，寒胜则浮，湿胜则濡泻，甚则水闭胕肿。此胜之证也。又曰：有余而往，不足随之；不足而往，有余随之。此复之机也。又曰：胜复盛衰，不能相多也；往来小大，不能相过也；用之升降，不能相无也。又曰：气有余，则制己所胜，而侮所不胜；其不及，则己所不胜，侮而乘之，己所胜，轻而侮之。侮反受邪，侮而受邪，寡于畏也。此胜复之大数也。所以然者，如木亢害土，则土气无所泄而专精于金矣；土亢害水，则水气无所用而积力于木矣。金反报木，而土气得伸矣；木反报土，而水气得伸矣。不但此也，今日之亢，即是前日之制，而今日之制，又为来日之亢，制之不已，则又亢矣，经曰：侮反受邪。史载之曰：复之病重者，复之气以积久而力厚，胜之气以发泄而无余也。故经曰：所谓胜至，报气屈伏而未发也，胜至而复，复已而胜，无常数也。故经又曰：无翼其胜，无赞其复。谓治胜气者，宜预安其屈伏，无令复气之反侮也。呜呼！圣人之教深矣。此亢之害，害反及于身者，所谓不戢自焚也。所谓制也，所谓复也，此皆承制之实也。更有承制之虚。实者能生能化，虚者不能生化也。何以言之？承制之实者，木亢而金来制木，实已生化，金气来复也；金亢而火来制金，实已生化，火气来复也。虚者，乃木亢极，而见金之幻象，其金不但不能制木，而实害土之极也；金亢极，而见火之幻象，其火不但不能制金，而实害木之极也。刘河间曰：疮疡属火，而反腐出脓水者，犹谷、果、肉、菜，热极则腐烂，而溃为污水也。溃而腐烂者，水之化也。所谓五行之理过极，则胜己者反来制之，故火热过极，则反兼于水化也。又曰：诸暴强直，支痛緛戾，里急筋缩，皆属于风者，燥金主于紧敛，短缩劲切，风木为病，反见燥金之化，由亢则害，承乃制也。况风能胜湿而为燥也，一部《原病式》，其论皆如此。此承制之虚也。其承制乃亢害，非生化也。易老《保命集》中，所谓兼化之虚象者也。而刘氏乃曰：《经》云“亢则害，承乃制”者，谓亢过极，反兼胜己之化，制其甚也。如以火炼金，热极则反为水。五行之理，微则当其本化，甚则兼其鬼贼。如此，是直以亢极之幻象，误为承制之实用矣。认似作是，岂不谬乎？河间所论，乃承制之虚，此辨最精透，自古无人见及。

治病者，于承制之实，必能安其屈伏，而始有防微之功；于承制之虚，必能察其本原，而后为见真之智也。且夫五行之相生相制也，万物由此而成，万法由此而出。故张隐庵有曰：枣色黄味甘，脾家果也。凡木末之实，而为心家果者，生化之道也；木生心火。木末之实，而为脾家果者，制化之道也。木制脾土。盖天地所生之万物，咸感五运六气之生化，明乎阴阳生克之理，则凡物之性，皆可用之而生化于五脏六腑之气矣。故桃为肺之果，核主利肝血；杏为心之果，核主利肺气，皆制化之理然也。《本草述》大黄条，引卢不远曰：大黄味大苦，气大寒，似得寒水正化，而炎上作苦，苦性走下，不相反乎？《参同》云：五行相克，更为父母。《素问》曰：制则生化。是故五行之体，以克为用。其润下者，正炎上之用乎！则凡心用有所不行，变生痰疾者，舍同类之苦，巽以入之，不能彰其用而复其常也。夫是说也，即《六元正纪》曰：六气之用，各归不胜而为化。故太阴雨化，施于太阳；太阳寒化，施于少阴、少阳；少阴、少阳热化，施于阳明；阳明燥化，施于厥阴；厥阴风化，施于太阴。此有所施，则彼有所奉。所谓太阴雨化，施于太阳者，太阳寒水之用，必受太阴雨化之施，而其用乃成；而太阴雨化之用，亦必受太阳寒水之奉，而其用乃成也。故制也者，六气之所以成己而成物也。卢氏不引《内经》而引《参同》，舍近取远，非引掖后学之道也。此生物之体性也。

至于制方之法，则柯韵伯论四神丸方义，有曰：鸡鸣至平旦，天之阴，阴中之阳也。阳气当至不至，虚邪得以留而不去，故作泻于黎明。其由有四：一为脾虚不能制水；一为肾虚不能行水。故二神丸君补骨脂之辛燥者，入肾以制水；佐肉豆蔻之辛温者，入脾以暖土；丸以枣肉，又辛甘发散为阳也。一为命门火衰，不能生土；一为少阳气虚，无以发陈。故五味子散，君五味子之酸温，以收坎宫耗散之火，少火生气，以培土也；佐吴茱萸之辛温，以顺肝木欲散之势，为水气开滋生之路，以奉春生也。此四者，病因虽异，而见症则同，皆水亢为害。二神丸是承制之剂，五味散是化生之剂也。二方理不同而用则同，故可互用以助效，亦可合用以建功。合为四神丸，是制生之剂也，制生则化，久泄自瘳矣。此制方之法，必本于五行承制生化之理也。若此者，皆往哲之名论，或论运气，或论物性，或论病机，或论方法，亦云备矣。

至于平日读书之管见，则有论五行体性、功用，与病机吉凶、缓急之篇。曰：肝主东方风木，其体温润，是土气也。木克土，即为土所供奉也。其性疏泄，是木之正气也。其用燥，凡湿得风则干，是金气也。金克木，木含金气，即为金所制伏，不使疏泄太过也。心主南方火热，其体干燥，凡物必干燥始能着火，又物得火则坚，是金气也。火克金，即为金所供奉也。其性大热，是火之正气也。其用蒸，凡物为火所逼则潮，是水气也。水克火，火含水气，即为水所制伏，不使炎热太过也。脾主中央湿土，其体淖泽，是水气也。土克水，水为土之奴，当供奉夫土者也。其性镇静，是土之正气也。静则易郁，必借木气以疏之，土为万物所归，四气具备，而求助于水与木者尤亟，何者？土不可燥，亦不可郁，故脾之用主于动，是木气也。肺主西方燥金，其体劲洁，是木气也。其性清肃，是金之正气也。其用酷烈，酷暑烈火，火使人畏，金亦使人畏，是金中有火神也。火有光明，金亦有光明者也。肾主北方寒水，其体流动，是火气也。其性沉下，是水之正气也。其用温润，是土气也。由是观之，五行之中，各有五行，不待外求，而本体自足。此天地相生相成，自然之数，当然之常也。停停匀匀，不偏不倚，至于有变，则为病矣。变者，谓自病而所不胜者乘之，与自病而乘所胜者，皆是也。二者吉凶缓急，前人皆混统立说，未曾分析。今吾思之，凡自病而所不胜者乘之，其吉凶未可知，而其势必缓也；自病而乘所胜者，其势急而必凶矣。何以言之？自病则本当为人所乘，其势顺；自病而反能乘人，其势逆也。其顺逆奈何？正虚与邪实之别也。正虚者，脾土虚则肝木盛，心火虚则肾水盛，肝、肾本无邪，本无意来克脾、克心，不过五脏之气此亏则彼溢，有互相挹注之势，故土虚不运，则木气满闷；火气不扬，则水气寒凝耳！其病在自虚之脏，而不在来乘之脏也。其吉凶不可知者，何也？谓自虚之脏气微，则相生之力微，但以药助之，而可复矣，并无事泻来乘之脏也，是其治最易，而无待辗转斡旋也。必自虚之脏气竭，而后相生之力竭，而不可为矣，故曰其势缓也。邪实者，肝邪实则克土，不必土脏之虚也，而径克之。肾邪实则克火，不必火脏之虚也，而径克之。克之则传之，七传而生气绝矣。其绝也，不待其七传而知也，当其初传，而预决之矣。何也？有病之脏，本不当力能乘人，今其力能乘人者，邪盛而本脏之元气已绝，不能自主，惟邪气之所欲为而肆行无忌也。若本脏元气未绝，则自能监制邪气，不使横溢至此矣。本脏气绝，则生生之源竭，而所胜之脏失其所恃，故克而传之易易也。如肝邪实，则肝之正气不能生火，而土之化源已虚。肝邪来逼，略无救援，既经传脾，肝脾合气，邪力愈大，正气愈微，势如破竹。初或数日而传一脏，继则一日而传一脏，或一日而传数脏矣。当其初传，化源已绝，用药补泻，皆穷于无可施，故曰其势凶而急也。何也？所谓邪实者，以其得母气之生助也。肝挟水邪而克土，则火不能生；脾挟火邪以克水，则金不能助故也。是同一相乘相克，而其吉凶缓急，如是悬隔，临诊决病，视人生死，其可不尽心乎？故越人、仲景论治未病，皆曰“见肝之病，必先实脾”，是当其未传而急防之也。急防云者，抑木之亢，扶土之衰，仍资火气，以导木之去路，培土之来源。其法攻补兼施，辗转斡旋，如隔二隔三，泻南补北，良工心苦，正为此耳！至如薛立斋、张景岳辈，每曰补正则邪自去。此乃自虚而为人所乘者，变因自虚，人本无邪，故直补本宫，无事诛伐也。

又尝论“寒者热之，热者寒之，微者逆之，甚者从之，假者反之”之义，曰：前贤有言，实热以苦寒折之，虚热以甘温除之。用苦寒者，是“热者寒之、微者逆之”之义也；用甘温者，是“假者反之”之义也。又言阴盛格阳，阳盛格阴，则先其所主，伏其所因，或寒药而热服，或热剂而寒佐，是“甚者从之”之义也，所谓反佐是也。此三者，逆之义为最显，从之义前贤发之为最详，独所谓“假者反之”，自昔未有笃论，而又往往混于“甚者从之”之中，漫无分别。不揣狂愚，聊献一得，以质高明。即如甘温除大热一事，岂真大热而可用甘温耶？是必虚热也。夫所谓虚者，何也？气虚则必寒，寒非热也；血虚则必燥，燥为次寒，亦非热也。其热何也？是亢极而见胜己之化也。燥为金气，热为火气，寒为水气。燥之化热，是化其所不胜，以火克金，即《经》之所谓“承”也；寒之化热，是化其所胜，火反侮水，即仲景之所谓“横”，是阴阳二气之对化也。虚热生于寒，燥热由虚生。虚、热二字，当折看，不当连读。惟其虚也，燥也，故以甘润燥，以温煦寒也。虚燥去而热自除，是真火蒸腾，而物转润矣。故不知者以为大热，其知者以为寒燥；不知者以为甘温除大热，其知者以为甘温除寒燥；不知者以为反治，其知者以为正治。就其假者而言之，则谓之反；就其真者而言之，则犹是正也。刘河间谓：己亢过极，反似胜己之化。似也者，假之谓也。医者能见其真，而不眩于假，斯可矣！虽然甘温除假热，固矣，而用甘温之法，又有术焉，非徒曰甘温，遂尽厥妙也。凡病气正来者，其气多实而强；病气反来者，其气多变而幻。故《内经》每致警于虚邪也。何者？其气既能自化，是已挟人身之灵气以为气矣。以甘温治其本原，直捣老巢，而真相可见矣。但气灵而药不灵，往往药力为病气所据，而不得达其巢窟，将甘温反助病气以为虐，故药之中亦必具有灵气，而后足以与病气相敌。所谓灵者，何也？凡物必力有余而后能化。寒燥化热，必寒燥厚积日久可知也。厚积日久者，郁结之谓也。气虚不足以推血，则血必有瘀；血虚不足以滑气，则气必有聚。东垣诸方多用升、柴，而滑伯仁谓每用补剂加桃仁等破血疏络之品，其效最捷。经谓反佐，治实热者，苦寒而佐之以热；治虚热者，甘温亦可佐之以寒。虚劳大热，每用热药凉服。又，昔人论连理丸治吞酸，能变胃而不受胃变，是皆灵之类也。病有化气，药亦有化气，如“酸甘化阴，辛甘化阳”是也。善用者，且能借病之假气，以助药之真力，是即兵法之招抚者也。昔人又谓：化气之力，甚于本气。盖气之所以能化者，必其人之正虚，而邪气之力厚，有以胜夫人之正气，于是化良为寇，反挟人之气，以还而伤人。如寒燥化热，非寒燥已化为热也，寒燥自在，而其力又能驱使人身之正气为热，以为之疑阵作障于外也。所谓承制之虚也，其气最幻而最锐，故医者必以全神全力制之，视其变化而捷应焉，乃可有济。此虚劳内伤大病之所以难治也。虚劳大病，往往近于鬼神，非鬼神也，化气之灵者也，仍即人身本气之灵者也。

此二篇者，或论物性，或论病机，或论治法，揆之经旨，固未能发明万一；又尝综而论之，世间无物不本于五行也。天地之气，有常有变。风，其性升，其体寒，其用温，其化燥；寒，其性敛，其体湿，其用寒，其化风；暑，湿热之合也，生于郁，体、用俱同湿热，其化风燥；湿，其性重，其体热，其用湿，其化寒；燥；其性降，其体风，其用燥，其化火；火，其性散，其体燥，其用热，其化湿。此顺化也，亦曰传化。更有对化，即湿极化燥、寒极化热是也。对化有虚有实。传化是气机更代之常，对化是气机愤激之变，故必极而后化也。又有兼化，亦虚化之类也。又有合化，如风合热而化燥，寒合湿而化热，亦实化之类也。五行之气，金、木皆有燥，水、土皆有湿，但金燥而敛，风燥而散，土湿而热，水湿而寒，火则能燥能湿，其燥者木亢而水不交也，其湿者土郁而木畅也。故火得风而焰长，以器掩之，而器即润矣。此五行生化之性情也。

四时更代，成功者退，一盛一衰，互相牵制，不独天地之气然也，即人之性情亦如之。《经》曰：怒伤肝，悲胜怒；喜伤心，恐胜喜；思伤脾，怒胜思；悲伤肺，喜胜悲；恐伤肾，思胜恐。又胆为中正之官，谋虑久不决则伤胆也；肝为将军之官，郁怒不得发则伤肝也。恐惧不止，注而为思；思虑不得，激而为怒；盛怒不止，郁而为悲，喜无节则易恐，悲太过则易喜。此五脏性情之承制生化也。故扁鹊、华佗皆能以激怒起沉，张子和亦能以引笑开痼疾，非大具神通者乎！

至于治病之法，则以安仇之义为最奥要，其义大著于《至真要论》中。如太阳寒水之胜而克火矣，治之者，必以甘温土性之药制水，以苦温火性之药扶火是矣。然水之亢者，不可徒制也，必有以顺其性而导之，故复以酸温木性之药，开水气滋生之路，即以培火气发生之源也，佐以所利，资以所生，法至密矣。而未已也，如此治之，则水必退，火必进，水衰火锐，土气又将上僭矣。故仍以咸寒水性之药小佐其间，合酸温木性以并力制土，此所以安其屈伏，无使胜复之相寻无已也。前贤医案，常有先用热药以愈病，后用凉药以清余患者，此类多矣，非熟于气化，能如是乎？

总之，五行之气，有亢而后有制，有制而后有生有化，此自然之数也。故业医者，必讲求亢害、承制、生化六字而善用之，于是每遇一病，可以逆而制之，亦可顺而导之，调其气使之平，而生化之常复矣。试更以经义证之。《经》曰：木得金而伐，火得水而灭，土得木而达，金得火而缺，水得土而绝。此五行之相制也。又曰：木郁达之，火郁发之，土郁夺之，金郁泄之，水郁折之。然调其义，过者折之，以其畏也，所谓泻之。又曰：折其郁气，资其化源，无翼其胜，无赞其复。迎而夺之，恶得无虚；随而济之，恶得无实。又曰：佐以所利，资以所生，是谓得气。此五胜、五郁之治法也。故木位之主，其泻以酸，其补以辛，而厥阴遂先酸后辛矣；火位之主，其泻以甘，其补以咸，而少阴、少阳遂先甘后咸矣。土、金、水仿此。先用泻者，制其胜也；后用补者，安其复也。

又如气味之用，互用生化。《经》曰：服寒而反热，服热而反寒者，不治五味属也。五味入胃，各归其所喜，故酸先入肝，苦先入心，甘先入脾，辛先入肺，咸先入肾。久服增气，物化之常也。气增而久，夭之由也。盖以自来用药者，只求其气，不求其味。但取气寒以治热，而不知寒之苦者入心化火也；但取气热以治寒，而不知热之咸者入肾化水也。味久则化气者，《经》曰：味归形，形归气。又曰：五味入口，藏于肠胃，味有所藏，以养五气。故五味久服，即增气也。味阴气阳，阳动而散，阴静而留，留则久积力厚，与藏气合同而化，用药者当知防微矣。李东垣曰：同味之物，必有诸气；同气之物，必有诸味。用其味者，必审其气；用其气者，必防其味也。

又如脉象之至，亦本六气。《经》曰：天地之变，无以脉诊，间气左右，随其所在。何者？谓不得以天地之气，主诊一岁，必随六气之至，分诊四时也。六气之脉奈何？曰：厥阴之至，其脉弦；少阴之至，其脉钩：太阴之至，其脉沉；少阳之至，大而浮；阳明之至，短而涩；太阳之至，大而长。其至也，或太过，或不及，更有涩极似滑，弦极似缓，虚寒似热，大热似寒，病内寒而脉中空，邪外充而脉内陷，故承制有虚实，生化有真假，虽明者往往为所眩矣。《经》曰：脉从病反者，脉至而从，按之不鼓，诸阳皆然；诸阴之反者，脉至而从，按之鼓甚而盛也。明乎此，而脉无遁矣，而病无遁矣，而治亦无难矣！

《读医随笔·卷一·证治总论·承制生化论》

四、守正防危

金·刘完素《新刊图解素问要旨论》

守正防危篇

夫天地阴阳，与人之无异，天地乃得长久，惟人不然者，所谓人事不合天仪，失其至道则故也。夫天地之道者，犹权衡也。高者抑之，下者举之，强者制之，弱者益之，盛者复之，有者应之，德化政令，无不报之，致使其远，无有终始，故能长久而已矣。人之道者不然也，高者不抑，或更举之，下者不举，或更抑之，强者不制，或更益之，弱者不补，反更损之，真伪不辨，邪正不分，虚实不察，损益不明，虚者误损，实者误益，终无所悟，迷于六欲七情之邪，种种盗扰天真之气，数犯其禁，累冒贼邪，致使脏腑偏倾，气乱而病，不已则气绝而死，不能尽其天寿也。大体内真则外假，不能为害；内正则外邪，不能有伤。故有达士密符天机，预防祸患，勿使受邪而生其疾，乃得身安而满其天寿矣。或持功积行而圆成，亦得与天同长久矣。且夫世人多以内邪而外盗，耗竭真气，以致为妄而已。先圣恤之，故传修真保命备患御疾之道。然养生之要，内功外行，衣饮药食，诸所动止，应其时候，各有宜否，宜者为之，禁者避之，盛者制之，衰者益之，使气血和平，精神清利，内无邪辟，外没冤嫉，安得有袄患夭枉而至于己矣！

夫岁主药食之宜者，上下徵火，宜以咸寒。上下宫苦热。下宫中徵下甘温。上宫中角徵上苦温。下宫中宫下苦温。下宫中商羽下甘热。上商苦小温。下商苦小温。下商中宫下酸热。下商中商角徵羽下酸温。上羽宜苦温。下羽宜苦热。上羽中宫商羽上甘热。下羽中宫商甘徵下甘温。上下角辛凉。

木运之岁，是谓中角：上商角中辛和，上宫中辛温，上徵中酸凉，上火羽中酸和。

火运之岁，是谓中徵：上徵中甘寒，上角中咸和，上宫商中咸温，上火羽甘和。

土运之岁，是谓中宫：上羽中苦温，上宫商角中甘和，上火中咸和，上徵中苦热。

金运之岁，是谓中商：上徵火羽中辛温，上商中苦和，上宫中酸和。

木运之岁，是谓中羽：上火羽中咸温，上宫商角中苦和，上徵中咸热。

凡此五味四气者，所谓岁主药食之宜也。上谓司天，前三气也；下谓司地，后三气也。中谓司运，通主岁也。或上下火者，谓寅申少阳相火司天地之岁也。然药食之宜者，必明岁中运气同异多少而以制之也。然同异者，寒、湿、燥同阴也，风、热、火同阳也。否者，异也。又，燥湿者小异也。将其岁运参合，取其同异，同天化者多地化以治之，同地化者多天化以治之。同少同多，加减治之；有毒无毒，谷、肉、果、药法服之，勿使太过而生其害。适其气岁，先取化源而以刺之，郁者取而折之，衰者资而益之，强者抑而制之，弱者扶而补之，以平为期，勿使盛衰而生其病矣。

然取其化源者，是谓先与五常气位未主之前，适其运气胜复之甚兆已张，方可取其化源，而用针补泻也。则如风木将胜，苍埃乃见，于林木乃由声，东风数举，雨湿不行，岁星明大，镇星光芒，彰其兆召也，则于年前十二月先取其化源，用针泻其木而补其土矣。

二火将生，远视天涯，光辉赤气，草乃萎，南风频至，荧火明，太白光芒，其兆已彰，于三月先取化源，泻其二火、补于金矣。

土湿将生，黄埃四起，溽蒸乃作，厚云数布，燥物皆濡，辰星光，震星朗然，有此之兆，于五月先取化源，泻土、补于水矣。

燥金将生，西风数举，地气先燥，濡物皆干，土生白卤，山彰白气，林起青烟，肃杀乃作，柔叶先凋，太白明，太岁星微彰，是其兆也，于六月先取化源，泻金、补于木矣。

寒水将生，太虚深元，阳光不治，寒气至，蛰虫早藏，辰星明，荧光失色，胜兆已彰，于九月先取化源，泻水、补于二火矣。

凡言化源者，所谓六化之源也。肝木之源名曰中封，在足内踝前一寸，仰足而取之。君火真心之源名曰通里，在手腕后一寸。相火少阳心包络之源名曰内关，在掌后腕二寸。脾土之源名曰公孙，在足大趾本节之后一寸。金肺之源名曰列缺，去腕后侧上一寸，两筋间陷中。肾水之源名曰涌泉，在足内踝骨后动脉中为太溪，此下一寸是也。

凡取化源者，其气欲旺之前，迎而取之，泻其盛气，勿使行盛而生其疾；补衰之源，勿令受邪而生其疾。谨候其时，各无志乱，以手持针内之，至于经脉之分，无问息数，不可久留，于欲得气之前后，呼而徐徐引至其门，呼尽乃出，勿按其穴，大气皆出，是为泻之法也。其补者，必先以左手指循按其穴，令其舒缓宣散，推感其皮，弹而怒之，使脉气膜满，呼而下之，置针有准，感按穴皮，令当应针之处，则令神气内守，候呼尽而内针，无令气恶，无问息数，静以久留，使邪布，吸则转针以得气，故气至慎守，无令改变而生其咎，候吸引针，急按其穴，气不得出，各在其处，推合其门，令神气存，大气留止，是谓补之法也。

《新刊图解素问要旨论·卷八·守正防危篇》

第四节　方　剂

一、五运方剂

宋·陈言《三因极一病证方论》

五运时气民病证治

凡遇六壬年，发生之纪，岁木太过，风气流行，脾土受邪，民病飧泄，食减，体重，烦冤，肠鸣，胠胁支满，甚则忽忽善怒，眩冒起颠疾。为金所复，则反胁痛而吐，甚则冲阳绝者，死。

苓术汤

治脾胃感风，飧泄注下，肠鸣腹满，四肢重滞，忽忽善怒，眩冒颠晕，或左胁偏疼。

白茯苓，厚朴姜汁制，炒，白术，青皮，干姜炮，半夏汤洗去滑，草果去皮，甘草炙，各等分。

上剉散，每服四钱，水盏半，姜三片，枣两枚，煎七分，去滓，食前服之。

凡遇六戊年，赫曦之纪，岁火太过，炎暑流行，肺金受邪，民病疟，少气咳喘，血溢泄泻，嗌燥耳聋，中热，肩背热甚，胸中痛，胠胁支满，背臑并两臂痛，身热骨痛，而为浸淫。为水所复，则反谵妄狂越，咳喘息鸣，血溢泄泻不已，甚则太渊绝者死。

麦门冬汤

治肺经受热，上气咳喘，咯血痰壅，嗌干耳聋，泄泻，胸胁满，痛连肩背，两臂膊疼，息高。

麦门冬去心，香白芷，半夏汤洗去滑，竹叶，甘草炙，钟乳粉，桑白皮，紫菀取茸，人参，各等分。

上剉散，每服四钱，水盏半，姜两片，枣一枚，煎七分，去滓，食前服。

凡遇六甲年，敦阜之纪，岁土太过，雨湿流行，肾水受邪，民病腹痛，清厥，意不乐，体重烦冤，甚则肌肉痿，足痿不收，行善瘈，脚下痛，中满食减，四肢不举。为风所复，则反腹胀，溏泄肠鸣，甚则太谿绝者死。

附子山茱萸汤

治肾经受湿，腹痛，寒厥，足痿不收，腰脽痛，行步艰难，甚则中满，食不下，或肠鸣溏泄。

附子炮，去皮脐、山茱萸各一两，木瓜干、乌梅各半两，半夏汤洗去滑、肉豆蔻各三分，丁香、藿香各一分。

上剉散，每服四钱，水盏半，姜钱七片，枣一枚，煎七分，去滓，食前服。

凡遇六庚年，坚成之纪，岁金太过，燥气流行，肝木受邪，民病胁、小腹痛，目赤眦痒，耳无闻，体重烦冤，胸痛引背，胁满引小腹，甚则喘咳逆气，背、肩、尻、阴、股、膝、髀、腨、䯒、足痛。为火所复，则暴痛，胠胁不可反侧，咳逆，甚而血溢太冲绝者死。

牛膝木瓜汤

治肝虚遇岁气，燥湿更胜，胁连小腹拘急疼痛，耳聋，目赤，咳逆，肩背连尻、阴、股、膝、髀、腨、胻皆痛，悉主之。

牛膝酒浸、木瓜各一两，芍药、杜仲去皮，姜制，炒丝断、枸杞子、黄松节、菟丝子酒浸、天麻各三分，甘草炙半两。

上㕮散，每服四钱，水盏半，姜三片，枣一枚，煎七分，去滓，食前服。

凡遇六丙年，流衍之纪，岁水太过，寒气流行，邪害心火，民病身热烦心，躁悸，阴厥，上下中寒，谵妄，心痛，甚则腹大，胫肿，喘咳，寝汗憎风。为土所复，则反腹满，肠鸣溏泄，食不化，渴而妄冒，甚则神门绝者死。

川连茯苓汤

治心虚为寒冷所中，身热心躁，手足反寒，心腹肿病，喘咳自汗，甚则大肠便血。

黄连、茯苓各一两，麦门冬去心、车前子炒、通草、远志去心，姜汁制，炒各半两，半夏汤洗去滑、黄芩、甘草炙各一分。

上㕮散，每服四钱，水盏半，姜钱七片，枣一枚，煎七分，去滓，食前服。

遇六丁年，委和之纪，岁木不及，燥乃盛行，民病中清，胠胁小腹痛，肠鸣溏泄。为火所复，则反寒热，疮疡痤痱痈肿，咳而鼽。

苁蓉牛膝汤

治肝虚为燥热所伤，胠胁并小腹痛，肠鸣溏泄，或发热，遍体疮疡，咳嗽肢满，鼻鼽。

肉苁蓉酒浸、牛膝酒浸、木瓜干、白芍药、熟地黄、当归、甘草炙，各等分。

上为㕮散，每服四钱，水盏半，姜三片，乌梅半个，煎七分，去滓，食前服。筋痿脚弱，镑鹿角屑同煎。

遇六癸年，伏明之纪，岁火不及，寒乃盛行，民病胸痛，胁支满，膺、背、肩胛、两臂内痛，郁冒，蒙昧，心痛，暴瘖，甚则屈不能伸，髋髀如别。为土所复，则反惊、溏，食饮不下，寒中肠鸣，泄注腹痛，暴挛痿痹，足不能任身。

黄芪茯神汤

治心虚挟寒，心胸中痛，两胁连肩背，肢满噎塞，郁冒蒙昧，髋髀挛痛，不能屈伸。或下利溏泄，饮食不进，腹痛，手足痿痹，不能任身。

黄芪，茯神，远志去心，姜汁淹，炒，紫河车，酸枣仁炒，各等分。

上剉散，每服四大钱，水盏半，姜三片，枣一个，煎七分，去滓，食前服。

遇六己年，卑监之纪，岁土不及，风气盛行，民病飧泄霍乱，体重腹痛，筋骨繇并，肌肉瞤酸，善怒。为金所复，则反胸胁暴痛，下引小腹，善太息，气客于脾，食少失味。

白术厚朴汤

治脾虚风冷所伤，心腹胀满疼痛，四肢筋骨重弱，肌肉瞤动瘈厮，善怒，霍乱吐泻。或胸胁暴痛，下引小腹，善太息，食少失味。

白术、厚朴姜炒、半夏汤洗、桂心、藿香、青皮各三两，干姜炮、甘草炙各半两。

上剉散，每服四钱，水盏半，姜三片，枣一枚，煎七分，去滓，食前服之。

遇六乙年，从革之纪，岁金不及，炎火盛行，民病肩背瞀重，鼽嚏，血便注下。为水所复，则反头脑户痛，延及囟顶，发热，口疮，心痛。

紫菀汤

治肺虚感热，咳嗽喘满，自汗，衄血，肩背瞀重，血便注下。或脑户连囟顶痛，发热口疮，心痛。

紫菀茸，白芷，人参，甘草炙，黄芪，地骨皮，杏仁去皮尖，桑白皮炙，各等分。

上剉散，每服四钱，水盏半，枣一枚，姜三片，煎七分，去滓，食前服之。

遇六辛年，涸流之纪，岁水不及，湿乃盛行，民病肿满身重，濡泄寒疡，腰、腘、腨、股、膝痛不便，烦冤足痿，清厥，脚下痛，甚则跗肿，肾气不行。为木所复，则反面色时变，筋骨并辟，肉瞤瘈，目视䀮䀮，肌肉胗发，气并膈中，痛于心腹。

五味子汤

治肾虚坐卧湿地，腰膝重著疼痛，腹胀满，濡泄无度，步行艰难，足痿清厥，甚则浮肿，面色不常。或筋骨并辟，目视䀮䀮，膈中咽痛。

五味子，附子炮，去皮脐，巴戟去心，鹿茸燎去毛，酥炙，山茱萸，熟地黄，杜仲制炒，各等分。

上剉散，每服四钱，水盏半，姜七片，盐少许，煎七分，去滓，食前服之。

凡六壬、六戊、六甲、六庚、六丙岁，乃木、火、土、金、水太过，五运先天；六丁、六癸、六己、六乙、六辛岁，乃木、火、土、金、水不及，为五运后天。民病所感，治之各以五味所胜调和，以平为期。

《三因极一病证方论·五运时气民病证治》

清·王泰林《运气证治歌诀》

《三因》司天运气方

一、苓术汤

凡遇六壬年，发生之纪，岁木太过，风气流行，脾土受邪，民病飧泄，食减体重，烦冤肠鸣，胁支满；甚则忽忽喜怒，眩晕颠疾。为金所复，则反胁痛而吐血，甚则冲阳绝者死。

茯苓，白术，青皮，炙草，厚朴姜汁炒，半夏，炮姜，草果，各等分。

上㕮咀，每服四钱，水杯半，姜三片，枣二枚，煎七分，去滓，空心温服。

歌诀　苓术汤青甘朴夏，炮姜草果枣姜加，六壬之岁壬申、壬午、壬辰、壬寅、壬子、壬戌六年发生纪木运太过曰发生，木胜风淫土受邪，飧泄肠鸣胁支痛，苦温甘淡治脾家。

方解　木胜风淫，则脾土受病而湿不运。《经》曰："脾苦湿，急食苦以燥之。""湿淫于内，治以苦温，佐以甘辛。"故用白术、厚朴、草果、炮姜、半夏之苦辛温，以运脾燥湿；用茯苓者，所谓以淡泄之；甘草者，所谓以甘补之也。惟用青皮一味之酸以泻肝，亦可晓然于肝邪之不可过伐矣。仲景曰："见肝之病，知肝传脾，当先实脾。"尤在泾云："肝邪盛者，先实脾土，以杜滋蔓之祸。”然则岁木太过，民病飧泄，而主以苓术汤，不治肝而治脾，不治风而治湿，谓非肝病实脾之一证乎！

二、麦门冬汤

凡遇六戊年，赫曦之纪，岁火太过，炎暑流行，肺金受邪，民病痎疟，上气咳喘，咯血痰壅，嗌干耳聋，肩背热甚，胸中痛，胁支满，背髀并两臂痛，身热骨疼，而为浸淫。为水所复，则反谵妄狂越。太渊绝者死。

麦冬，桑白皮，钟乳粉，人参，紫菀，白芷，半夏，甘草，竹叶，各等分。

煎服如上法。

歌诀　麦门冬汤桑白皮，钟乳人参紫菀随，白芷半甘兼竹叶，咳喘咯血此方推。赫曦之纪火运太过曰赫曦年逢戊戊辰、戊寅、戊子、戊戌、戊申、戊午六年，火灼金伤肺病宜。

方解　火淫热胜，则相傅之官受制，而治节失司，为咳喘上气咯血，肩背臂膊皆痛，皆肺病也。肺属燥金而恶火，火就燥，燥火本为同类，故肺受火刑为病，与燥气自伤无异。所谓自伤，气之削也。是方以麦冬补肺之阴，钟乳补肺之阳，人参补肺之正气，此三味先为运筹帷幄，保守中军。然后用桑皮、紫菀之苦以泄之，白芷、半夏之辛以泻之，甘草缓之，竹叶清之，此数味者，是为斩将搴旗之师也。统而论之，即经旨“热者寒之，燥者润之，弱者补之，强者泻之，调其气，而使其平”，此之谓也。

三、附子山萸汤

凡遇六甲年，敦阜之纪，岁土太过，雨湿流行，肾水受邪，民病腹痛，清厥，意不乐，体重烦冤；甚则肌肉痿，足痿不收，腰膝痛，中满食减。为风所复，则反溏泄肠鸣，大腹肿胀。太溪绝者死。

附子、山萸肉各一两，半夏、肉果煨各三钱，木瓜、乌梅、藿香、丁香各一钱，姜七片，枣三枚，水煎服，如前法。

歌诀　附子山萸半肉果，瓜梅丁藿二香和，再加姜枣治敦阜土运太过曰敦阜，六甲之年土太过甲子、甲戌、甲申、甲午、甲辰、甲寅六年，湿胜阳微脾肾伤，君以苦热酸辛佐。

方解　腹痛寒厥，足痿不收，湿伤脾肾之阳矣。《经》言：湿胜阳微，治之以苦热酸辛。盖苦能燥湿，辛可理脾，热性刚而扶阳，酸属木而制土故也。然肾肝同处下焦，而脾与胃为表里，脾肾既受湿邪，肝胃岂无波及！故用附子之热壮肾阳，即用山萸之温养肝阳，用肉果之辛醒脾阳，即用半夏之辛和胃阳，少佐瓜梅之酸甘，制敦阜之太过，丁、藿之辛香，辟雨湿之阴气，更加姜、枣以和之，而邪有不却者乎！

四、牛膝木瓜汤

凡遇六庚年，坚成之纪，岁金太过，燥气流行，肝木受邪，民病胁与少腹拘急痛，目赤耳聋，甚则咳逆，肩背尻阴股膝髀骺足皆痛。为火所复，则暴痛，胠胁不可转侧，甚而喘咳溢血。太冲绝者死。

牛膝酒浸、木瓜各一两，炙甘草五钱，芍药、天麻、菟丝子酒浸、枸杞子各三钱，黄松节二钱，姜二片，枣一枚，杜仲姜汁炒三钱，煎同前法。

歌诀　牛膝木瓜杞菟草，天麻芍药仲姜枣，六庚之岁庚午、庚辰、庚寅、庚子、庚戌、庚申六年遇坚成金运太过曰坚成，金行太甚肝伤燥，燥属阳邪肝主筋，舒筋养血斯方好。

方解　岁运太过，燥气伤肝，燥乃阳邪，伤肝之血，肝伤苦急，虽缓之者必以甘，而入肝者惟酸，故君牛膝、木瓜之苦酸以入肝，臣甘草之甘以缓肝，甘酸相得，便能化肝之液，以滋筋血之燥。仲景所谓“肝之病，补用酸，助用苦，益用甘味调之”是也。佐以白芍敛肝阴，天麻平肝阳，菟丝、枸杞养肝血，姜炒杜仲理肝气。盖燥气伤肝，肝之阴血急宜培，而肝之阳气不宜亢也。使以松节者，松为木长，其节多油，能祛骨节之风燥，肝属木而主筋，又同气相求之理也。统论全方，在养血以舒筋，则肝无燥急之苦矣。

五、川连茯苓汤

凡遇六丙年，流衍之纪，岁水太过，寒气流行，邪害心火，民病身热烦躁谵妄，手足厥冷，甚则腹胀大，喘咳上气，寝汗出憎风。为土所复，则反腹满肠鸣，溏泄，渴妄。神门绝者死。

川连、茯苓各一两，麦冬、车前子、远志姜汁制、通草各半两，半夏、黄芩、炙甘草各一钱，姜七片，枣三枚，煎服同前。

歌诀　川连茯苓汤远志，车通麦夏草黄芩，纪逢六丙丙寅、丙子、丙戌、丙申、丙午、丙辰六年为流衍水运太过曰流衍，寒水流行邪害心，谵妄躁烦肢厥冷，急清心主此宜斟。

方解　身热谵妄烦躁，而手足厥冷，显然君主为寒水遏伏，阳气不得四布，而坐令自焚。故重用黄连之苦，急清心经之焰，内安君主。茯苓之淡，急泄流衍之水，外御客邪；麦冬、黄芩、甘草佐川连同致救焚之功；半夏、车前、通草佐茯苓共成决渎之功；远志开心窍，用姜汁制之，则能通神明而宣阳气，阳气得宣，水邪尽却，烦躁厥冷自已。

六、苁蓉牛膝汤

凡遇六丁年，委和之纪，岁木不及，燥乃盛行，民病中清，胠胁小腹痛，肠鸣溏泄，为火所复，则反寒热疮疡，咳而鼽衄。

肉苁蓉，牛膝，木瓜，当归，白芍，大熟地，乌梅，炙草，各等分。

煎同前法。如筋痿脚弱，加鹿角屑同煎。

歌诀　苁蓉牛膝汤熟地，归芍瓜梅炙草比，肝虚伤燥此方宜，六丁之岁丁卯、丁丑、丁亥、丁酉、丁未、丁巳六年委和纪木运不及曰委和，胠胁少腹悉皆疼，脚弱还加鹿角使。

方解　此与前牛膝木瓜汤大段相同，但彼因燥盛伤肝，肝血虽虚不甚，故止化肝之液，养肝之血，便可以却燥。此以肝虚伤燥，血液大亏，故用苁蓉、熟地峻补肾阴，是虚则补母之法也。

七、黄芪茯苓汤

凡遇六癸年，伏明之纪，岁火不及，寒乃盛行，民病心胸中痛，膺背两臂内痛，噎塞郁冒，暴喑，甚则髋髀痛，不能屈伸。为土所复，则反溏泄肠鸣腹痛，手足痿痹，不能任身。

黄芪，茯苓，紫河车，远志姜汁炒，苡仁生研，人参，各等分。肉桂心新增。水煎服。

按此汤用河车，当作丸剂为是。

歌诀　黄芪茯苓汤人参，河车远志苡仁生，岁火不足寒威盛，六癸之年癸酉、癸未、癸巳、癸卯、癸丑、癸亥六年是伏明火运不及曰伏明，蒙昧心胸疼痛服，更加肉桂义尤精。

方解　心阳衰少，则君火无权，故寒邪得以侵凌而来犯。观其暴喑蒙昧，心胸疼痛等证，不徒寒威肆虐，其义可绎思矣。方中参、芪、河车并用，大温补其气血，俾气血足而神旺，则心阳自畅。更用远、茯安神，苡仁养心，取意非不善，但不无迂缓之嫌。旭高因僭加桂心一味，以宣导诸药，启发心阳，临症取裁，是所望于君子。

八、白术厚朴汤

凡遇六己年，卑监之纪，岁土不及，风气盛行，民病飧泄，霍乱，身重腹痛，肉瞤筋软，善太息，不嗜食。为金所复，则反胸胁暴痛，下引少腹，善怒，吞酸食少。

白术、厚朴、半夏、青皮、桂心、藿香各三钱，炮姜、炙草各五钱，姜三片，枣二枚。煎同前法。

歌诀　白术厚朴汤藿香，青甘半夏炮干姜，桂心补火以生土，六己之年己巳、己卯、己丑、己亥、己酉、己未六年卑监方土运不及曰卑监，泄泻脾虚不嗜食，温中补土此为良。

方解　此即六壬年苓术汤去茯苓、草果，加藿香畅脾气，桂心补土母，余则大段相同。

九、紫菀汤

凡遇六乙年，从革之纪，岁金不及，炎火盛行，民病咳逆上气，身热咳衄，汗出，肩背臂痛。为水所复，则反头脑痛及于顶，发热口疮心痛。

紫菀，人参，甘草，黄芪，五味子，白芍，杏仁，地骨皮，桑白皮，各等分。

水煎服。

歌诀　紫菀人参味草芪，杏仁地骨芍桑皮，岁金不及名从革金运不及曰从革，六乙之年乙丑、乙亥、乙酉、乙未、乙巳、乙卯六年遇此奇，上气咳喘多汗出，肺虚有火最相宜。

方解　肺位高原，职司下降，肺虚而火热乘之，则反苦气上逆。《经》曰："肺苦气上逆，急食苦以泄之"，故用紫菀、杏仁之苦以降气；"损其肺者益其气"，故用人参、黄芪、以补气。咳逆汗多是肺气耗散矣，散者收之，故用五味、白芍以收肺，收之亦以补之也。肺之所畏者火，而所赖以生者土也，故用甘草泻心火而除烦，补脾土而生气，金有所恃矣。然恐火郁之久，金伤特甚，不能受补，而反壅气，故用骨皮、桑皮清之泻之。益知肺虚热甚之证，降气补肺，清金泻火，每相须为用也。[①]

《王旭高医书全集·运气证治歌诀》

二、六气方剂

宋·陈言《三因极一病证方论》

六气时行民病证治

辰戌之岁，太阳司天，太阴在泉，气化运行先天。初之气，乃少阳相火加

① 《王旭高医书全集·运气证治歌诀》之五味子汤方及歌诀、方解佚。《三因极一病症方论》载五味子汤治肾虚坐卧湿地，腰膝重着疼痛，腹胀满，濡泄无度，步行艰难，足痿清厥，甚则浮肿，面色不常，或筋骨并辟，目视䀮䀮，膈中咽痛。五味子，附子（炝，去皮脐），巴戟（去心），鹿茸（燎去毛，酥炙），山茱萸，熟地黄，杜仲（制炒），各等分。上剉散，每服四钱，水盏半，姜七片，盐少许，煎七分，去滓，食前服之。

临厥阴风木，民病瘟，身热头疼，呕吐，肌腠疮疡；二之气，阳明燥金加临少阴君火，民病气郁中满；三之气，太阳寒水加临少阳相火，民病寒，反热中，痈疽注下，心热瞀闷；四之气，厥阴风木加临太阴湿土，风湿交争，民病大热少气，肌肉痿，足痿，注下赤白；五之气，少阴君火加临阳明燥金，民气乃舒；终之气，太阴湿土加临太阳寒水，民乃惨悽而死。治法，用甘温以平水，酸苦以补火，抑其运气，扶其不胜。

静顺汤

治辰戌岁，太阳司天，太阴在泉，病身热头痛，呕吐，气郁中满，瞀闷少气，足痿，注下赤白，肌腠疮疡，发为痈疽。

白茯苓、木瓜干各一两，附子炮，去皮脐、牛膝酒浸各三分，防风去叉、诃子炮，去核、甘草炙、干姜炮各半两。

上为剉散，每服四大钱，水盏半，煎七分，去滓，食前服。其年自大寒至春分，宜去附子，加枸杞半两；自春分至小满，依前入附子、枸杞；自小满至大暑，去附子、木瓜、干姜，加人参、枸杞、地榆、香白芷、生姜各三分；自大暑至秋分，依正方，加石榴皮半两；自秋分至小雪，依正方；自小雪至大寒，去牛膝，加当归、芍药、阿胶炒各三分。

卯酉之岁，阳明司天，少阴在泉，气化运行后天。初之气，太阴湿土加厥阴木，此下克上，民病中热胀，面目浮肿，善眠，鼽衄嚏欠，呕吐，小便黄赤，甚则淋；二之气，少阳相火加少阴君火，此臣居君位，民病疠大至，善暴死；三之气，阳明燥金加少阳相火，燥热交合，民病寒热；四之气，太阳寒水加太阴湿土，此下土克上水，民病暴仆，振栗，谵妄，少气，咽干引饮，心痛，痈肿疮疡，寒疟，骨痿，便血；五之气，厥阴风木加阳明燥金，民气和；终之气，少阴君火加太阳寒水，此下克上，民病温。治法宜咸寒以抑火，辛甘以助金，汗之，清之，散之，安其运气。

审平汤

治卯酉之岁，阳明司天，少阴在泉，病者中热，面浮，鼻鼽，小便赤黄，甚则淋，或疠气行，善暴仆，振栗谵妄，寒疟，痈肿，便血。

远志去心，姜制炒、紫檀香各一两，天门冬去心、山茱萸各三分，白术、白芍药、甘草炙、生姜各半两。

上剉散，每服四钱，水盏半，煎七分，去滓，食前服。自大寒至春分，加白茯苓、半夏汤洗去滑、紫苏、生姜各半两；自春分至小满，加玄参、白薇各半两；自小满至大暑，去远志、山茱萸、白术，加丹参、泽泻各半两；自大暑至秋分，去远志、白术，加酸枣仁、车前子各半两；自秋分直至大寒，并依正方。

寅申之岁，少阳相火司天，厥阴风木在泉，气化运行先天。初之气，少阴君火加厥阴木，民病温，气拂于上，血溢，目赤，咳逆，头痛，血崩，胁满，肤腠中疮；二之气，太阴土加少阴火，民病热郁，咳逆呕吐，胸嗌不利，头痛身热，昏愦，脓疮；三之气，少阳相火加相火，民病热中，聋，瞑，血溢脓疮，咳呕鼽衄，渴，嚏欠，喉痹目赤，善暴死；四之气，阳明金加太阴土，民病满，身重；五之气，太阳水加阳明金，民避寒邪，君子周密；终之气，厥阴木加太阳水，民病开闭不禁，心痛，阳气不藏而咳。治法宜咸寒平其上，辛温治其内，宜酸渗之，泄之，渍之，发之。

升明汤

治寅申之岁，少阳相火司天，厥阴风木在泉，病者气郁热，血溢目赤，咳逆，头痛，胁满呕吐，胸臆不利，聋，瞑，渴，身重心痛，阳气不藏，疮疡，烦躁。

紫檀香，车前子炒，青皮，半夏汤洗，酸枣仁，蔷蘼，生姜，甘草炙，各半两。

上为剉散，每服四钱，水盏半，煎七分，去滓，食前服。自大寒至春分，加白薇、玄参各半两；自春分至小满，加丁香一钱；自小满至大暑，加漏芦、升麻、赤芍药各半两；自大暑至秋分，加茯苓半两；自秋分至小雪，依正方；自小雪至大寒，加五味子半两。

丑未之岁，太阴湿土司天，太阳寒水在泉，气化运行后天。初之气，厥阴风木加风木，民病血溢，筋络拘强，关节不利，身重筋痿；二之气，大火正，乃少阴君火加君火，民病温疠盛行，远近咸若；三之气，太阴土加少阳火，民病身重胕肿，胸腹满；四之气，少阳相火加太阴土，民病腠理热，血暴溢，疟，心腹䐜胀，甚则浮肿；五之气，阳明燥金加阳明燥金，民病皮肤寒气及体；终之气，太阳寒水加寒水，民病关节禁固，腰脽痛。治法用酸以平其上，甘温治其下，以苦燥之、温之，甚则发之、泄之，赞其阳火，令御其寒。

备化汤

治丑未之岁，太阴湿土司天，太阳寒水在泉，病者关节不利，筋脉拘急，身重萎弱，或温疠盛行，远近咸若，或胸腹满闷，甚则浮肿，寒疟血溢，腰脽痛。

木瓜干、茯神去木各一两，牛膝酒浸、附子炮，去皮脐各三分，熟地黄、覆盆子各半两，甘草一分，生姜三分。

上为剉散，每服四大钱，水盏半，煎七分，去滓，食前服。自大寒至春分，依正方；自春分至小满，去附子，加天麻、防风各半两；自小满至大暑，加泽泻三分；自大暑直至大寒，并依正方。

子午之岁，少阴君火司天，阳明燥金在泉，气化运行先天。初之气，太阳水加厥阴木，民病关节禁固，腰脽痛，中外疮疡；二之气，厥阴风木加少阴君火，民病淋，目赤，气郁而热；三之气，少阴君火加少阳火，民病热，厥心痛，寒热更作，咳喘，目赤；四之气，太阴土加湿土，民病黄瘅，鼽衄，嗌干，吐饮；五之气，少阳火加阳明金，民乃康；终之气，阳明金加太阳水，民病上肿，咳喘，甚则血溢，下连少腹，而作寒中。治法宜咸以平其上，苦热以治其内，咸以软之，苦以发之，酸以收之。

正阳汤

治子午之岁，少阴君火司天，阳明燥金在泉，病者关节禁固，腰痛，气郁热，小便淋，目赤，心痛，寒热更作，咳喘，或鼻鼽，嗌咽吐饮，发黄瘅，喘，甚则连小腹而作寒中，悉主之。

白薇，玄参，川芎，桑白皮炙，当归，芍药，旋覆花，甘草炙，生姜，各半两。

上为剉散，每服四钱，水盏半，煎七分，去滓，食前服。自大寒至春分，加杏仁、升麻各半两；自春分至小满，加茯苓、车前子各半两；自小满至大暑，加杏仁、麻仁各一分；自大暑至秋分，加荆芥、茵陈蒿各一分；自秋分至小雪，依正方；自小雪至大寒，加紫苏子半两。

巳亥之岁，厥阴风木司天，少阳相火在泉，气化运行后天。初之气，阳明金加厥阴木，民病寒于右胁下；二之气，太阳水加少阴火，民病热中；三之气，厥阴木加少阳火，民病泪出，耳鸣，掉眩；四之气，少阴火加太阴土，民病黄瘅胕肿；五之气，太阴土加阳明金，燥湿相胜，寒气及体；终之气，少阳火加太阳水，此下水克上火，民病瘟疠。治法宜用辛凉平其上，咸寒调其下，畏火之气，无妄犯之。

敷和汤

治巳亥之岁，厥阴风木司天，少阳相火在泉，病者中热，而反右胁下寒，耳鸣，泪出，掉眩，燥湿相搏，民病黄瘅，浮肿，时作瘟疠。

半夏汤洗，枣子，五味子，枳实麸炒，茯苓，诃子炮，去核，干姜炮，橘皮，甘草炙，各半两。

上为剉散，每服四钱，水盏半，煎七分，去滓，食前服。自大寒至春分，加鼠粘子一分；自春分至小满，加麦门冬去心、山药各一分；自小满至大暑，加紫菀一分；自大暑至秋分，加泽泻、山栀仁各一分；自秋分直至大寒，并依正方。

《三因极一病证方论·五运时气民病证治》

明·汪机《运气易览》

六气主病治例

风胜燥制火并汤

天南星二两半，北桔梗七钱半，小栀子一两取仁。已[1]上三味入太阴肺经，助燥化制其风。川黄连八钱五分，此一味入少阴心经，泻火抑母之甚。母者，木也。此实则泻子也。青皮二钱半，引诸药至风胜之地。防风三钱去芦，薄荷一钱，此二味散风之势。

上制为粗末，每服七钱半，姜三片，水一大钟，煎至七分，去滓温服。

水胜湿制风并汤

苍术二两米泔浸，白术二两半麦壳炒，去麦壳，甘草五钱炙。已上三味入足太阴脾经，助土以制水甚。吴茱萸五钱，干姜五钱七分，此二味入厥阴肝经，泻水，少抑母甚。母者，水也，此实则写子也。附子一钱乙字，引诸药至水胜之地，锉。

上锉为粗，每服七钱，大枣一枚，水一钟，煎至七分，去滓温服。

火胜寒制湿并汤

黄柏二两半盐水炒，知母一两去毛。已上二味入少阴肾经，助寒化以制火甚。片黄芩五钱酒炒，栀子仁小红者，此二味入太阴脾经，助湿化抑母甚。黄

① 已：通“以”。下同。

连一钱姜汁炒，引诸药至火胜之地。

上锉为粗末，每服七钱，灯心七根，莲子五枚，水一碗，煎至七分，去滓温服。

土胜风制燥并汤

川芎一两去芦，米醋炒，《经》云：木位之主，其补以辛。川芎味辛气温。当归一两半酒洗。此二味入厥阴肝经，助风化，以制其温。南星一两汤泡一次，桑白皮七钱蜜炙，去皮土。此二味泻燥夺母。大枣五枚，引诸药至湿胜之地。川萆薢八钱，以散其湿。

上锉为粗末，每服七钱，姜五大片，水一碗，煎至七分，去滓温服。

热制寒并汤

肉桂二两去粗皮，此味入少阴心经，助热化以制金甚。当归一两半酒洗，此味助木生火以制燥甚。泽泻一两去毛，此味入少阴肾经，泻寒以抑母甚。独活六钱，此味与泽泻颇同。桔梗三钱半，引诸药至燥胜之地。

上锉为粗末，每服六钱，水一碗，煎七分，去滓温服，燥易即止。

火胜阴精制雾沤渎并汤

天门冬三两蜜汤浸，去心，生地黄二两半酒洗，此二味入阴经助水化以制热甚。柴胡五钱，连翘、黄芩各三钱，此三味入雾沤渎抑甚。地骨皮、黄柏各二钱半，此二味引诸药至热胜之地。

上锉为粗末，每服七钱，灯心一撮，水一碗，煎至七分，去滓温服。

《运气易览·卷之二·六气主病治例》

金·张元素《医学启源》

六气方治·风

防风通圣散

治一切风热郁结，气血蕴滞，筋脉拘挛，手足麻痹，肢体焦痿，头痛昏眩，腰脊强痛，耳鸣鼻塞，口苦舌干，咽嗌不利，胸膈痞闷，咳呕喘满，涕唾稠黏，肠胃燥热结，便溺淋闭。或肠胃蕴热郁结，水液不能浸润于周身，而为小便多出者；或湿热内甚，而时有汗泄者；或表之正气与邪热并甚于里，阳极似阴，而寒战烦渴者；或热甚变为疟疾，久不已者；或风热走注，疼痛麻痹者；或肾水阴虚，心火阳热暴甚而中风；或暴喑不语，及暗风痫者；或破伤中风，时发潮热搐搦，并小儿热甚惊风，或斑疹反出不快者；或热极黑陷，将欲死者；或风热疮疥久不愈者；并解耽酒热毒，及调理伤寒，发汗不解，头项肢体疼痛，并宜服之。

防风二钱半，川芎五钱，石膏一钱，滑石二钱，当归一两，赤芍五钱，甘草二钱半炙，大黄五钱，荆芥穗二钱半，薄荷叶二两，麻黄五钱去根苗节，白术五钱，山栀子二钱，连翘五钱，黄芩五钱，桔梗五钱，牛蒡酒浸五钱，人参五钱，半夏姜制五钱。

以上共五钱，上为粗末，每服四钱，水一盏，生姜三片，煎至六分，去滓，温服，不计时候，日三服。病甚者五、七钱至一两；极甚者，可下之，多服，二两、三两；得利后，却当服三五钱，以意加减。病愈，更宜常服，则无所损，不能再作。

灵砂丹

治风热郁结，血气蕴滞，头目昏眩，鼻塞清涕，口苦舌干，咽嗌不利，胸膈痞闷，咳嗽痰实，肠胃燥涩，小便赤；或肾水阴虚，心火炽甚，及偏正头风痛，发落齿痛，遍身麻木，疥癣疮疡，一切风热，并皆治之。

独活、羌活、细辛、石膏、防风、连翘、薄荷各三两，川芎、山栀、荆芥、芍药、当归、黄芩、大黄生、桔梗，以上各一两，全蝎微炒半两，滑石四两，菊花、人参、白术各半两，寒水石一两生用，砂仁一钱，甘草三两生，朱砂一两为衣。

上为细末，炼蜜为丸，每两作十丸，朱砂为衣。每服茶清嚼一丸，食后服。

神仙换骨丹

治气血凝滞，荣卫郁结，风热湿气相搏筋骨之间，内舍偏虚，发为不遂之病，气感八风，血凝五痹，筋挛骨痛，瘫痪偏枯，一切风证，并宜治之。服之神妙，难以言宣。

槐角炒黄熟、桑白皮去皮、川芎、苍术泔浸去皮、白芷、蔓荆子去萼、人参、威灵仙、何首乌、防风各二两，苦参、五味子、香附各一两，麝半两别研，麻黄十斤，朱砂水飞一两。

上将麻黄去根、苗、节，用河水三石三斗三升，小斗七升是也，熬至六升，滤去麻黄，澄清再熬至二升半，入其余药末，每一两三钱作十丸，朱砂为衣。每一丸，酒一盏，浸至晚，溶化，临卧服。

不换金丹

退风散热。治风有二法，行经和血及开发腠理。经脉凝滞，非行经则血不顺，是治于内也；皮肤郁结，非开发则荣卫不和，是调理于外也。此亦发散之药也。

荆芥穗、白僵蚕炒、天麻、甘草各一两，羌活去芦、川芎、白附子生、川乌头生、蝎梢去毒，炒、藿香叶各半两，薄荷三两，防风一两。

上为细末，炼蜜丸弹子大，每服细嚼茶清下。如口㖞向左，即右腮上涂之，即止。

花蛇续命汤

治卒中风，牙关紧急，精神昏愦，口眼㖞斜，不知人事，痰涎不利，喉中作声。

白花蛇酒浸，去皮骨，焙干，全蝎炒，独活去土，天麻，附子，人参，防风，肉桂，白术，藁本，白附子炮，赤箭，川芎，细辛去叶，甘草炙，白僵蚕去丝，灰炒，半夏汤浸切，白茯苓去皮，麻黄去节，水煮三沸去沫，细切，以上各一两。

上为粗末，每服五钱，水一盏，生姜五片，煎至七分，去滓，稍热服，不拘时。

加减冲和汤

治中府之病，宣外阳，补脾胃，泻风木，实表里，养荣卫。

柴胡五分，升麻三分，黄芪五分，半夏二分，黄芩、陈皮、人参、芍药、甘草各二分半，当归、黄柏酒浸各三分。

上锉如麻豆大，作一服，水二盏，煎至一盏，去滓，稍热服。

如有自汗多者，加黄芪半钱；嗽者加五味子二十粒。

防风天麻散

治风痹走注，肢节疼痛，中风偏枯，或暴喑不语，内外风热壅滞，解昏眩。

防风、川芎、天麻、羌活、白芷、当归、草乌头、白附子、荆芥穗、甘草炙各半两，滑石二两。

上为末，热酒化蜜少许，调半钱，加至一钱，觉药力营运微麻为度。或炼蜜丸如弹子大，每服一丸，热酒化下。或半丸，细嚼，白汤下亦得。散郁结，宣气血。如甚者，服防风通圣散。

祛风丸

治风偏，手足颤掉，语言謇涩，筋骨痛。

乌头炮、天南星、草乌头炮、半夏、绿豆粉各一两，甘草、川芎、白僵蚕、藿香、零零香、地龙、蝎梢各三两，川姜半两炮。

上末一两，用绿豆粉一两，白面二两，滴水丸梧桐子大。每三、五丸，细嚼，茶清下，或五、七丸亦得，食后服，初服三丸，渐加多。

大通圣白花蛇散

中府之药也。大治诸风，无问新久，手足亸曳，腰脚缓弱，行步不正，精神昏昧，口眼㖞斜，语言謇涩，痰涎壅盛，筋脉挛急，肌肉顽痹，皮肤燥痒，骨节疼，目眩，下注腰脚，疼痛腿重，肿疡生疮；或痛无常处，游走不定，及风气上攻，面浮肿耳鸣，并宜服之。

天麻去苗，赤箭，防风去苗，藁本，木香，海桐皮，肉桂，杜仲炒，干山药，当归，威灵仙，白附子炮，菊花，蔓荆子，羌活去芦，虎骨酥炙，白芷，干蝎，白花蛇酒浸去皮，骨肉用，萆薢，甘草炙，牛膝去苗，郁李仁去皮研，厚朴姜制，各一两。

上为末，每服一钱至二钱，温酒调下，荆芥汤调下亦得，空心服之。常服祛风逐气，通行荣卫，久病风人，尤宜常服。轻者中风，不过二十服，平安如故。

活命金丹

治风中脏不语，半身不遂，肢节顽痹，痰涎上潮，咽嗌不利，饮食不下，牙关紧禁，及解一切药毒，发热腹胀，大小便不利，胸膈痞满，上实下虚，气闭面赤，汗后余热不退，劳病诸证，无问老幼妇人，俱得服之。

川芎、甘草、板蓝根、葛根各一两，龙脑二钱研，麝香二钱研，牛黄研五分，生犀、桂各三钱，珠子粉半两，川大黄二两半，甜硝一两，辰砂四钱一半为衣，青黛三钱，薄荷五钱。

上为细末，炼蜜同水浸蒸饼，糊为剂，每一两作十丸，别入朱砂为衣，就湿，以真金箔四十叶为衣。葛月①修合，瓷器内收贮，多年不坏。如风毒，茶清送下；解毒药，新冷水化下；余热劳病，及小儿惊热，薄荷汤化下。以上煎，量大小加减用之。

至宝丹

治卒中风急不语，中恶气绝，中诸物毒，暗风，中热疫毒，阴阳二毒，山

① 葛月：五月。俗以五月五日午时采葛根作粉食，故名。

岚瘴气毒，中暑毒，产后血晕，口鼻血出，恶血上攻心，烦躁，心肺积热，霍乱吐利，风注筋惕，大肠风秘，神魂恍惚，头目昏眩，眠卧不安，唇口干焦，伤寒狂语，小儿急惊，风热卒中，客忤，不得眠睡，惊风搐搦，以上无不治者。

辰砂五两水飞，生犀五两，麝香二两半，玳瑁五两，牛黄二两，龙脑五两水飞，人参五两，银箔一百二十片一半为衣，余入药，琥珀五两，安息香五两用酒半升熬膏，金箔二百二十片一半为衣，余入药，雄黄一两半，南星三两水煮软，切片。一法：酒二升半，浸蒸七次，焙干用。

上为细末，半用安息香膏，次炼蜜，一处搜和为丸，梧桐子大，每服三丸至五丸，煎人参汤下之。小儿一丸至二丸，汤下之同上。

牛黄通膈汤

治初病风证，觉一二日实，则急下之。

牛黄二钱别研，大黄一两，甘草一两炙，朴硝三钱别研。

上件为末，每服一两，水二钟，除牛黄、朴硝外，煎至一盏，去滓，入牛黄、朴硝一半调服，以利三二行为度。未利，再量虚实加减服之。

《医学启源·卷之中·六气方治·风》

金·张元素《医学启源》

六气方治·暑热

白虎汤

伤寒大汗出后，表证已解，心胸大烦，渴欲饮水。及吐或下后七八日，邪毒不解，热结在里，表里俱热，时时恶风，大渴，舌上干燥而烦，欲饮水数升者，宜服之。又治夏月中暑毒，汗出，恶寒，身热而渴。

知母去皮一两半，甘草一两炙，粳米一合，石膏乱文者，别研四两。

上为末，每服三钱，水一盏半，煎至一盏，去滓，温服。小儿量力与之。或加人参少许同煎亦得，食后服。此药立夏后、立秋前可服，春时及秋后并亡血虚人不宜服。

桂苓甘露饮

治饮水不消，呕吐泻利，流湿润燥，宣通气液，水肿腹胀，泄泻不能止者。兼治霍乱吐泻，下利赤白，烦渴，解暑毒大有神效，兼利小水。

白茯苓去皮，白术，猪苓，甘草炙，泽泻，以上各一两；寒水石一两别研，桂去粗皮半两，滑石二两别研。

上为末，或煎，或水调，二三钱任意，或入蜜少许亦得。

桂苓白术散

治冒暑、饮食，所伤转甚，湿热内甚，霍乱吐泻，转筋急痛，腹满痞闷，小儿吐泻惊风，宜服之。

木香、桂枝、藿香、人参、茯苓去皮各半两，甘草炙、白术、葛根、泽泻、寒水石各一两，滑石、石膏。①

上为末，每服三钱，白汤调下，新水或生姜汤亦得。

益元散

桂府滑石二两烧红，甘草一两。

上为极细末，每服三钱，蜜少许，温水调下，无蜜亦得。或饮冷者，新水亦得。或发汗，煎葱白豆豉汤调，无时服。

竹叶石膏汤

治伤寒解后，虚羸少气，气逆欲吐。

淡竹叶六钱半锉，石膏四两别研，人参、甘草炙各半两，麦门冬一两半，半夏二钱半汤洗。

上锉如麻豆大，每服五钱，水一盏半，入粳米百余粒，煮取八分，米熟，去滓温服。

化痰玉壶丸

南星、半夏生、天麻各一两，白面三两。

上为细末，滴水丸梧子大，每服二十丸，用水一大盏，先煎令沸，下药煮，候浮漉出，方熟。放温，别用生姜汤下，不拘时候。

四君子汤

治烦热燥渴。

白茯苓去皮、人参去芦、甘草炙、白术，各等分。

上㕮咀，每服三钱，水一盏，煎至七分，去滓，温服。

白术散

治诸烦热渴，津液内耗，不问阴阳，服之止渴生津液。

---

① 滑石、石膏剂量原缺，惟《宣明论方》滑石作四两，石膏作二两，可参。其方无木香、藿香、人参，有猪苓。

白术、人参、白茯苓去皮、甘草炙、藿香、木香各一两，干葛二两。

上为粗末，每服三钱，水一盏，煎至七分，去滓，温服，不拘时。

小柴胡汤

治伤寒温病，恶风，颈项强急，胸膈胁痛，呕哕烦渴，寒热往来，身面皆黄，小便不利，大便秘硬；或过经未解，潮热不除；及瘥后劳复，发热头痛，妇人伤风，头痛烦热，经血适断，寒热如疟，发作有时；及产后伤风，头痛烦热，并宜服之。

柴胡四两去苗，黄芩、人参、半夏汤洗七次、甘草各一两半。

上为粗末，每服二钱，水一盏半，生姜五片，枣子一枚，擘破，同煎至七分，去渣，热服，不拘时。小儿分作二服，更量加减。

升麻葛根汤

治大人小儿，时气瘟疫，头痛发热，肢体烦热，疮疹未发，并宜服之。

升麻，葛根，甘草炙，芍药，各半两。

上为末，每服三钱，水一盏半，煎至一盏，去渣，稍热服，不拘时。日进二三服，病去身凉为度。小儿量力与服。

《医学启源·卷之中·六气方治·暑热》

金·张元素《医学启源》

六气方治·湿土

葶苈木香散

治湿热内外甚，水肿腹胀，小便赤涩，大便滑泻。

葶苈、茯苓去皮、白术、猪苓去皮各一两，木香半钱，泽泻、木通、甘草各半两，桂一钱，滑石三两。

上为细末，每服三钱，白汤调下，食前服。此药下水湿，消肿胀，止泻利，利小便。若小便不得通利，而反转泄者，此乃湿热癃闷极深，而攻之不开，故反为注泻，此正气已衰，多难救也。慎不可攻之，而无益耳。

白术木香散

治喘嗽肿满，欲变成水病者，不能卧，不欲饮食，小便闭者。

白术、猪苓去皮、泽泻、赤茯苓，已上各半两，木香、陈皮各二两去白，槟榔、官桂各二钱，滑石三两。

上为粗末，每服五钱，水一盏，生姜三片，煎至七分，去渣，食前温服。

大橘皮汤

治湿热内甚，心腹胀满，水肿，小便不利，大便滑泄。

橘皮一钱半，木香一钱，滑石六钱，槟榔三钱，茯苓一两去皮，猪苓去皮、泽泻、白术、官桂各五钱，甘草三钱。

上为末，每服五钱，水一盏，生姜五片，煎至七分，去渣，温服。

桂苓白术丸

消痰逆，止咳嗽，散痞满壅塞，开坚结痛闷，推进饮食，调和脏腑，无问寒湿湿热，呕吐泻利，皆能开发，以令遍身流湿润燥，气液宣平而愈。并解酒毒，兼疗肺痿痨嗽，水肿腹胀，泻利不能止者。服之，利止为度，后随证治之。

楝桂、干生姜各一分，茯苓去皮、半夏各一两，白术、红皮去穰、泽泻各半两。

上为末，面糊为丸，如小豆大，每服二三十丸，生姜汤下，日进三服。病在膈上，食后服；膈下，食前服；在中者，不拘时。或一法：加黄连半两，黄柏二两，水丸，取效甚妙。

六一散

治身热呕吐泄泻，肠澼下利赤白。治癃闭淋痛，利小便。偏荡胃中积聚寒热，宣积气，通九窍六腑，生津液，去留结，消蓄水，止渴，宽中，除烦热心躁。治腹胀痛，补益五脏，大养脾胃肾之气，理内伤阴痿，安魂定魄，补五劳七伤，一切虚损。主痫痓惊悸，健忘，心烦满短气，脏伤咳嗽，饮食不下，肌肉疼痛。治口疮，牙齿疳蚀，明耳目，壮筋骨，通经脉，和血气，消水谷，保真元，解百药酒食邪毒，耐劳役饥渴，宣热，辟中外诸邪所伤，久服强志轻身，驻颜延寿，及解中暑、伤寒、疫疠、饥饱、劳损、忧愁、思虑、恚怒、惊恐、传染。并汗后遗热，劳复诸病。并解两感伤寒，能令遍身结滞宣通，气和而愈。及妇人下乳催生，并产后损液血衰，阴虚热甚，一切热病，并宜服之。兼防发吹奶乳痈，或已觉吹乳、乳结，顿服即愈，乃神验之仙药也，惟孕妇不可服。

滑石六两烧红，甘草一两微炒。

上为细末，每服三钱，蜜少许，温水调下，无蜜亦得，日三四服，或水调下亦得，解利发汗，煎葱白豆豉汤下四钱，并三四服，以效为度。此药寒凉，解散郁热，若病甚不可解，多服无害，但有益耳。

五苓散

治伤寒温热，病在表里未解，头痛发热，口燥咽干，烦渴饮水，或水入即吐，小便不利，及汗出表解，烦渴不止者，宜服之。及治霍乱吐利，烦渴饮水。

泽泻二两半，猪苓、赤茯苓去皮、白术、官桂去皮各一两。

上为粗末，每服三钱，热汤下。恶热，欲饮冷者，新水调下，或生姜汤下愈妙。或加滑石二两甚佳。或喘嗽咳、烦心不得眠者，加阿胶半两。及治瘀热在里，身发黄疸，浓煎茵陈蒿汤调下，食前服。疸病发渴，及中水引饮，亦可服，新汲水调下。小儿加白术末少许，如虚热，加黄芪、人参末少许。

赤茯苓丸

治脾胃水湿太过，四肢肿满，腹胀喘逆，气不宣通，小便赤涩。

葶苈四两炒，防已二两，赤茯苓一两，木香半两。

上为细末，枣肉丸梧桐子大，每服三十丸，桑白皮汤食前下。

人参葶苈丸

治一切水肿，喘满不可当者。

人参一两去芦，苦葶苈炒四两。

上为细末，枣肉丸梧子大，每三十丸，煎桑白皮汤下。

海藻散

治男子遍身虚肿，喘满闷不快者。

海藻锉碎，川大黄，大戟并锉，续随子去壳，已上各二两。

上件，好酒二钟，净碗内浸一宿，取去晒干候用。

甘遂面炒黄色一两，白牵牛生一两，滑石半两，肉豆寇、青皮去穰、橘皮去白，已上各一两。

上为细末，每服二钱，如气实者三钱半，平明冷茶清调下，至辰时取下水二三行，肿减五七分。隔二三日，平明又一服，肿消。鱼、肉、盐皆忌。一曰：小儿肿一钱，五岁以下者半钱，孕妇勿服。

《医学启源·卷之中·六气方治·湿土》

金·张元素《医学启源》

六气方治·火

凉膈散

治伤寒表不能解，半入于里，下证未全，下后燥热怫结于内，心烦懊憹不得眠，脏腑积热，烦渴头昏，唇干咽燥，喉痹目赤，颊硬，口舌生疮，咳唾稠黏，谵语狂妄，肠胃燥涩，便溺闭结，风热壅滞，疮癣发斑，惊风热极，豆黑陷欲死者。

连翘一两，山栀、大黄、薄荷、黄芩，已上各半两，甘草一两半，朴硝一钱。

加减法：咽喉痛涎嗽，加荆芥半两，桔梗一两；咳而呕者，加半夏半两，每服生姜三片同煎。血衄呕血，加当归、芍药各半两，生地黄一两。淋者加滑石四两，茯苓一两。风眩目痛，加川芎半两，石膏三两，防风半两。斑疹，加葛根一两，荆芥半两，赤芍、川芎、防风、桔梗各半两。

上为末，每服二钱至五钱，水一盏，蜜少许，同煎至七分，去渣温服。虚实加减如前。或小儿可服七分、八分。或无热，甚黑陷，腹胀喘急，小便赤涩而将死者，此一服，更加大承气汤约下之，得和者即瘥。

黄连解毒汤

治伤寒杂病燥热毒，烦闷干呕，口燥，呻吟喘满，阳厥极深，蓄热内甚，俗妄传为阴毒者。及汗吐下后，寒凉诸药，不能退热势，并两感证同法。

黄连、黄柏、黄芩、大栀子，各半两。

上锉麻豆大，每服半两，水一盏，煎至四分，去渣温服。或腹满呕吐，或欲作利者，每服加半夏三个，厚朴二钱，茯苓四钱去皮，水一盏半，姜三片，煎半盏，去滓温服，名曰黄连半夏解毒汤。

三一承气汤

治伤寒杂证，内外所伤，日数远近，腹满咽干，烦渴谵妄，心下按之硬痛，小便赤涩，大便结滞，或湿热内甚而为滑泄，热甚喘咳闷乱，惊悸狂颠，目病口疮，舌肿喉痹痈疡，阳明胃热发斑，脉沉而可下者。小儿热极风惊，潮搐昏塞，并斑疹黑陷不起，小便不通，腹满欲死。或斑疹后，热不退，久不作痂，或作斑痈疮癣，久不已者。怫热内盛，痃癖坚积，黄瘦疟疾，久新暴卒心痛，风痰酒隔，肠垢积滞，久壅风热，暴伤酒食，烦心闷乱，脉数沉实。或肾水阴虚，阳热暴甚，而僵仆卒中，一切暴喑不语，蓄热内伤，阳厥极深，脉反沉细欲绝。或表之冲和正气，与邪气并之于里，则里热亢极似阴，反为寒战，脉微而绝。或风热燥甚，客于下焦，而大小便涩滞不通者。或产妇死胎不下，或两感表里热甚，须可下者。

大黄、芒硝、枳壳、厚朴各半两，甘草一两。

上锉如麻豆大，水一盏半，姜三片，煎至六分，下硝一二沸，去渣热服，以利为度。热甚者，作一服，得利为效，临时消息。

八正散

治大人、小儿心经邪热，一切蕴毒，咽干口燥，大渴引饮，心忪面热，烦躁不宁，目赤睛痛，唇焦鼻衄，口舌生疮，咽喉肿痛。又治小便赤涩，或癃闭不通，及热淋血淋，并宜服之。

大黄面裹煨干用，瞿麦，木通，扁蓄，车前子，山栀，甘草炙，滑石，已上各一两。

上为散，每服二钱，水一盏，入灯心子，煎至七分，去滓温服，食后临卧。小儿量力与之。

洗心散

治风壅壮热，头目昏痛，肩背拘急，肢节烦疼，热气上冲，口苦唇焦，咽喉肿痛，痰涎壅滞，涕唾稠黏，心神烦躁，眼涩睛疼，及寒热不调，鼻塞声重，咽干多渴，五心烦热，小便赤涩，大便闭硬宜服。

大黄面裹煨净用、甘草炙、当归去苗洗、芍药、麻黄去根、荆芥穗各半两，白术三钱半。

上为细末，每服二钱，水一盏，生姜、薄荷各少许，同煎至七分，内硝更上火煎一二沸，去滓，温服。如小儿麸豆疮疹，欲发先狂语，多渴，及惊风积热，可服一钱，并临卧服。如大人五脏壅实，欲要溏转，加至四五钱，乘热服之。

调胃承气汤

治胃中热实而下满，一切胃经实热者，皆可服之。

大黄炙半两，芒硝半两，甘草半两。

《内经》曰：热淫于内，治以咸寒，佐以苦甘。芒硝咸寒以除热，大黄苦寒以荡实，甘草甘平以助二物，推陈致新法也。

上件锉如麻豆大，水一盏，煮二味至七分，去滓，纳硝更上火煎一二沸，服之。

大承气汤

治痞满燥实，地道不通。

大黄苦寒一两，厚朴苦寒，姜制二两，芒硝咸寒一合，枳壳五个去穰，麸炒。

《内经》曰：燥淫于内，所胜以苦下之。大黄枳实之苦，以除燥热。又曰：燥淫于内，治以苦温。厚朴之苦下燥结。又曰：热淫所胜，治以咸寒。芒硝之咸，以攻郁热蕴结。

上四味，以水五升，先煮二味，取三升，去滓，纳大黄，取二升，去滓，入芒硝，更上火微煎一二沸，分二服，得下勿服余者。方内去硝，即小承气汤也，治证同。

柴胡饮子

解一切肌热、蒸热、积热，及寒热往来，蓄热或寒战，及伤寒发汗不解，或不经发汗传受，表里俱热，口干烦渴，或表热入里，下证未全，下后热未除，及汗后余热、劳复，或妇人经病不快，产后但有如此之证，并宜服之，乃气分热也。

柴胡，人参，黄芩，甘草炙，大黄，当归，芍药，各半两。

上为粗末，每服四钱，水一盏，姜三片，煎至六分，去滓温服。小儿分三服，不拘时日，三服除病为度，热甚者加服。

白虎汤

方见前暑热内，此方加甘草半两。

桃仁承气汤

治热结膀胱，其人如狂，热在下焦，与血相搏，血下则热随出而愈。

芒硝、甘草、桂枝各六钱，桃仁五十个去皮尖，大黄一两三钱。

甘以缓之，辛以散之，小腹急结，缓以桃仁之甘；下焦蓄血，散以桂枝之辛，大热之气，寒以取之；热甚搏血，加二物于调胃承气汤中也。

上五味，㕮咀，以水二升三合，煮取一升二合，去滓，内芒硝，煎一二沸，分五服。

神芎丸

治一切热证，常服保养，除痰，消酒食，清头目，利咽膈，能令遍身结滞宣通，气利而愈。神强体健，耐伤省病。并妇人经病，产后血滞，腰脚重痛，小儿积热，惊风潮搐，藏用丸，亦曰显仁丸。加黄连、薄荷、川芎各半两，名曰神芎丸。

大黄、黄芩各二两，牵牛、滑石各四两。

上为末，滴水丸如小豆大，或炼蜜丸亦妙。每十五丸加至五七十丸，温水下，冷水亦得。

《医学启源·卷之中·六气方治·火》

金·张元素《医学启源》

六气方治·燥

脾约丸

约者，结约之象，又曰约束之约也。《内经》曰：饮入于胃，游溢精气，上输于脾，脾气散精，上归于肺，通调水道，下输膀胱，水精四布，五经并行，为其津液者。脾气结，约束精液，不得四布五经，但输膀胱，致小便数，大便硬，故曰其脾为约。麻仁味甘平，杏仁甘温，《内经》曰：脾欲缓，急食甘以缓之。麻仁、杏仁润物也，《本草》曰：润可以去枯。肠燥必以甘润之物为主，是以麻仁为君，杏仁为臣。枳壳味苦寒，厚朴味苦温，润燥者必以甘，甘以润之；破结者必以苦，苦以泄之。枳壳、厚朴为佐，以散脾之约；芍药味酸微寒，大黄味苦，涌泄为阴，芍药、大黄为使，以下脾之结，燥润结化，津液还入胃中，则大便利，小便数愈。

麻仁一两，白芍药、枳壳、厚朴各半两，大黄二两，杏仁汤浸，去皮尖，研三钱。

上为极细末，蜜丸梧子大，米饮下三十丸，日进三服，渐加，以利为度。

润肠丸

治脾胃中伏火，大便秘涩，或干燥不通，全不思食，此乃风结秘、血结秘，皆令闷塞也。风以润之，血以和之，和血疏风，自通利矣。

麻仁，桃仁去皮尖，羌活，当归，大黄，各半两。

上除麻仁、桃仁别研如泥，余药细研，炼蜜丸梧子大，每服五十丸至百丸，空心白汤下。如血涩而大便燥者，加桃仁、酒洗大黄。如大便不通而涩，滋其荣甚者，急加酒洗大黄；如风结燥，大便不行，加麻仁、大黄；如风湿大便不行者，加皂角仁、大黄、秦艽以利之；如脉涩，觉身有气涩而大便不通者，加郁李仁、大黄以除气涩。

当归润燥汤

升麻一两，当归一两，生地黄二两，甘草一钱炙，干地黄一钱，桃仁一钱研，麻仁一钱，红花半钱，大黄一钱煨。

上桃仁、麻仁别研如泥，余锉麻豆大，作一服，水二钟，入桃、麻仁煎至一盏，去渣，空心宿食消尽，稍热服。

橘杏丸

治气闭，老人、虚弱人皆可服。

橘皮，杏仁汤浸去皮尖。

上二味等分，炼蜜丸梧子大，每服七十丸，空心米饮下。

七宣丸

疗风气，治结聚、宿食不消，兼砂石、皮毛在腹中，及积年腰脚疼痛，冷如冰石，脚气冲心，烦愦，头眩暗倒，肩背重，心腹胀满，胸膈痞塞，风毒肿气，连及头面，大便或秘，小便时涩，脾胃虚痞，不能饮食，脚转筋，挛急掣痛，心神恍惚，眠卧不安等疾。

柴胡去苗五两，桃仁去皮六两，枳实麸炒五两，诃子皮五两，木香五两，大黄面煨十五两，甘草炙四两。

上为细末，炼蜜丸梧子大，每服二十丸，食前临卧服，米饮下一服，加至四五十丸，宣利为度。觉病势退，服五补丸。不问男女老幼，并可服之，量与加减。

麻仁丸

调三焦，和五脏，润肠胃，除风气，及治风热壅结，津液耗少，令大便闭涩不通，高年及有风人大便秘，宜服之。

枳实面炒、白槟榔各一两半，羌活一两洗，菟丝子一两半酒浸别末，山茱萸一两半，郁李仁四两去皮，车前子一两半，肉桂一两，木香一两，大黄四两半，麻仁四两别研。

上为细末，炼蜜丸如梧子大，每服十五丸至二十丸，临卧温水下。

神功丸

治三焦气壅，心腹痞闷，六腑风热，大便不通，腰脚疼痛，肩背重疼，头昏面热，口苦咽干，心胸烦躁，眠卧不安，及治脚气，并素有风人大便结燥。

大黄四两面煨，麻仁二两别研，人参二两，诃子皮四两。

上一处研，炼蜜丸如梧子大，每服三十丸，温水下，酒亦得，食后服。如大便不通，倍服，利为度。

厚朴汤

凡治脏腑之秘，不可一例治疗，有虚秘，有实秘。有胃实而秘者，能饮食，小便赤，当以麻仁丸、七宣丸之类主之。胃虚而秘者，不能饮食，小便清利，厚朴汤宜之。

厚朴三两锉，白术五两，半夏二两泡，枳壳二两炒，陈皮三两。

上为细末，每服三钱，水盏半，姜三片，枣三个，煎至一盏，去滓温服，空心食前。胃实秘，物也；胃虚秘，气也。

七圣丸

治风气壅盛，痰热结搏，头目昏重，涕唾稠黏，心烦面热，咽干口燥，精神不爽，夜卧不安，肩背拘急，胸膈痞闷，腹胀胁满，腰腿重痛，大便秘涩，小便赤涩，宜服之。

川芎、肉桂、木香、大黄各半两酒浸，羌活一两，郁李仁一两去皮，槟榔半两。

上七味为末，炼蜜丸梧子大，每服十五丸至二十丸，温水下，食后临卧服。山岚瘴地，最宜服之。更量脏腑虚实加减。

犀角丸

治三焦邪热，一切风气，又治风盛痰实，头目昏重，肢体拘急，痰涎壅塞，肠胃燥结，大小便难。

黄连、犀角各一两，人参二两，大黄八两，黑牵牛二十两。

上与黑牵牛和合为细末，炼蜜丸如梧子大，每服十五丸至二十丸，卧时温水下，更量虚实加减。

《医学启源·卷之中·六气方治·燥》

金·张元素《医学启源》

六气方治·寒水

大已寒丸

治大寒积冷，脏腑虚寒，心腹疼痛，胸胁胀满，泄泻肠鸣，下利自汗，米谷不化，阳气暴衰，阴气独盛，手足厥冷，伤寒阴胜，神昏脉短，四肢怠惰，并宜服之。

干姜、良姜各六两，桂、荜茇各四两。

上为末，水糊丸梧子大，每二十丸，米饮汤下，食前服。

四逆汤

治阴证伤寒，自利不渴，呕哕不止，或吐利俱作，小便涩；或利，脉微欲绝，腹痛胀满，手足厥冷；或病内寒外热，下利清谷，四肢沉重；或汗出不止，并宜服之。此药助阳救衰。

甘草炙六钱，干姜半两，熟附子一枚去皮。

上㕮咀，每服四钱，水一盏半，煎至七分，温服，不拘时。

附子理中丸

治脾胃冷弱，心腹绞痛，呕吐泻利，转筋霍乱，体冷微汗，手足厥冷，心下逆满，腹中雷鸣，呕吐不止，饮食不进，及一切沉寒痼冷，并宜服之。

人参、白术、干姜炮、甘草、附子炮去皮脐各二两。

上五味为末，炼蜜丸，每两作十丸，每服一丸，水一盏，拍破，煎至七分，稍热，空心食前服之。

胡椒理中丸

治脾胃虚寒，气不通宣，咳嗽喘急，逆气虚痞，胸膈噎闷，腹胀满痛，迫塞短气，不能饮食，呕吐痰水不止。

胡椒、荜茇、干姜炮、款冬花、甘草、陈皮、良姜、细辛去苗各四两，白术五两。

上为细末，炼蜜丸梧子大，每服五丸至七丸，温酒下，不拘时，日进三服。

理中丸

治中焦不和，脾胃宿冷，心下虚痞，腹疼痛，胸胁逆冷，饮食不下，噫气吞酸，口苦失味，怠惰嗜卧，不思饮食，及肠鸣自利，米谷不化。

白术，干姜炮，人参去芦，甘草炙，各等分。

上为末，炼蜜丸梧子大，每服三十丸至五十丸，空心沸汤下。为粗末，理中汤也，味数相同。

铁刷汤

治积寒痰饮，呕吐不止，胸膈不快，饮食不下，并宜服之。

半夏、草豆蔻、丁香、干姜炮、诃子皮各三钱，生姜一两。

上㕮咀，水五盏，煎至二盏半，去渣，分三服，相继不拘时。大吐不止，加附子三钱，生姜半两。

桂附丸

治风邪冷气，入乘心络，或脏腑暴感风寒，上乘于心，令人卒然心痛，或引背膂，甚则经久不瘥。

川乌头三两炮，去皮脐，附子三两，干姜二两炮，赤石脂二两，桂二两，蜀椒去目，微炒。

上六味为末，蜜丸如梧子大，每服三十丸，温水下，觉至痛处即止；若不止，加至五十丸，以知为度。若早服无所觉，至午后，再服二十丸。若久心痛，每服三十丸至五十丸，尽一剂，终身不发。

姜附汤

治五脏中寒，或卒然晕闷，手足厥冷。

干姜，附子炮，去皮脐，甘草炙，各半两。

上㕮咀，每服四钱，水盏半，姜五片，煎至七分，去渣，食前服。挟风不仁，加防风半两；兼湿肿满，加白术半两；筋脉挛急，加木瓜半两；肢节疼，加桂心半两。

加减白通汤

治形寒饮冷，大便自利，完谷不化，腹脐冷痛，足胫寒逆。《内经》云：寒淫于内，治以辛热；湿淫于内，治以苦热，以苦发之。以附子大辛热，助阳退阴，温经散寒，故以为君。干姜、官桂，辛甘大热，亦除寒湿；白术、半夏苦辛，温胃燥脾湿，故为臣。草豆蔻、炙甘草、人参，甘辛大温，温中益气；生姜辛大温，能除湿之邪；葱白辛温，以通上焦阳气，故以为佐。又云：补下治下制以急，急则气味厚，故大作汤剂投之，不数服而止痛减，足胫渐温，调饮食数次平复。

附子一两去皮脐，干姜一两炮，官桂五钱，白术五钱，草豆蔻煨、甘草、人参、半夏炮各五钱。

上㕮咀，每两，水二盏半，生姜五片，葱五茎，煎至一盏二分，去滓，空心服。

二姜丸

治痼冷。

良姜、干姜炮各三两。

上二味等分，为末，酒糊丸梧子大，每服三十丸，空心下。

术附汤

治沉寒痼冷。

黑附子炮一两，白术一两半，甘草炙七钱半。

上为细末，每服三五钱，水盏半，姜五片，枣二枚，拍破，煎至一盏，去滓，食后温服。

《医学启源·卷之中·六气方治·寒水》

第五节　用　药

《元和纪用经》

六气用药增损上章六法

厥阴风木，辛凉为治。以辛调上，以咸调下。必先胃主，必先荣卫。胃主者生之原，荣卫者气之主。气主既辅，生原无穷。精神内居，病无不愈。精生形盛，不失其机。人迎气口，持道深微。不知胃主，不知荣卫，不可以语奉生之宜；不知人迎，不知气口，不可以语逆顺之合离。

己巳、己亥，上厥阴辛凉，中土运甘和，下少阳咸寒。

乙巳、乙亥，上厥阴辛凉，中金运酸和，下少阳咸寒。

辛巳、辛亥，上厥阴辛凉，中水运苦和，下少阳咸寒。

丁巳、丁亥，上厥阴辛凉，中木运辛和，下少阳咸寒。

癸巳、癸亥，上厥阴辛凉，中火运咸和，下少阳咸寒。

岁主药食，五味所宜。六位之主，主胜为逆，客胜为从。客胜则泻，客补主。主胜则泻，主补客。客主之部，各六十一，居无常所，随岁迁移，宣补解治，厥阴性理，处用增损，莫极其纪，法举一隅，三隅可知。化原四月，迎而取之，无使邪胜，以调其正。厥阴之主，先酸后辛，先以酸泻，后以辛补。

厥阴司天，风火同德。调下者宜以酸寒，宣解易处，辛凉焕然，众或可知。若病当补，宜用车前子、鸡舭胵、楮实熟者、秦椒、地骨皮、丹砂、磁石、元参、生干地黄、丹参、牡丹、泽泻、戎盐之类，皆岁主所宜，随证命方。寒补者倍之，咸而寒者两倍之，应运者倍之，运气主、客、逆、从所赖者三倍之。倍多主病者为君，君以定名，倍少者佐君为臣，不倍者应臣为使。伪书俗方，非古圣之法者，制用不经，性理乖误，无验有伤，慎不可用宣解之道，咸以为准。

少阴君火，咸寒为治，以咸调上，以酸调下。必先胃主，必先荣卫。□□□□阴论奉生之宜。

甲子、甲午，上少阴咸寒，中土运苦热，下阳明苦小温。

庚子、庚午，天符，二年同，上少阴咸寒，中金运辛温，下阳明苦小温。

丙子、丙午，丙子岁会，上少阴咸寒，中水运咸热，下阳明苦小温。

壬子、壬午，上少阴咸寒，中木运酸凉，下阳明苦小温。

戊子天符、戊午太乙天符，上少阴咸寒，中火运甘寒，下阳明苦小温。

岁主药食，同厥阴所论，唯改厥阴为少阴。化原一岁，十二月期，迎而取之，无使邪胜。少阴之主，先甘后咸，先以甘泻，后以咸补。一云“三月”。

少阴司天，寒交暑，热加燥，寒热凌犯。上热下清，宜补不可造次，慎重乃举。解治安血，宜用高婢赤小豆花也、地黄、没药、蒲黄、白芍药、甲香、决明子、盐、白僵蚕、粟米、羚羊角、胡黄连、安息香、大菊、羌活、独活、雌黄、蛇蜕之类，皆岁主所宜，随证命方。咸寒者倍之，治上治下，随其所当者倍之，□□相当者两倍之，运气主、客、逆、从所赖者三倍之。倍多者为君，君以定名。倍少者佐君为臣，不倍者应臣为使。云云同前。

太阴湿土，苦热为治，苦温兼化，上下调和。主岁有异，同则求异。同则求异，必先胃主，必先荣卫。下文同厥阴奉生之宜。

乙丑、乙未，上太阴苦热，中金运酸和，下太阳甘热。

辛丑、辛未，并同岁会，上太阴苦热，中水运苦和，下太阳甘热。

己丑、己未，并太乙天符，上太阴苦热，中土运甘和，下太阳甘热。

癸丑、癸未，上太阴苦热，中火运咸温，下太阳甘热。

丁丑、丁未，上太阴苦热，中火运咸温，下太阳甘热。

岁主药食，同厥阴所论，唯改厥字为太字。九月化原，迎而取之，无使邪胜，以平其正。太阴之主，先苦后甘，先以苦泻，后以甘补。一云“丑月”，此未详。

太阴司天，阴专其政。其化苦热，以平淫湿，补解易处，宜散邪湿，宜用术、麻黄、附子、牡荆实、熟艾叶、独活、柴胡、芍药、射干、干姜、桂、穲之类，皆岁主所宜，随证命方，苦热者倍之。下文同厥阴所论。

少阴相火，咸寒为治，以咸调上，以辛调下。必先胃主，必先荣卫。

丙寅、丙申，上少阳咸寒，中水运咸温，下厥阴辛凉。

壬寅、壬申，上少阳咸寒，中木运咸和，下厥阴辛凉。

戊寅、戊申，上少阳咸寒，中火运甘和，下厥阴辛凉。

甲寅、甲申，上少阳咸寒，中土运咸和，下厥阴辛凉。

庚寅、庚申，上少阳咸寒，中金运辛温，下厥阴辛凉。

主岁用药食，五味所宜，六味之主，主胜为逆，同上，改厥阴字为少阳。化原三月，迎而取之，无使邪胜，以平其正。少阳之主，先甘后咸，先以甘泻，后以咸补。一云“十二月”，非。

少阳司天，风热参布，其化咸寒，以平风热。治内辛凉，水运辛温，宣风解热，邪不能胜，宜用羚羊角、石膏、白薇、车前子、泽泻、白僵蚕、旋覆花、牡蛎、人参、铁粉之类，皆岁主所宜，随证命方，咸寒者倍之，治上治下，同前。一本：咸补治者，宜用磁石、戎盐、车前子、鹿角、腽肭脐、桑螵蛸、苁蓉、白马茎、狗阴茎之类。

阳明燥金，苦温为治，以苦调上，以咸调下。必先胃主，必先荣卫，下文同。

丁卯、丁酉，卯岁会，上阳明苦小温，中木运辛和，下少阴咸寒。

癸卯、癸酉，并同岁会，上阳明苦小温，中火运咸温，下少阴咸寒。

己卯、己酉，上阳明苦小温，中土运甘和，下少阴咸寒。

乙卯、乙酉，太乙天符，卯天符，上阳明苦小温，中金运苦和，下少阴咸寒。

辛卯、辛酉，上阳明苦小温，中水运苦和，下少阴咸寒。

主岁药食，五味所宜。主胜则逆，同前，唯改阳明二字。化原六月，迎而取之，无使邪胜，以平其正。阳明之主，先辛后酸，先以辛泻，后以酸补。

阳明司天，阳专其令。其化苦温，命曰小温，以平专令故也。五等之□，寒次冷，冷大寒也，寒然后凉，凉然后小温，小温然后温，温之甚曰和，和甚曰小热，小热甚则热矣。以此为法，平调六气，温解寒宣，宜用牛胆、紫参、知母、桑根白皮、槐实、栝蒌仁、竹叶、竹沥、犀角、豉、栀子、升麻、柴胡、丹参、前胡、五加皮、茗若茶、天门冬、菊花、独活、秦艽、黄芩、芍药、天南星、牛黄、狗胆、桦皮、桃仁、牛角鰓、露蜂房、麻黄、紫苑、术蓬莪术、芒硝、葶苈、芦荟、决明子、鹿角、栗、蚯蚓、白僵蚕、旋覆花、羚羊角、漏芦、青黛、铁粉、石蟹之类，皆岁主所宜，随证命方。苦小温，温者倍之，治上治下，随所当者倍之。同上。

太阳寒水，苦热为治，以苦治上，以甘兼苦治下。必先胃主，必先荣卫。下文同上。

戊辰、戊戌，上太阳苦热温，中火运甘和，下太阴甘温。

甲辰、甲戌，并岁会同，辰又同天符，上太阳苦热温，中土运苦温，下太阴甘温。

庚辰、庚戌，上太阳苦热温，中金运辛温，下太阴甘热。

丙辰、丙戌，并天符，上太阳苦热温，中水运咸温，下太阴甘热。

壬辰、壬戌，上太阳苦热温，中木运酸和，下太阴甘温。

主岁药食，五味所宜。六岁之主，主胜则逆，同上。化原九月，迎而取之，无使邪胜，以平其正。太阳之主，先咸后苦，先以咸泻，次以苦补。

太阳司天，寒临太虚。其化苦温，若热先解，易处温补。解热补宜用萆薢、蛇床子、续断、泽兰、艾叶、何首乌、术、远志、骨碎补、松脂、松节、厚朴、附子、乌头、芍药、当归、苁蓉、姜、桂之类，皆岁主所宜，随证命方。苦热者倍之，治上苦热，治下甘温。随其所宜者倍之。同上。

六气用药，寒、暑、燥、湿、风、火所胜，中见五运，下见《内经》□□之气，或逆或从，或从天而逆地，或从地而逆天。临御之化，天道可□，阴阳舒卷，人气可调。用寒远寒，寒无犯寒也；用热远热，热无犯热也。从者养和，逆者生病。六位之兴，四时之王气之月，饮食、衣药、温凉，可以轻犯。寒热则同者，皆宜避之。若四时同犯，则以水济水，以火助火，病必生矣。

岐伯曰：司气以热，用热无犯，间气同其主，无犯，异其主，则小犯之。是谓四畏，必谨察之。天气反时则可依时，反甚为病故也。反胜其主，则可犯之，谓夏寒甚则可以热，寒气不甚则不可犯之，以平为期而不可过，过而病生与反犯同邪。客胜主则不可御六步之气，六位之中，胜不可翼，复不可赞，无逆其宜，是谓至治。

《神农药经》：五味，寒、热、温、凉、平性，配合五行，内应五人、五气、五宜，参酌岁运，太过不及，处用有殊，六气标本，治病之枢。

少阳之本火，太阴之本湿，二者本末同，故从本也。

厥阴之中少阳，二者本末与中不同，故不从标本，从乎中也。

少阴之本热，其标阴；太阳之本寒，其标阳；阳明之中太阴，从本、从标、从中，皆以其为化主之用。

从本者，化生于本；从标者，有标本之化；从中者，以中气为化。化，谓气化之元主，有病以元主，气用寒热治之。

少阳之上，暑气治之，中见厥阴；阳明之上，燥气治之，中见太阴；太阳之上，寒气治之，中见少阴；厥阴之上，风气治之，中见少阳；少阴之上，热气治之，中见太阳；太阴之上，湿气治之，中见阳明，所谓本也。本之下，中之见也，见之下，气之标也；标本不同，气应异象，故曰：知标与本，用之不殆。要格曰：寒盛格阳，治热以热，慎不可寒，格阳而治以寒，外似顺而中气乃逆。热盛拒阴，治寒以寒，慎不可热，拒阴而治以热，外似顺而中气乃逆。热要曰：粗工嘻嘻，以为可知，言热未已，寒病复始，因气异形，迷证乱经。

学者慎之，精思有灵，参大经第六十五篇，会文合义，消息求之。

《元和纪用经·六气用药增损上章六法》

金·刘完素《新刊图解素问要旨论》

司天之气补泻用药

歌曰：土位甘和药，辛温本治金，木酸凉为好，火苦水咸分。

肝木主酸，心火主苦，肺金主辛，肾水主咸，脾土主甘。

补泻歌曰：司天气胜药凉辛，甘补辛泻病自安，火主甘泻咸补命，土言苦泻补甘欢。金辛味泻酸宜补，水主泻咸苦补痊，此是上工医未病，药归五脏体同天。

假令东方肝病，宜酸泻治之，以西方辛补之；西方金病以辛泻之，以酸补之；南方火病以甘泻之，以北方咸补之；北方肾病以本味咸泻之，以南方苦补之；中央土病以苦泻之，以本味甘补之。

司天之气

风淫所胜，平以辛凉，佐以苦甘，以甘缓之，以酸泻之。

东方本性酸，以西方辛味补之，辛凉者风，以热为中见之脏也。兼风木春和之气，以凉为用。佐以甘苦，苦者补肾泻脾。又恐春木旺，以甘补土，以甘能缓之。以酸泻之者，肝木得辛补，兼木旺生风，恐伤脾土，是以甘佐，甘缓之，酸泻肝之旺气也。

热淫所胜，平以咸寒，佐以苦甘，以酸收之。

少阴君火之热，乃君天有德之火，平以咸寒者，咸泻肾水，寒平火热。佐以苦甘者，甘泻心火、补脾土，以酸收之。《经》曰：心苦缓，急食酸以收之也。

湿淫所胜，平以苦热，佐以酸辛，以苦燥之，以淡泄之。

太阴脾土之湿化也，平以苦热者，《经》曰：脾苦湿，急食苦以燥之。湿淫者，湿气溢于内，皆为肿满。除其肿满者，宜在上者以苦吐之，在下者以苦泄之。苦热者，或出汗也。佐以酸辛者，以酸收之，以辛润之，为苦燥，急以酸收敛，以酸收敛。湿气中满，辛润燥，以淡泄之，辛润之，为通利小便，渗泄利水道也。治湿之病，不利小便，非其治法也。

湿上甚而热，治以苦温，佐以甘辛，以汗为故而止。

身半以上湿气有余，火气复郁，郁湿相薄，则以苦温、甘辛之药解表发汗而祛之，除其病。

火淫所胜，平以咸寒，佐以酸冷苦甘，以酸收之，以苦发之，以酸伏之。热淫同法。

前君火之热化皆同，更不复解。

燥淫所胜，平以苦湿，佐以酸辛，以苦下之。

燥者，西方肺金之化也。苦湿者，详《经》之说，苦温也。肺苦气之上逆，急食苦以泻之。

苦者，补肾水，泻脾土，乃泻母补子。佐以酸辛者，以酸收之，辛润之，辛泻酸补，正补泻其肺，平以为期。以苦下之者，故以苦温渗泄之也。

寒淫所胜，平以辛热，佐甘苦，以酸泻之。

太阳寒水，肾病之主也。平以辛热者，肾宜食辛，肾苦燥，而宜食辛以润之也。润其燥，辛热，热者冬寒为用，宜以服热，恐辛热过极，木气有余，遂以甘苦佐之，以甘缓其中，苦微燥之，故补其肾也，以平为期。

邪反胜天者

清反胜温，治以酸温，佐以甘苦。

谓厥阴在泉，风司于地，清反胜之，治以酸温，以酸泻其厥阴木。佐以甘苦者，以肝宜食甘缓之，脾宜食苦燥之，甘苦和之，以平为期也。

寒反胜热，治以甘热，佐以苦辛，以咸平之。

少阴在泉，热司于地，谓为卯酉金司天，火司地也。以此地邪胜也，治宜同前说。

热反胜湿，治以苦冷，佐以咸甘，以苦平之。

太阴在泉，湿司于地，辰午之岁也。水司天，丑为土司地，土湿胜，反热于天，治以苦冷，泻脾土之气，佐以咸甘，咸泻水气，以甘缓之，以苦平之者，苦泻土而补肾水。

寒反胜热，治以甘热，佐以苦辛，以咸平之。

寅申之岁，火司于天，寒反胜热也。治以甘热，甘热者缓其寒，甘补其脾土也。佐以苦辛者，苦燥辛润，和其肾水，以咸平之，咸泻心火补肾，以平为期。

热反胜燥，治以辛寒，佐以苦甘，以酸平之，以和为利。

子午之岁，燥司于地，性恶热而畏寒，治以辛寒者，寒合其热，燥以润之，辛润之也。恐辛寒过极伤肺经，遂乃佐以苦甘者也。苦以燥，甘以缓，以酸收之，以和为平。

热反胜寒，治以咸冷，佐以甘辛，以苦平之。

丑未之岁，太阳司地，乃辰戌寒司地也。热反胜之，治以咸冷者，咸泻肾水补心火也。佐以甘辛者，辛散甘缓，辛咸二味，恐伤其肾水肺金，复以苦燥坚之，以和为期。

《新刊图解素问要旨论·卷五·司天之气补泻用药》

第五章　五运六气医案举隅

宋·许叔微《伤寒九十论》

己未岁，一时官病伤寒，发热狂言烦躁，无他恶证，四日死。或者以为两感，然其证初无两感证候。是岁得此疾，三日、四日死者甚多，人窃怪。予叹之，曰：是运使然也。己为土运，土运之岁，上见太阴。盖太乙天符为贵人，“中执法者，其病速而危。中行令者，其病徐而持。中贵人者，其病暴而死”，谓之异也。又曰：臣为君则逆。逆则其病危，其害速。是年少宫土运，木气大旺，邪中贵人，故多暴死。气运当然，何足怪也。

《伤寒九十论·伤寒暴死证十一》

宣和戊戌，表兄秦云老病伤寒，身热，足寒，颈项瘛痉。医作中风治，见其口噤故也。予诊其脉实而有力，而又脚挛，啮齿，大便不利，身燥无汗，予曰：此刚痉也。先以承气汤下之，次以续命汤调之，愈矣。

论曰：《五常政大论》曰“赫曦之纪”，上羽与正徵同。其收齐，其病痉。盖戌太阳寒水羽也，戊火运。正徵也。太过之火，上见太阳，则天气且刚，故其收齐，而人病痉者，过气然耳。火木遇故年病，此证多刚。

《伤寒九十论·刚证二十一》

金·张子和《儒门事亲》

李民范，目常赤，至戊子年火运，君火司天。其年病目者，往往暴盲，运火炎烈故也。民范是年目大发，遂遇戴人，以瓜蒂散涌之，赤立消。不数日，又大发。其病之来也，先以左目内眦，赤发牵睛，状如铺麻，左之右，次锐眦发，亦左之右，赤贯瞳子，再涌之又退。凡五次，交亦五次，皆涌。又刺其手中出血及头上、鼻中皆出血，上下、中外皆夺，方能战退。然不敢观书及见日。张云：当候秋凉再攻则愈。火方旺而在皮肤，虽攻其里无益也。秋凉则热渐入里，方可擒也。惟宜暗处闭目，以养其神水。暗与静属水，明与动属火，所以不宜见日也。盖民范因初愈后，曾冒暑出门，故痛连发不愈。如此涌泄之后，不可常攻，使服黍黏子以退翳，方在别集中矣。

《儒门事亲·卷六·火形·目赤三十五》

明·徐亦穉《运气商》

丙寅相火司天治验

丙寅季夏，相火主之而暑最盛。文学陈云飏母，年六旬余矣，以体肥畏暑，喜迎风坐，忽仆地扶起而病下血者两旬。日医皆作痢治，无验。延予至，已不省人事，面色黧悴，痰声如雷，诊得脉浮如线，予谓：此属相火之气为风邪拂郁，并于肠胃故下血耳。先贤有云：凡病人日数虽多，但见脉浮者，其邪尚在表，犹当取汗。然夏令表剂，莫妙于香薷饮者，疏原方与之，一剂而已知人事，再服而诸疾脱然矣。脉之不爽也如此。

丁卯阳明燥暑治验

丁卯岁，上见阳明；当季夏时，燥暑最烈。文学孙仲迁内人分娩，淫感暑邪身热，皆作产后治，与焦姜、五灵脂、香附、延胡索等辛温之剂，而致谵语、烦厥、眩惫之极。延予诊视，予谓：此感暑耳。已而转疟，因产后气血大虚，为调理月余而始痊。由是知产后气血多亏，寒暑之邪易于凑泊，惟具眼者自能辨其内伤、外感之异而裁酌焉，慎毋以产后本症为泥滞也。

庚午厥阴二气治验

厥阴风木司二气，庚午岁也，主气者为少阴君火。沈得玄文学，方在友人坐间，忽小腹痛如锥刺，急欲小便，及至厕仅滴一二点，色甚赤，解时极痛楚，而腹疼弥急，乃不能竟欢而归，亟为调治。然疑热淋，药惟淡渗，如车前、牛膝、萆薢、淡竹叶、黄柏之类，将十日犹未解。予往视，脉浮弦，两头角微疼，暮则畏寒，夜有微热。予谓：此正属厥阴风邪为祟也，当急表散，得汗即解。若徒事寒凉，则邪愈冰伏矣。文学将信将疑，乃曰：此实淋也，子作外感治，而或得愈，可为绝倒。果如法服，一剂而得汗，二剂则小便清澈而痛止矣。盖少腹者肝之位，小肠者心之府也，直风邪内淫于府而未达于表耳。

庚午暑挟湿寒治验

庚午仲夏之朔，斯时溽暑早来，以岁支属午，君火司天也，故气化先一步至。予偶步河梁间，仰见云气在中，微雨在下，烈日居上，日既酷烈，湿郁乎下矣。因私揣谓人有感斯气而不作疾者乎？及抵舍，大雨如注，从午至申方止，惟雨大而且久，阴寒之气大作，顷刻间炎蒸变而为凄冷，俨然暮秋光景。予时臆逆当有三疾变见，得先一日暑热之气者，宜与香薷、黄连[①]祛暑之剂清之；得湿热郁蒸之气而病者，当与感冒轻解之剂散之；得最后暴寒之气所袭者，直与平胃五苓辛温药矣。次日及门者，一如前三法治之，毫发不爽，惟所感或有浅深，而治法亦因之损益耳。

庚午三气二火治验

庚午三气，二火重见，当季夏时，暑令盛行。时适科考，嘉湖文学俱僦居昭庆寺，然皆挟舟迢递数百里冒暑而来，靡不感暑而病疟者，如桐乡钱、平湖张、嘉兴卜诸文学，咸命予诊治。予惟以香薷、石膏[②]、柴、芩等解散暑邪，一投剂而寒热立止。比时有遵古法而用清脾饮及常山、槟[③]榔、半夏诸药鲜获效者，盖半夏原属辛燥之物，最为暑令所忌；况人当三伏时无病亦渴，岂病暑者而反能以此收功耶？明者当自鉴之。

《运气商·卷一·运气治验十二则》

明·王肯堂《医学穷源集》

辛亥，厥阴司天，中运少羽，少阳在泉，土兼水化，左尺不应。

初气大寒交，主厥阴，客阳明。二气春分交，主少阴，客太阳。三气小满交，主少阳，客厥阴。四气大暑交，主太阴，客少阴。五气春分交，主阳明，客太阴。终气小雪交，主太阳，客少阳。

初运大寒交，主太角，客少羽。二运春分后十三日交，主少徵，客太角。三运芒种后十日交，主太宫，客少徵。四运处暑后七日交，主少商，客太宫。终运立冬后四日交，主太羽，客少商。

邓翁，六二，胸膈饱闷，暖气不食。脉浮数而革。

[案] 此胃土不顺之故。

云苓六钱，大熟地四钱，生白术二钱，竹茹三钱，神曲四钱，天花粉二钱，粉丹皮一钱，甘草一钱。

[释] 此辛亥年小满前二日方也。辛年客气逆行三度，节近小满，已交阳明。方

---

① 原作“莲”，按现代用语习惯改，下同。

② 原作“羔”，按现代用语习惯改。

③ 原作“梹”，按现代用语习惯改。

用云茯、神曲、花粉固已，但土兼水化之年，水气本弱，不能制火，而气反上逆，方用熟地之阴降以治其本，用丹皮之辛寒以治其标。本年二黑流年，于统运之四绿为死气，故土木相持而不相合，此用竹茹、白术、甘草之意也。

凌氏，四十，胸腹绞痛欲绝，自言食穄屑饼过多，渴极饮水数碗，遂致此病。脉左寸钩，右关濡涩，两尺俱伏。

[案] 运气之火与主令之金土相克而不相生，故有忤缴不安之象。宜和解而开散之，然亦须兼滑润清理之意。

丹皮四钱，生楂肉五钱，香薷三钱，香附米三钱，白薇一钱，红曲一钱，竹茹五钱，竹沥一钱，阴阳水煎，服二剂。

[释] 此处暑后二日方也。月建申金，主气太阴、客气少阴主事。火为土母，因为客感饮食之气所郁，郁火上冒，不能为釜底之用，故有未济之象。以卦义论之，即先天之否也。方用丹皮清散少阴炎上之火，而使之下济。山楂味酸，色赤，借木味以疏土，即用火性以生土也。白薇味苦而咸，苦者火而咸者水也，土兼水化之年，水气本弱，故用以启水天之精气，生升于火位而调剂之，兼以达阳明申金之气，而清散风邪也。竹沥取其寒滑，阴阳水取其和也。余皆清理胃阳之品，人所易晓。

前药煎熟，已身僵口噤，心觉微温，勉用银簪撬口，缓缓灌之，至中夜将尽一剂，身动噤开。因再服一剂，狂惑不知人事如故。

肉苁蓉二钱，白芍五钱，丹皮五钱，鲜首乌二钱，楂肉四钱，枸杞子二钱，天门冬二钱，茯苓二钱，白鹅翎一钱，飞蛾一钱去头翅，胆星四分，山栀一钱，青皮一钱，海蛤粉二钱，淡竹叶一钱，竹沥二钱，竹茹钱半，服八剂。

[释] 少阴为客气，申金为月建，太阴为主气。故以芍药、丹皮、楂肉为首重。苁蓉感马精而生，马为火畜，精为水阴，故禀少阴水火之气。枸杞冬熟而色红，是禀少阴之水气，而又兼君火之化者也。天冬禀寒水之气而上通于天，水气通天则天气下降。首乌苦涩，能养手少阴之血，而又能敛足少阴之精者也。凡此四味，皆因土兼水化之年，而用以滋水者也。飞鹅由湿热腐化而生，故用为火土相生之意，白鹅翎禀秋金清肃之气，能辟除狂惑，发扬胃气，而清浮游上越之邪也。茯苓、蛤粉去湿除逆，故用之以应庚金之气。胆星、山栀、二竹、青皮治病标之痰热，兼清少阳之相火，亦防其君相同、恶相济耳。

某氏，二五，妊娠头晕，恶寒呕逆，虚火上冲，不能饮食。脉寸数，关濡，尺细促。

[案] 此水化未成之故。

天门冬三两，麦门冬三钱去心，归尾三钱，归身二钱，广木香六分，大白芍一钱酒炒，甘草八分，枳壳一钱，竹茹一钱，服五次。

［释］此辛亥年立夏后二日方也。经云：六气之用，各归不胜而为化。故太阴雨化施于太阳。本年水运不及，土来兼化，时值太阳间气，故太阴乘之。况客运太角甲木之火，更挟太阳之标热，上烁辛金，是乌得不用金水之气以制之乎。方用天冬至三两之多，岂非卓识。佐以麦冬固已，而复臣以当归者，盖当归苦温，禀少阴水火之气，与太阳为有情之合，《易》所谓老夫得其女妻者也。用木香、白芍、甘草、枳壳疏理太阴，使不得阻太阳升降之道。更加竹茹以清太角，则相火下降，而既济之功成矣。

□姓，十九，颈生痰核。脉浮滑而濡，左尺伏。左尺不应岁气也。

朴硝一钱，皮硝一钱，极细飞面一钱，冰片四分，甘草一钱，木通一钱，丹参一钱。用甘草水浸全料一昼夜。服五剂愈。

［释］此立夏后七日方也。客气太阳主事。太阳之气本于水府，外行通体之皮毛，从胸膈而入于中土。今值土兼水化之年，法宜助水而泄土，二硝苦寒而咸，禀太阳寒水之气而消除结固留癖者也。冰片香窜，外走皮毛，能散辛金之郁。木通藤蔓空通，其性自上而下，自外而内，故为此疾佐使之味。飞面、丹参清降手少阴之浮火，因太阳之标热上合心经也。既用甘草入药，复用甘草水浸全料者，取其归于中土，使太阳与太阴相合耳。

丙辰，太阳司天，中运太羽，太阴在泉，水齐土化，左寸不应，天符。

初气大寒交，主厥阴，客少阳。二气春分交，主少阴，客阳明。三气小满交，主少阳，客太阳。四气大暑交，主太阴，客厥阴。五气秋分交，主阳明，客少阴。终气小雪交，主太阳，客太阴。

初运大寒交，主太角，客太羽。二运春分后十三日交，主少徵，客少角。三运芒种后十日交，主太宫，客太徵。四运处暑后七日交，主少商，客少宫。终运立冬后四日交，主太羽，客太商。

周姓，三一，久患嗽，喘，多汗。脉浮数而促。

［释］此金水相搏而不能涵也，补泻兼行可已。

旱莲草五两，益母草四两，黄柏二两，桑枝二两，白花百合一两，木香一两，桂枝六钱，黄芩一两，粉丹皮一两，枸杞子二两，枳壳两半，桔梗二两，白蒺藜二两，川芎一两。蜜丸。每服四钱。

汤批：证系金水相搏，而方用木香、枳壳者，水盛则土滞也。脾受水谷之气而上布于肺，脾滞则肺无所承受而金郁矣。土气既舒，则生金垣水，不失其职，实为此证之枢纽，明眼人详之。

[释] 此丙辰年惊蛰前二日方也。丙年天气逆行三度，初气即属太阳。是症久患喘咳，阴虚火浮，又感太阳标热之气而增重，故重用旱莲益太阳之水，以制浮火。但水齐土化之年，土弱不能胜湿，故用益母、黄柏从水以清湿土。盖水在地中，河海皆为所振，凡治太阳之疾，必须兼理太阴也。太阳之气起于海底，故用桑枝、桂枝启水中之生阳，上交于肺。木香味辛、臭香，禀手足太阴之化，而散布太阳之气于天地四方者也。枸杞禀水气而益阳，枳壳利气除痰，而有疏通中土之用，中道既通，则金水相生，运行无阻矣。馀如丹皮、黄芩、蒺藜、百合诸味，无非清降标热，达土平木之意。桔梗、川芎禀金土之气化，而通解血气之郁者也。盖丙辰为天符执法之岁，太阳所在，惟宜和解。此方生克兼施，制化并用，其幽深元妙之理，须微会焉。

孔翁，五三，三阴疟，疾从前岁九月起，游衍逾岁。脉左寸伏，右寸浮滑，右关迟滞。注：左寸不应岁气也。

[案] 水相荡而成沫，烟将尽而结灰，物理触处可通。此症盖游症也，然痰火犹逼而未解，用疏理不用攻伐，用化解不用武断也。

青蒿一钱，青木香一钱，青皮一钱，白蒺藜一钱，白茯苓一钱，白蔻仁一钱，天冬一钱，朴硝一钱，鳖甲一钱，黄芩一钱，车前子一钱，白苏子六分，白花百合二钱，鸡内金二钱，肉果一钱。服十剂。

[释] 此丙辰年谷雨后三日方也。病起于卯年厥阴间气之候，延至辰年阳明客气之时。方内三青及鳖甲、黄芩以解厥阴之郁，用三白及鸡内金以疏阳明金土之滞，此皆治本之味也。天冬、朴硝、车前用癸化戊，以利湿而清热。苏子、百合因庚及辛，以润燥而降痰，此皆治标之味也。然水齐土化之年，土气终弱，故加肉果以益釜底之薪，则土气旺而金气平，木气达而水气利，三阴之郁，一时通解矣。

曹氏，廿六，便血屡年不愈。脉右寸数、左寸沉，两关无力。

[案] 当用调脾滋血之味，服十余剂可愈。

山萸肉二钱旱莲汁炒，当归二钱土炒，白芍一钱，桑枝二钱蜜炙，血余炭二钱，五倍子一钱，茯苓二钱酒炒，青皮一钱，白术一钱，泽泻一钱，女贞子三钱，地骨皮三钱。

汤批：概云调脾滋血，而方以萸肉为君者，以少阳木火之气将至，故先机而迎之也。大凡积弱之疾，非借天地之气，虽补难起。解得此秘，则运气乃为我用矣。至方内滋血之外，或敛、或降、或清，而绝无激动火气者，则亦未尝不防少阳也，观其以旱莲汁炒萸肉之意可见。

[释] 此小满前五日方也。客气逆行，小满应交少阳，不预防其焰而反借其气，

以为长养之地，亦以屡年泄血之疾，木火素弱故也。而月建属丙，与年令之强水相比。自以利湿扶土，用太阴以制太阳为宜。方用旱莲、制山萸，佐以女贞，取水木相生之意。水既生木，自无浸土之患矣。用地骨皮、桑枝、泽泻清金降水，以除太阳之标热。用术、苓、归、芍以己化甲，青皮以甲合己。五倍、血馀以少阴和少阳，而兼以止血。此标本兼用法也。

某氏，三十，妊娠气虚，饮食减少。脉寸迟濡，关尺细涩。

［案］此疾惟宜养血、散血、凉血耳。

归尾五两酒煮一炷香，川芎六钱，神曲一两，桑皮一两，山羊血一两，血余炭一两，血竭一两，蕤仁一两，破故纸六钱，青木香五钱，用水四升，煮二升，分十停，食前温服。

［释］此夏至前三日方也。水齐土化之年，月建丁火为强水所制，则血虚而滞。方用酒煮当归为君，佐以血余、神曲，借少阳之气以助丁火也。而少阳木气实为生火之源，故用川芎以宣之，蕤仁以滋之，破故纸以摄之，青木香以达之，则薪添釜底，而成火风、火雷之象矣。更加山羊血、血竭调和血分，以凉血而散血，用桑皮以泻强水而清辛金，则心舍宁静而精神长，饮食进矣。此所以胎前产后均无灾害也。

某姓，三十，病后湿热不清，精神疲倦，胯间时生结核。脉寸部浮缓，关尺俱濡。

［案］此气血不摄之故，宜滋息之。

金樱壳、肉苁容、土炒茯神、归身、血竭、金沸草、紫花地丁，以上各一钱，海藻二钱，生地一钱，白鲜皮钱二，益母草钱半，川贝母二钱，服十剂。

［释］此霜降后四日方也。月建戊土，客气少阴主事。时当火土之令，应旺不旺，以本乍水齐土化故也。方用金樱、苁蓉、生地滋足少阴之气，使真水内固，不随邪水以上浮，洵为治湿之长策。用茯神、归身益手少阴之气，使君火内充而湿邪外散，土有所养而生息无穷，此治湿之正轨也。更加金沸、贝母以清降之，地丁、益母以解散之，海藻、白鲜、血竭软坚散结、和血去湿，取为治标之用，则源流俱清，无复留滞矣。

张氏，廿四，半身麻木，右偏手足不能动作。脉两寸虚浮，左关缓，右关涩。

［案］此脾胃燥湿，两持其偏之故。

通草、木通、大麦冬、冬葵子、生地炭、香附、神曲、山茨菇、马兜铃、当归尾、半枝莲，以上各五钱。上药同入瓷瓶内，井水煮一炷香，再加酒浸，开水和服。

［释］此丙辰年霜降后五日方也。月建戊土，天运少宫，正脾胃二土用事之时，乃水齐土化之年，己土浸而为泥，斯戊土失其滋养而过燥矣。幸有客气之少阴可以用为救药，故借手少阴之丁火以除湿，借足少阴之癸水以润燥。然究系水强土弱之年，自当以抑水疏土为先务，此用药之大旨也。兼用辛金之味，金为水母，金清而后水行，且与中运之丙相合而化也。

前药服毕，手足运动，但精神倦怠，白浊时下。

［案］此时金水二脏清浊尚未能摄也。

白花百合三钱，蜜炙霜桑叶二钱，牡蛎粉一钱，菟丝子三钱，白飞面一钱，通草二钱，杜仲二钱，川芎一钱醋炒，蛤粉一钱，五味子一钱，五倍子一钱，茯神二钱，苍术一钱，服十剂。

［释］此冬至前三日方也。冬至子之半，前为阴子，后为阳子。阴子之母为庚金，阳子之母为辛金，宜兼顾为是。此时系在泉之太阴主事，而脉色却应脾肺二经，是为土不生金、金不生水之象。方用菟丝、茯神、飞面益水生土，以资其化源。而用百合、桑叶、五味、五倍、牡蛎、海蛤并醋炒川芎以清金而摄水。加用苍术、杜仲，益太商之力。阴阳俱到，太少不遗。复用通草清金去湿，以抑水而扶土，以应年令。于是水归其壑，土返其宅，而天气下交于地，水气上通于天矣。

岑氏，卅八，冷嗽痰饮，气急不眠。脉虚滑，左寸沉，右寸数。注：左寸不应岁气也。

［案］此痰系寒积而成。今气运适在戊己之分，故举发较重也。

肉苁蓉钱半，山茨菇三钱，砂仁一钱，红曲一钱，白花百合三钱，玉竹二钱，郁金钱半，茯苓二钱，石菖蒲二钱，降香末一钱，北沙参一钱，木瓜钱半，金石斛钱半，车前子钱半，胆星五分，服五剂。

［释］此丙辰年小寒日方也，月建丑土，客气系太阴在泉主事，戊己二土阴阳出入，本自相为表里，故用药之意亦觉显明易晓也。

辛酉，阳明司天，中运少羽，少阴在泉，土兼水化，两寸不应。

初气大寒交，主厥阴，客太阴。二气春分交，主少阴，客少阳。三气小满交，主少阳，客阳明。四气大暑交，主太阴，客太阳。五气秋分交，主阳明，客厥阴。终气小雪交，主太阳，客少阴。

初运大寒交，主太角，客少羽。二运春分后十三日交，主少徵，客太角。

三运芒种后十日交，主太宫，客少徵。四运处暑后七日交，主少商，客太宫。终运立冬后四日交，主太羽，客少商。

宋姓，卅一，庚申冬季，忽患腹痛泄泻之疾，渐觉咳嗽多痰，延至二月，咳嗽不止，项强而肿，发热恶寒，头运身重。脉沉细无力，独右寸虚数。

［案］此感太阴之气而成。阴湿既重，阳气虽升而阴火飞越。盖清阳不升，故浊阴不降。但症形重大，药须紧服，早服二剂可也。

铁落四钱，煤灰二钱，金铃子二钱，马齿苋三钱，净银花二钱，沙参二钱，茶叶二钱，葛蔓根三钱，鲜茵陈蒿三钱，贝母三钱，鬼箭羽二钱，红花二钱，用白银小锭入药煎，竹沥三匙和，服二剂。

［释］此辛酉年春分前二日方也。土兼水化之年，支干总属阴金，且立春前雨泽久濡，阳土不旺，燥金无所施其力，故太阴反以强宾而夺主。然究因客气逆行，阳明司令，未致猖獗。令春分将近，少阳相火挟湿上升，故有寒热项肿之象。方用铁落、白银以镇木火之上炎为主，煤灰以除飞越之湿，金铃、鲜蒿以解少阳之郁。而阳明究系司天统令，故用马齿苋、葛梗以舒之，银花、沙参、茶叶清辛金以保肺气，卫矛、贝母散结解郁以除辛金之湿满，佐以红花、竹沥破瘀消肿、清痰利咽，为外症之引也。

《医学穷源集·卷六·水运年》

清·叶桂《临证指南医案》

程　　今年厥阴司天，春分地气上升，人身阳气上举。风乃阳之化气，阴衰于下，无以制伏，上愈热，斯下愈寒，总属虚象。故龟胶、人乳皆血气有情，服之小效者，非沉苦寒咸也。兹定咸味入阴，介类潜阳法。

炒熟地，龟胶，阿胶，炒远志，炒山药，湖莲。

六七日后，仍进琼玉膏减沉香。

《临证指南医案·卷一·虚劳》

芮　　前议肝病入胃，上下格拒，考《内经》诸痛皆主寒客。但经年累月久痛，寒必化热，故六气都从火化。河间特补病机一十九条亦然。思初病在气，久必入血，以经脉主气，络脉主血也。此脏腑、经络、气血须分晰辨明，投剂自可入彀。更询初病因惊，夫惊则气逆，初病肝气之逆，久则诸气均逆，而三焦皆受，不特胃当其冲矣。谨陈缓急先后进药方法。《厥阴篇》云：气上撞心，饥不能食，欲呕，口吐涎沫。夫木既犯胃，胃受克为虚，仲景谓制木必先安土，恐防久克难复，议用安胃一法。

川连，川楝子，川椒，生白芍，乌梅，淡姜渣，归须，橘红。

《内经》以攻病克制曰胜方，补虚益体，须气味相生曰生方。今胃被肝乘，法当补胃。但胃属腑阳，凡六腑以通为补。黄连味苦能降，戴元礼云：诸寒药皆凝涩，惟有黄连不凝涩。有姜、椒、归须气味之辛，得黄连、川楝之苦，仿《内经》苦与辛合，能降能通。芍药酸寒，能泄土中木乘，又能和阴止痛。当归血中气药，辛温上升，用须力薄，其气不升。梅占先春，花发最早，得少阳生气，非酸敛之收药，得连、楝苦寒，《内经》所谓“酸苦泄热”也。以气与热俱无形无质，其通逐之法迥异，故辨及之。

又　春分前七日，诊右脉虚弦带涩，左脉小弦劲而数。胃痛已缓，但常有畏寒鼓栗，俄顷发热而解。此肝病先厥后热也。今岁厥阴司天，春季风木主气，肝病既久，脾胃必虚，风木郁于土宫，营卫二气未能流畅于经脉为营养护卫，此偏热偏寒所由来矣。夫木郁土位，古人制肝补脾，升阳散郁，皆理偏就和为治，勿徒攻补寒热为调。今春半天令渐温，拟两和气血，佐以宣畅少阳、太阴，至小满气暖泄越，必大培脾胃后天，方合岁气、体质调理。定春季煎、丸二方。

人参，茯苓，广皮，炙草，当归，白芍，丹皮，桑叶，姜枣汤法丸。

间用煎方：人参，广皮，谷芽，炙草，白芍，黄芩，丹皮，柴胡。

《临证指南医案·卷三·木乘土》

某　脉微小弱，是阳气已衰。今年太阴司天，长夏热泄气分，不食不运，味变酸苦，脾胃先受困也。稍涉嗔怒，木乘土中，益加不安，从东垣培土制木法。

人参，广皮，茯苓，益智，木瓜，淡姜渣。

《临证指南医案·卷三·木乘土》

吴　今岁厥阴司天加临，惊蛰节，病腹满喘促，肢肿面浮，寒热汗出，皆木乘土位，清阳不得舒展，浊气痞塞僭踞，故泄气少宽。姑拟通腑以泄浊。

生于术，茯苓，椒目，紫厚朴，泽泻，淡姜渣。

《临证指南医案·卷三·肿胀》

朱五四　头痛神烦，忽然而至。五行之速，莫如风火，然有虚实、内外之因，非徒发散苦寒为事矣。如向有肝病，目疾丧明，是阴气久伤体质。今厥阴风木司天，春深发泄，阳气暴张。即外感而论，正《内经》“冬不藏精，春必病温”。育阴可使热清，大忌发散。盖阴根久伤，表之再伤阳劫津液，仲景谓“一逆尚引日，再逆促命期矣”。余前主阿胶鸡子黄汤，佐地、冬壮水，芍、甘培土，亟和其厥阳冲逆之威，咸味入阴，甘缓其急，与《内经》肝病三法恰合。今已入夏三日，虚阳倏上，烦躁头痛，当大滋肾母，以苏肝子、补胃阴，以杜木火乘侮。旬日不致反复，经月可望全好。肝肾阴虚，风阳上升。

人参，熟地，天冬，麦冬，龟胶，阿胶，北味，茯神。

《临证指南医案·卷六·肝火》

清·徐大椿《洄溪医案》

雍正十年，昆山瘟疫大行，因上年海啸，近海流民数万，皆死于昆，埋之城下。至夏暑蒸尸气，触之成病，死者数千人。汪翁天成亦染此症，身热神昏，闷乱烦躁，脉数无定。余以清凉芳烈，如鲜菖蒲、泽兰叶、薄荷、青蒿、芦根、茅根等药，兼用辟邪解毒丸散进之，渐知人事，因自述其昏晕时所历之境，虽言之凿凿，终虚妄不足载也。余始至昆时，惧应酬不令人知，会翁已愈，余将归矣，不妨施济，语出而求治者二十七家，检其所服，皆香燥升提之药，与证相反。余仍用前法疗之，归后有叶生为记姓氏，愈者二十四，死者止三人，又皆为他医所误者，因知死者皆枉。凡治病不可不知运气之转移，去岁因水湿得病，湿甚之极，必兼燥化，《内经》言之甚明，况因证用药，变化随机，岂可执定往年所治祛风逐湿之方，而以治瘟邪燥火之证耶。

《洄溪医案·瘟疫》

清·魏之琇《续名医类案》

陆养愚治周两峰，头痛身热，又舟行遇风，几覆。比至家，胁大痛，耳聋，烦渴谵语。医来诊，忽吐血盘许。医曰：两尺不应，寸关弦紧，烦渴谵语，是阳证也。弦乃阴脉，仲景曰“阳病见阴脉者死”，况两尺乃人之根蒂，今不起，根蒂已绝，孤阳上越，逼血妄行，据证脉不可为矣。辞去。陆至，血已止而喘定。脉之，两寸关弦而微数，两尺果沉而不起。盖症属少阳，弦数宜矣；胁痛耳聋，亦少阳本症；两尺不起，亦自有故。《经》云“南政之岁”，阳明燥金司天，少阴君火在泉，故不应耳。吐血者，因舟中惊恐，血菀而神摄，为热所搏也。谵语者，三阳表症已尽，将传三阴也。先以小柴胡和之，俟坚实而下之，旬日当愈，因与二剂。明日胁痛减，耳微闻，但仍谵语，胸膈满闷，舌上薄黄苔，仍以小柴胡加桔梗、黄连，日服一剂，二日胸膈少宽而苔黑有刺，大便不行约七日矣，乃以润字丸三钱，煎汤送下。至夜，更衣身洁，诸症顿失。后去枳、桔，加归、芎，调理旬日而起。

《续名医类案·卷一·伤寒》

张意田乙酉岁治一人，忽患泄泻数次，僵仆不省，神昏目瞪，肉瞤口噤，状若中风。脉之，沉弦而缓，手足不冷，身强无汗，鼻色青，两颐红，此肝郁之复也。用童便、慈葱热服，稍醒。继以羌活、防风、柴胡、钩藤、香附、栀子之属，次用天麻白术汤加归、芎、丹、栀而愈。或问肝郁之复，其故云何？曰：运气不和，则体虚人得之。本年阳明燥金司天，金运临酉为不及，草木晚荣。因去冬晴阳无雪，冬不潜藏，初春乘其未藏，而草木反得早荣矣。燥金主肃杀，木虽达而金胜之，故近日梅未标而吐华，密霰凄风交乱其侧，木气郁极，则必思复。《经》所谓偃木飞沙，筋骨掉眩，风热之气，陡然上逆，是为清厥。今其脉沉弦而缓，乃风木之热象。因审量天时，用童便、慈葱，使之速降浊阴，透转清阳，则神气自清；用羌、防等以舒风木，香附、栀子解汗而清郁火。再用天麻白术汤加归、芎、丹、栀，培土清火，畅肝木以成春。虽不能斡旋造化，亦庶几不背天时也已。

《续名医类案·卷二·厥》

易思兰治宗室毅斋，年五十二，素乐酒色，九月初，忽倒地，昏不知人，若中风状，目闭气粗，手足厥冷，身体强硬，牙关紧闭。有以为中风者，有以为中气、中痰者，用乌药顺气散等药俱不效。有作夹阴治者，用附子理中汤，愈加痰响。五日后召易诊，六脉沉细紧滑，愈按愈有力。曰：问此何病？曰：寒湿相搏，痓病也。痓属膀胱，当用羌活胜湿汤主之。先用稀涎散一匕，吐痰一二碗，昏愦即醒，随进胜湿汤六剂全愈。以八味丸调理一月，精神复常。其兄宏道问曰：病无掉眩，知非中风。然与中风、中痰、夹阴，似亦无异，何以独以痓名之？夫痓缘寒湿而成，吾宗室之家，过于厚暖有之，寒湿何由而得？易曰：运气所为，体虚者得之。本年癸酉，戊癸化火，癸乃不及之火也。《经》曰：岁火不及，寒水侮之。至季夏土气太旺，土为火子，子为母复仇，土挟制水。七月、八月，主气是湿，客气是水，又从寒水之气，水方得令，不服土制，是以寒湿相搏，太阳气郁而不行，其症主脊背项强，卒难回顾，腰似折，项似拔，乃膀胱经痉病也。宏道曰：痉缘湿而成，乌药顺气等药行气导痰去湿者也，附子理中去寒者也，何以不效？用胜湿汤何以速效？易曰：识病之要，贵在认得脉体、形症。用药之法，全在理会经络、运气。脉症相应，药有引经，毋伐天和，必先岁气，何虑不速效耶？夫脉之六部俱沉细紧滑，沉属里，细为湿，此句可疑，《脉诀》以濡为湿，并无以细为湿之说。紧为寒中，又有力而滑，此寒湿有余而相搏也。若虚脉之症，但紧细而不滑。诸医以为中风，风脉当浮，今不浮而沉，且无眩掉等症，岂是中风？以为中气、中痰，痰气之脉不紧，今脉紧而体强直，亦非中气、中痰，故断为痉病。前用乌药、附子理中汤，去寒不能去湿，去湿不能去寒，又不用引经药，何以取效？胜湿汤，藁本、羌活乃太阳之主药，通利一身百节，防风、蔓荆能胜上下之湿，独活散少阴肾经之寒，寒湿既散，病有不瘳者乎？

《续名医类案·卷三·痉》

张意田治一人，戊寅三月间，发热胸闷不食，大便不通，小便不利，身重汗少，心悸而惊。予疏散消食药，症不减，更加谵语叫喊。诊其脉弦缓，乃时行外感，值少阳司天之令，少阳证虽少，其机显然。脉弦、发热者，少阳本象也。胸闷不食者，逆于少阳之枢分也。少阳三焦内合心包，不解则烦而惊，甚则阳明胃气不和而谵语。少阳循身之侧，枢机不利，则身重而不能转侧。三焦失职，则小便不利。津液不下，则大便不通。此症宜以伤寒例，“八九日，下之胸满烦惊，小便不利，谵语，一身尽重，不可转侧者，柴胡加龙骨牡蛎汤主之”。如法治之，服后果愈。

《续名医类案·卷三·温病》

刘云密曰：丁酉腊，人病头痛恶风，鼻出清涕，兼以咳嗽痰甚，一时多患此。用冬时伤风之剂而愈者固多，然殊治者亦不少。盖是年君火在泉，终之气乃君火，客气为主气寒水所胜。《经》曰：主胜客者逆。夫火乃气之主，虽不同于伤寒之邪入经，然寒气已逆而上行，反居火位，火气不得达矣。所以虽同于风，投以风剂如羌活辈则反剧，盖耗气而火愈虚也。至于桂枝汤之有白芍，固不得当，即桂枝仅泄表实，而不能如麻黄能透水中之真阳以出也。故愚先治其标，用干姜理中汤佐五苓散，退寒痰、寒水之上逆；乃治其本，用麻黄汤去杏仁，佐以干姜、人参、川芎、半夏，微微取汗。守此方，因病进退而稍加减之，皆未脱麻黄，但有补剂不取汗矣。病者乃得霍然。

《续名医类案·卷四·伤风》

雍正癸丑，疫气流行，抚吴使者嘱叶天士制方救之。叶曰：时毒疠气，必应司天，癸丑湿土气化营运，后天太阳寒水，湿寒合德，挟中运之火，流行气交，阳光不治，疫气大行。故凡人之脾胃虚者，乃应其疠气，邪从口鼻皮毛而入。病从湿化者，发热目黄，胸满，丹疹泄泻，当察其舌色，或淡白，或舌心干焦者，湿邪犹在气分，甘露消毒丹治之。若壮热，旬日不解，神昏谵语，斑疹，当察其舌，绛干光圆硬，津涸液枯，是寒从火化，邪已入营矣，用神犀丹治之。

甘露消毒丹方：飞滑石十五两，淡黄芩十两，茵陈十一两，藿香四两，连翘四两，石菖蒲六两，白蔻仁四两，薄荷四两，木通五两，射干四两，川贝母五两，生晒研末，每服三钱，开水调下。或神曲面糊丸如弹子大，开水化服亦可。

神犀丹方：犀角尖六两，生地一斤熬膏，香豆豉八两熬膏，连翘十两，黄芩六两，板蓝根九两，银花一斤，金汁十两，元参七两，花粉四两，石菖蒲六两，紫草四两，即用生地、香豉、金汁捣丸，每丸三钱重，开水磨服。

二方活人甚众，时比之普济消毒饮云。

《续名医类案·卷五·疫》

范秀才年近七旬，戊子二月患寒热。原有痢病，至是胸胁少腹无不痛楚，下痢红白，一名医治之有年。其邀余魏玉璜诊，盖乘便耳。其脉弦数，所喜者滑，询其小便短赤，此纯属肝火下迫，似痢而非痢也。必多服香窜，又值君火司天，少阳当令，于是乘其所胜，而侮其所不胜，所下皆太阴血津、阳明脂膏也。与生女贞、沙参、麦冬、川连、蒌仁，一剂已愈其半。而名医曰：七十之年，可服黄连之苦寒，蒌仁之滑泄乎？今下痢而不与调气健脾，而反用滋阴润肺，此何治邪？范乃拘儒，复听之，治又一月，将毙矣。再延诊，仍前方加杞子、白芍、甘草，数剂痢止痛除而愈。痢原有伤燥而致者，魏君所治，皆其证也。

《续名医类案·卷八·痢》

刘云密曰：愚于戊戌岁冬深，终之气主气寒水，既与司天相合，而客湿土，又与在泉相合，更加于主气寒水之上，其病于阳气甚矣。气乃肺主之，故肺易受寒邪。既病于主气之肺阳，阳气益不得施化，而水中之阳化更微，致湿淫滋患，故湿痰生，聚于胃而不行。是湿痰愈覆其阳，则肺生郁热，遂口舌为燥，而肺所治之上焦亦俱不爽，且移于所合之大肠而化风矣。治之者宜麻黄、杏仁辈以散寒，炒干姜、制白术以除湿。第所郁之火，骤以姜、术投之，适益其势耳。乃散寒以麻、杏，而除湿暂用二陈，加南星乃入蛤粉于中，以镇阴僭而散阳郁，其痰渐化而热亦行。徐以干姜、白术辈理中，乃得全愈。

《续名医类案·卷十六·痰》

易思兰治一儒官，仲秋末患便秘症。初因小便时秘，服五苓散、八正散、益元散俱不效。一医诊得二尺俱无脉，作下元阴虚水涸，用八味丸治之，日一服，三日大便亦秘，口渴咽干，烦满不睡。用脾约丸、润肠丸，小便日数十次，惟点滴而已，大便连闭十日，腹满难禁。众议急用三一承气汤下之，服后微利随闭，又加小腹绕脐满痛。复用舟车丸、遇仙丹，每空心一服，日利三五次，里急后重，粪皆赤白。如此半月，日夜呻吟，惟饮清米饮及茶盂许。九月终，易诊之，两寸沉伏有力，两关洪缓无力，两尺不见。易曰：关尺无恙，病在膈上，此思虑劳神气秘病也。以越鞠汤投之，香附醋炒一钱，苏梗、连翘、山栀、川芎各六分，苍术、黄芩各八分，神曲一钱，桔梗四分，枳壳五分，甘草三分，服一盂嗳气连出，再一盂大小便若倾，所下皆沉积之物，浑身稠汗。因进姜汤一盂，就榻熟睡，睡觉觅粥。次早复诊，六脉无恙，调理气血数日全愈。

易自注曰：人身之病，上下表里，虽有不同，不过一气为之流通耳。气之通塞，均于脉息辨之。今两尺皆无，众以为如树之无根，不知今年己卯燥金司天，君火在泉，己土运于中，正是南面以象君位，君火不行，两尺不相应。今两尺隐然不见，正为得卯年之令。若尺脉盛于寸，则为尺寸反矣。《经》曰：尺寸反者死。岂八味丸所能治乎？然而里急后重，赤白相杂，痛则欲解，有似乎滞下，但滞下之脉见于两关，今关脉不浮不紧不数，其非滞下明矣。既非滞下，而用承气、舟车、遇仙等药，则元气大伤，而病愈增矣。其病源在上焦气秘，而下焦不通也。心脉居上，两寸之脉当浮，今不浮而沉，下手脉沉，便知是气。气郁不行，则升降失职，是以下窍秘结，二便不顺，吸门不开，幽门不通，正此谓也。譬如注水之器，闭其上窍，则下窍不通，水安从出？用香附之辛，以快滞气；苏梗通表里之窍；连翘辛香升上，以散六经之郁火；苍术、神曲，健脾导气，散中结于四肢；炙甘草以和中；少加桔梗，引黄芩、枳壳荡涤大肠之积；山栀去三焦屈曲之火，而利小肠；川芎畅达肝木，使上窍一通，则下窍随开。表气一顺，则里气自畅，是以周身汗出，二便俱利，正所谓一通百通也。气秘者，病之本；便闭者，病之标。专治其本，故见效速也。

《续名医类案·卷二十·二便不通》

沈明生治沈翰臣妇，咳嗽发热。或认为不足，遂用六味地黄汤以滋阴分，既而咳逆更剧。诊之，脉浮且数，风热干乎肺家，宜用疏表之剂。服下，遍身发出红疹。二剂咳瘥缓，而仍未透，更用辛凉等味以清表热。仍嗽，复作泻不已，咸归咎寒凉。沈笑曰：非也。肺受风邪，邪变为热。《经》云：邪并于阳，则阳热而阴虚。始则疹在欲出未出之际，火上炎于手太阴而作嗽，今则疹在欲收未收之时，热下移于手阳明而作泻，是属斑疹家常候，何足怪乎？行且止矣。果越两日，而嗽宁泻止，身凉疹退。按斑疹之候虽异，斑疹之治略同。是岁丁未湿土司天，而春夏之交，燥旱殊甚，盖犹袭乎昨岁燥金在泉之余气耳。是以初当凉解，而不利乎温散；次当寒润，而不利于温补。六味地黄丸之属，虽若相宜，然质浊味厚，不惟不能达表，抑且锢蔽外邪。施诸疹退而余热未清之时，稍为近理。今初热始嗽，辄为用之，是非滋阴，乃滋害也。况以丸为汤，已非古人本意，而专投泛用，尤乘病变之机。自来善用六味者，何曾善用，止可谓之滥用。无过薛立斋。假使九原可作，视近日之汤法盛行，能无掩口葫芦哉！

《续名医类案·卷二十八·小儿科·疹》

清·俞震《古今医案按》

又曰：南都许轮所孙女，吐血痰嗽。六月诊之，两尺如烂绵，两寸大而数。余谓金以火为仇，肺不浮涩，反得洪大，贼脉见矣。秋令可忧。八月初五复诊之，肺之洪者变为细数，肾之软者变为疾劲。余曰：岁在戊午，少阴司天，两尺不应。今尺当不应而反大，寸当应而反沉细，“尺寸反者死”。肺至悬绝，十二日死。计其期，当死于十六日。然能食者过期，况十六、十七二日皆金，未遽绝也。十八日交寒露，又值火日，《经》曰：手太阴气绝，丙日笃，丁日死。言火日也，寅时乃气血注肺之时，不能注则绝，必死于十八日寅时矣。轮所以其能食未深信也，至十八，果未晓而终。

《古今医案按·卷四·虚损》

韩飞霞旅寓北方，夏秋久雨，天行咳嗽头痛。用天水散，以葱姜汤调服，应手取效，日发数十斤。此盖甲己土运，湿令痰壅肺气上窍，但泻膀胱下窍而已，不在咳嗽例也。

《古今医案按·卷五·咳嗽》

喻昌又治顾枚先，年二十余岁，体肥嗜酒，孟夏患失血证，每晚去血一二盏，延至季夏，去血无算。然色不憔悴，身不消瘦，脉不洪盛，亦无寒热，但苦上气喘促，夜多咳嗽，喉间窒塞，胸前紧逼，背后刺胀，躁急多怒。医以人参、阿胶治失血成法，用之月余，逾增其势。更医用滋阴膏子润上，牛膝、黄柏导下，总不见效。及服酒研三七，则血止咳定，但未久血复至，咳复增。喻曰：是病为饮醇伤胃。胃家多气多血，故内虽渐亏，而外犹未觉。揆其致此之由，又必以醉饱入房而得之。盖人身气动则血动，而媾精时之气，有乾坤鼓铸之象，其血大动。精者，血之所化也，灌输原不止胃之一经。独此一经所动之血，为醉饱所阻，不能与他经缉续于不息之途，是以开此脱血一实，今者竟成熟路矣。夫胃之脉从头走足，本下行也。以呕血之故，逆而上行，则呼吸必致喘急。胃之气，传入大小肠膀胱等处，亦本下行也。以屡呕之故，上逆而不下达，则胸腹必致痛闷。胃气上奔，呕逆横决，则胸中之气必乱。所以紧逼痛楚，甚至攻入于背，以背为胸之府也。其心烦多怒者，以胃之上为膈，《内经》所谓“血迸于膈之上，气迸于膈之下”，气血倒而使然。且胃之大络，贯膈络肺，其膈间紧逼肺间，气胀痰胶，何？莫非胃病之所传哉！当此长夏土旺，母邪尽传于子，至三秋燥金司令，咳嗽喘满之患必增，肺痈、胃痈之变必来矣。今岁少阴司天，运气热也。炎夏酷暑，时令热也。而与胃中积热，合煽其虐。不治其热，血必不止。惟遵《内经》“热淫血溢，治以咸寒”之旨，用元明粉化水煮黄柏，秋石化水煮知母，少加甘草以调其苦，四剂而血止。惜病家不终其用，八月中，果生肺痈而死。

《古今医案按·卷四·血证》

江汝洁治叶廷杰之内，十月，病眼若合即麻痹，甚至不敢睡。屡易医，渐成崩疾。江诊得左手三部，举之略弦，按之略大而无力。右手三部，举按俱大而无力。《经》曰：血虚脉大如葱管。又曰：大而无力为血虚。又曰：诸弦为饮。又曰：弦为劳。据脉观证，盖由气血俱虚，以致气不周运而成麻痹。时医不悟而作火治，药用寒凉过多，损伤脾胃，阳气失陷而成崩矣。以岁运言之，今岁天冲主运，风木在泉，两木符合，木盛而脾土受亏，是以土陷而行秋冬之令。以时候言之，小雪至大雪之末六十日有奇，太阳寒水司令，厥阴风木客气加临其上，水火胜矣。《经》曰：甚则胜而不复也。其脾大虚，安得血不大下乎？且脾裹血，脾虚则血不归经而妄下矣。法当大补脾经为先，次宜补气祛湿，可得渐愈矣。以人参三钱，黄芪二钱，甘草四分，防风、荆芥、白术各一钱，陈皮八分，水煎，食远服，一剂分作三服。不数剂而安。

《古今医案按·卷九·女科·崩漏》

清·吴瑭《吴鞠通医案》

章氏　七十二岁。癸丑正月二十八日，老年下虚上盛，又当厥阴司天之年，厥阴主令之候，以致少阳风动，头偏右痛，目系引急，最有坏眼之虑，刻下先与清上。

羚羊角三钱，刺蒺藜一钱，连翘一钱，桑叶二钱，茶菊花二钱，生甘草八分，桔梗钱半，苏薄荷八分。

日二帖，服二日。

三十日，少阳头痛已止，现下胸痞胁胀，肝胃不和，肢痛腰痛。议两和肝胃之中，兼与宣行经络。

桂枝尖二钱，子青皮一钱，制半夏五钱，广郁金二钱，广皮钱半，制香附二钱，杏仁泥三钱，生姜汁三匙。

服二帖。

二月初二日，因食冷物昼寐，中焦停滞，腹不和，泄泻，与开太阳、阖阳明法。

桂枝五钱，茯苓块五钱，炮姜钱半，苍术三钱，半夏三钱，木香钱半，猪苓三钱，广陈皮钱半，泽泻三钱，藿香梗三钱，煨肉果钱半。

头煎两茶杯，二煎一茶杯，分三次服。

初四日，诸症向安，惟余晨泄，左手脉紧，宜补肾阳。

煨肉果三钱，五味子一钱，莲子五钱连皮去心，补骨脂三钱，生于术三钱，芡实三钱，菟丝子二钱，茯苓块五钱。

水五碗，煮成两碗，分二次服。渣再煮一碗，明早服。

初七日，即于前方内去菟丝子，加牡蛎粉三钱。

初十日，太阳微风，以桂枝法小和之。

桂枝二钱，广陈皮二钱，白芍二钱炒，茯苓块三钱，炙甘草八分，半夏三钱，生姜二片，大枣一枚去核。

水三杯，煮取二杯，分二次服。

十一日，右目涩小，酉刻后眼前如有黑雾。议清肝络、熄肝风、益肝阴法。

桔梗钱半，青葙子二钱，沙参三钱，生甘草八分，茶菊花钱半，沙蒺藜二钱，何首乌三钱。

三帖后，了然如故。

《吴鞠通医案·卷三·肝风》

陀　五十九岁。病由情志而伤，中年下焦精气不固，上年露痱中之萌，近因情志重伤，又在相火主令，君火司天，君火客气，内与本身君火相火相应，以致肝风鸱张，初起如狂。医者仍然攻风劫痰，大用辛温刚燥，复以苦寒直下，是助贼为虐也。现下左脉实大坚牢，大非吉兆，勉以紫雪定瘛肢厥，而泄有余之客热，再以定风珠济不足之真阴，而息内风之震动。

如果病有回机，神色稍清，再拟后法。

紫雪丹二两每服二钱，二时许一服，以神清为度。牙关紧闭用乌梅蘸醋擦牙根，其牙即开，大生地一两，生白芍一两，生鳖甲一两，炙甘草六钱，真阿胶四钱，麻仁四钱，麦冬八钱连心，左牡蛎八钱，蚌水半酒杯，冷开水冲入，鸡子黄二枚药煮成，去渣和入。

上火三沸，煮成三碗，渣再煮两碗，共四碗，四刻服半碗。尽剂再作服。

二十日，左脉仍然牢固，较昨日诸证俱减，舌苔黄黑，尺肤热，阳明络现。昨谓不止本身虚热，且有客气加临，非虚语也，汤药仍照前方，再以清宫汤，化牛黄紫雪辈，二时一次。

连翘三钱连心，元参心五钱，麦冬五钱连心，莲子心钱半，鲜竹叶三钱卷心。

服牛黄丸紫雪丹，即以此汤化服。

二十一日，瘛肢厥虽止，其狂如故，会厌不利，脉仍牢固数大。按：阳盛并于上则狂，的系阳火有余，非极苦之药，直折其上盛之威，其势未必得减。况小肠火腑，非苦不降，痰亦因之而降，其会厌庶可得利矣。

洋芦荟三钱，真雅连三钱，龙胆草三钱，生白芍六钱，知母六钱，细生地六钱，丹皮八钱，麦冬八钱，元参五钱，犀角八钱先煎代水。

头煎三碗，今日服，二煎两碗，明早服。二帖半。

二十四日，脉气大减，但阳升阻络，机窍不灵，拟兼清会厌胆络之热。

羚羊角三钱，龙胆草钱半，知母三钱，钩藤二钱，连翘钱半，桑叶钱半，洋芦荟钱半，大生地三钱，麦冬三钱连心。

米醋三杯，每药一茶杯，冲入半酒杯，今晚一帖，明早一贴。

二十五日，于前方内加石膏二两。

二十六日，稍进糜粥，觉勇力培常，舌红黑，脉亦较昨日实大，犹为阳火有余。

芦荟四钱，龙胆草三钱，雅连四钱，犀角六钱，丹皮五钱，细生地四钱，麦冬五钱，知母五钱，米醋每一杯药，和入半杯，冲。

浓煎三杯，分三次服，渣再煮二杯，明早服。

二十七日，于前方内加铁落一两代水。

初二日，诸证与脉俱减，然未以净，苦药犹不能除也，颊肿系客气，拟加辛凉。

芦荟三钱，龙胆草三钱，真犀角五钱，丹皮五钱，麦冬六钱连心，雅连三钱，知母三钱，羚羊角三钱，连翘三钱，钩藤三钱，银花三钱，铁落水煎。

头煎三杯，二煎三杯，六次服，明日午令尽，间服牛黄紫雪辈，日三次。

初三日，于前方内加生地八钱。

《吴鞠通医案·卷三·癫狂》

齐　　四十二岁。己巳二月初二日，脉弦数而劲，初因肝郁，久升无降，以致阳并于上则狂。心体之虚，以用胜而更虚，心用之强，因体虚而更强。间日举发，气伏最深，已难调治。况现下卯中乙木盛时，今岁又系风木司天，有木火相煽之象，勉与补心体、泻心用两法。

洋参三钱，大生地一两，莲子心一钱，黄柏三钱，白芍六钱，丹皮四钱，麦冬六钱连心，生龟板一两，丹参三钱，真山连三钱。

外用紫雪丹六钱，每次一钱，与此方间服。

初六日，操持太过，致伤心气之狂疾，前用补心体、泻心用、摄心神，已见大效，脉势亦减，经谓脉小则病退是也。

洋参三钱，白芍六钱，丹皮五钱，真山连二钱，生龟板一两，黄柏炭二钱，麦冬三钱，女贞子四钱，莲子五钱，龙胆草二钱，米醋一酒杯冲，铁落水煎。

《吴鞠通医案·卷三·癫狂》

钱　二十七岁。乙酉五月二十八日，六脉弦紧，胃痛，久痛在络，当与和络。

公丁香八分，小茴香炭二钱，生姜二钱，归须二钱，桂枝尖三钱，降香末三钱，乌药二钱，良姜一钱，半夏三钱。

此方服七帖后痛止，以二十帖神曲为丸，服过一料。

八月十九日，六脉弦细而紧，藏气之沉寒可知，食难用饱，稍饱则膜胀，食何物则嗳何气，间有胃痛时，皆腑阳之衰也。阳虚损症，与通补脏腑之阳法，大抵劳阳者十之八九，劳阴者十之二三，不然《经》何云"劳者温之"。世人佥[①]以六味、八味治虚损，人命其何堪哉！暂戒猪肉、介属。

半夏六钱，川椒炭三钱，白蔻仁二钱，益智仁四钱，小枳实二钱，良姜三钱，茯苓块三钱，生姜五钱，丁香二钱，广陈皮五钱。

《经》谓必先岁气，毋伐天和，今年阳明燥金，太乙天符，故用药如上，他年温热宜减。

廿四日，前方已服五帖，脉之紧无胃气者和，痛楚已止，颇能加餐，神气亦旺，照前方减川椒一钱、丁香一钱，再服七帖，可定丸方。

三十日，前因脉中之阳气已回，颇有活泼之神，恐刚燥太过，减去川椒、丁香各一钱，今日诊脉，虽不似初诊之脉紧，亦不是廿四日之脉和肢凉，阳微不及四末之故。与前方内加桂枝五钱，再服七帖。

丸方：诸症向安，惟六脉尚弦，与通补脾胃两阳。

茯苓块八两，小枳实二两，生苡仁八两，白蔻仁一两，半夏八两，于术四两，广陈皮四两，人参二两，益智仁四两。

共为细末，神曲八两，煎汤法丸，梧子大，每服三二钱，再服三服，自行斟酌。

备用方：阳虚之体质，如冬日畏寒，四肢冷，有阳微不及四末之象，服此方五七帖，以充阳气。

白芍六钱，生姜五钱，炙甘草三钱，桂枝四钱，大枣三枚去核，胶糖一两化冲。

煮两杯，分二次服。

此方亦可加绵黄芪、人参、茯苓、白术、广橘皮。

《吴鞠通医案·卷三·虚劳》

---

① 佥（qiān）：皆，都。

陈　　二十六岁。乙酉年五月十五日，脉弦细而紧，不知饥，内胀外肿，小便不利，与腰以下肿当利小便法，阳欲灭绝，重加热以通阳，况今年燥金，太乙天符，《经》谓“必先岁气，毋伐天和”。

桂枝六钱，猪苓五钱，生茅术三钱，泽泻五钱，广橘皮三钱，川椒炭五钱，厚朴四钱，茯苓皮六钱，公丁香二钱，杉木皮一两。

煮四杯，分四次服。

二十五日，诸症皆效，知饥，肿胀消其大半。惟少腹有疝，竟如有一根筋吊痛，于原方内减丁香一钱，加小茴香三钱。

《吴鞠通医案·卷三·肿胀》

王氏　　四十岁。乙酉五月二十一日，六脉弦紧，心下伏梁，非易化之症。一生忧泣，肝之郁也，又当燥金太乙天符之年，金来克木，痛愈甚矣。与温络法，其吐血亦络中寒也。

降香末三钱，川椒炭二钱，香附三钱，半夏三钱，枳实三钱，归须三钱，公丁香八分，广皮。

服四帖。

廿五日，诸症皆效，自觉气上阻咽。加旋覆花五钱。

廿九日，效不更方，再服。

六月初六日，加吴萸三钱。

《吴鞠通医案·卷三·积聚》

王　　十七岁。湿土司天，湿热下注，致成淋症，茎肿。

萆薢三钱，白通草一钱，甘草梢三钱，茯苓皮五钱，滑石二钱，生苡仁五钱，车前子二钱，泽泻三钱，芦根三钱。

十五日，于前方内，加黄柏炭三钱。

《吴鞠通医案·卷三·淋浊》

男　　二十日，风木司天之年，又当风木司令之候，风木内含相火，时有痘疹。无论但受风温，身热而不发痘，或因风温而竟发痘，或发斑疹，皆忌辛温表药，惟与辛凉解肌透络最稳，此时医所不知。盖风淫所胜，治以辛凉，佐以苦甘，《内经》之正法也。

苦桔梗三钱，大力子钱半，鲜芦根五钱，甘草一钱，桑叶三钱，薄荷八分汗多不用，连翘三钱，芥穗一钱，银花三钱。

二帖。此方治初痘起，最能化多为少，凉络而易出，见点亦服此。

二十一日申刻，险兼逆痘二天，痘色焰红，唇赤舌赤，见点繁琐，三五成群，毒参阳位，勉与凉血败毒。

苦桔梗三钱，地龙三钱，连翘三钱，人中黄三钱，桃仁三钱，生石膏八钱研，银花五钱，犀尖五钱，白茅根三钱，丹皮三钱，生军三钱炒黑，紫地丁五钱。

此案为钞录者失去十四帖，大意以犀角地黄汤加连翘、银花、茅根、细生地等，一味凉血收功。至十五朝犹用犀角，十六朝以辛凉清余热，一方服至二十一朝。

《吴鞠通医案·卷四·痘症》

张　二十五日，今年风木司天，现下寒水客气，故时近初夏，犹有太阳中风之症。按太阳中风，系伤寒门中第一关，最忌误下。时人不读唐晋以上之书，故不识症之所由来。仲景谓：太阳至五六日，太阳证不罢者，仍从太阳驱出，宜桂枝汤。现下头与身仍微痛，既身热而又仍恶风寒，的是太阳未罢，理宜用桂枝汤，但其人素有湿热，不喜甘，又有微咳，议于桂枝汤内去甘药，加辛燥，服如桂枝汤法。

桂枝六钱，陈皮三钱，白芍四钱，半夏四钱，杏仁三钱。

二十六日，太阳中风，误下胸痞，四五日太阳症未罢，昨用太阳证仍在例之桂枝法，今日恶寒已罢，头目已清，惟胸痞特甚，不渴，舌白而壮热，泄泻稀水频仍。仲景法云：病发于阳而误下成胸痞者，泻心汤主之。今用其法，再《经》谓“脉不动数者为不传经也”，昨日已动数太甚，断无不传之理，可畏在此。

干姜五钱，茯苓五钱连皮，半夏五钱，生姜三片，黄连三钱。

二十七日，太阳中风误下，前日先与解外，昨日太阳证罢，即泻胸痞。今日胸痞解，惟自利不渴，舌灰白，脉沉数。《经》谓：自利不渴者，属太阴也。太阴宜温，但理中之甘草、人参，恐不合拍，议用其法而不用其方。

干姜五钱，半夏六钱，苍术炭四钱，生姜四钱，陈皮炭二钱，茯苓一两连皮。

二十八日，太阳中风，先与解外，外解已，即与泻误下之胸痞，痞解而现自利不渴之太阴证。今日口不渴而利止，是由阴出阳也，脉亦顿小其半。古云

“脉小则病退”，但仍沉数，身犹热而气粗不寐，陷下之余邪不净。仲景《伤寒论》谓：真阴已虚，阳邪尚盛之不寐，用阿胶鸡子黄汤。按：此汤重用芩、连。议用甘草泻心法。

甘草三钱，黄芩四钱，半夏五钱，黄连三钱，生姜三钱，大枣二个，茯苓三钱。

二十九日，脉沉数，阴经热阳经不热，是陷下之余邪在里也。气不伸而哕，哕者伤寒门中之大忌也，皆误下之故。议少用丁香柿蒂汤法，加芩、连以彻里热，疏逆气。

公丁香二钱，黄芩三钱，柿蒂九个，黄连一钱，陈皮二钱，姜汁三匙冲。

初一日，误下成胸痞自利，两用泻心，胸痞自利俱止，但陷下之邪，与受伤之胃气搏而成哕。昨用丁香柿蒂汤去人参加芩、连，方虽易，仍不外仲圣苦辛通降之法。病者畏而不服，今日哕不止而左脉加进，勉与仲圣哕门中之橘皮竹茹汤，其力量降前方数等矣。所以如此用者，病多一日，则气虚一日，仲圣于小柴胡汤中即用人参，况误下中虚者乎！

陈皮六钱，生姜五钱，炙甘草四钱，竹茹五钱，大枣四枚，半夏三钱，人参二钱如无，以洋参代。

初二日，误下中虚，气逆成哕，昨与金匮橘皮竹茹汤，今日哕减过半。古谓效不更方，仍用前法。但微喘而舌苔白，仲圣谓喘家加厚朴杏子佳，议于前方内，加厚朴二钱，杏仁三钱，柿蒂三钱。

初四日，误下之陷证，哕而喘，昨连与橘皮竹茹汤，一面补中，一面宣邪。兹已邪溃诸恶候如失，脉亦渐平，但其人中气受伤不浅，议与小建中汤加橘皮、半夏，小小创建中气，调和营卫，兼宣胃阳，令能进食安眠。

白芍六钱炒，生姜三片，半夏四钱，桂枝四钱，大枣二枚，陈皮一钱，炙甘草三钱，饴糖一两去渣后化，搅匀再上火二三沸。

煮三杯，三次服。

病解后微有饮咳，议与小建中去饴糖，加半夏、陈皮、茯苓、苡仁、蔻仁、杏仁。

初六日，病后两服建中，胃阳已复，脾阳不醒，何以知之？安眠进食，是胃阳起。舌起白滑苔，小便短，大便不解，脉乍数，是脾阳未醒，而上蒸于肺也。议与宣利三焦法，以醒脾阳。

杏仁五钱，半夏五钱，茯苓五钱，陈皮三钱，苡仁五钱，枳实三钱，通草一钱，益智仁一钱。

初八日，大小便已利，脉仍洪数，舌白滑苔未除，仍宜苦辛淡法，转运脾阳，宣行湿热。

杏仁三钱，苍术炭三钱，蔻仁钱半，黄芩炭二钱，陈皮钱半，黄柏炭三钱，茯苓皮五钱，半夏五钱，苡仁五钱。

十一日，脉仍沉数，舌苔反白滑，仍宜建中行湿以除伏邪。湿最伤气，非湿去气不得健，与急劫湿法。

蔻仁钱半，黄芩炭二钱，杏仁三钱，陈皮钱半，黄柏炭二钱，半夏五钱，益智仁二钱，苡仁五钱，煨草果四钱，制苍术四钱，茯苓皮五钱。

煮三杯，周十二时服完。

《吴鞠通医案·卷五·伤寒》

清·程文囿《程杏轩医案辑录》

目得血而能视，黑轮上戴，日久涩痒羞明，弦烂流泪。眼科苦寒消散，屡服无功。可知无形之火，原非苦寒可折。王太仆云：寒之不寒，是无水也，壮水之主，以镇阳光。小儿纯阳，从钱氏六味地黄汤治法。曩缘血虚肝燥，目痛羞明，苦寒消散，阴气益弱。今年厥阴司天，风木气王，秋深燥气倍张。肝藏血，其荣在爪，观其爪甲枯槁剥落，肝血内涸显然。前议壮水，以平厥阳冲逆之威，继佐芍甘培土，酸味入阴，甘缓其急，交冬肾水主事，木得水涵，庶可冀安。哭泣躁烦，究由脏燥。肝在窍为目，肺在声为哭。地黄滋肾生肝，二冬清肺润燥，所加黑羊胆汁引之者，盖肝位将军，胆司决断，胆附肝叶之下，肝燥胆亦燥矣。故取物类胆汁以济之，同气相求之义也。

安按：羊胆味苦，恐蹈前辙，不若以磁珠丸之磁石，其性能引铁制金，平木之义可知也。设肝胆得以有制，则其势不暇他顾，只可足以自守本位，济之以补益涵养。俾渴者得饮而燥者润，冲逆之威下潜，则目疾释矣。

《程杏轩医案辑录·吴双翘兄幼女目疾》

一热即搐，幼科呼为急惊。《经》云：东方青色，入通于肝。其病发惊骇，昨日惊作，至今热发不退，神识昏迷，哭不出声，唇干鼻燥，舌苔中黄尖绛。虽属时感燥邪，然必挟有伏暑，两邪相合，致病势暴如此，叫喊作努，头仰肢搐，肝风动摇，亟亟清解。守过一候，邪净热退，庶可安稳。夏暑伏邪，秋时感发，病起三日，热甚作惊，新旧两邪，内犯心、肝二脏，入心则昏迷，入肝则抽掣。观其撮唇弄舌，尖绛苔黄，伏邪化热显著。夫邪在皮毛，疏散可解，伏热内蕴，非清不除。病来势暴，未可因循，亟当清解伏邪，舍此别无法想。两服清解，热退七八，惊势虽定，神犹未清，舌仍干黄，唇红目赤，伏邪未尽故也。口中生疮，火寻窍出，心热外解之征，清药仍不可少。虑其热盛伤阴，参以养阴亦可。九朝惊定复作，余烬复燃，肝风熄而复动，幸病不由吐泻而来，证属急惊，犹可无妨。热蕴在里，外反不热，肢反厥冷，所谓热深厥亦深也。若谓热盛伤阴，理则有之。若直指为虚寒，思投温补，断乎不可，仍当涤邪清热，平肝熄风。病逾两旬，惊犹未定，神迷齿龄，肢掣头摇。证由夏伏暑邪，兼感秋燥之气，两邪相并，一热即惊。邪传手足，厥阴深伏于里，所谓脏者藏也。邪难入亦复难出，故治法宜守。更有初、中、末三法，病初邪热炽甚，治宜清解，急驱其邪，不使陷伏；中治则和阳熄风；末治惟有养阴存津，缓肝之急而已。若云初起热甚，惊作之时，当服桂枝汤，岂不抱薪救火，而犯桂枝下咽，阳盛则毙之戒乎。是病纠缠至今，尚有生机可图者，幸能纳谷，胃气未散。倘一投桂、附温补，阳遇阳则为焦枯，胃气消亡殆尽矣。病势溃裂若此，恐难扭转机关。伏暑至秋而发，邪陷手足厥阴，证经五十余日，肝风虽定，神躁未安，舌绛唇红，鼻疮便结，虽属病久阴亏，而心肝伏邪，总未涤净。今岁少阴君火司天，阳明燥金在泉，故多热燥之证，治病须明运气也。缓肝之急以熄风，滋肾之液以驱热。服药数日，躁定寐安，时或仍有强直之状。《经》云：诸暴强直，皆属于风。许宣治前辈书称“暑风惊后，强直者，属阴虚，治当养阴舒筋”，僭仿其旨。

《程杏轩医案辑录·汪孚占翁乃孙暑风惊证反复治法》

清·王孟英《回春录》

酷热之际，疟疾甚行，有储丽波患此，陆某泥今岁寒水司天，湿土在泉，中运又从湿化，是以多疟，率投平胃、理中之法，渐至危殆。伊芳表兄徐和圃荐孟英视之，热炽神昏，胸高气逆，苔若姜黄，溺如赭赤，脉伏，口渴，不食不便。曰：舍现病之暑热，拘司气而论治，谓之执死书以困活人。幸其体丰阴足，尚可救药，然非白虎汤十剂，不能愈也。和圃然之。遂以生石膏、知母、银花、枳实、贝母、黄连、木通、花粉、竹茹、黄芩、杏仁、石斛、海、竹叶等，相迭为方，服旬日，疟果断。

《回春录·内科·疟疾》

清·张乃修《张聿青医案》

蒋右，形体苍瘦，阴虚多火之质。春升之令，忽然发厥，当时神情迷愦，顷之乃醒。前诊脉弦微滑。良以相火风木司年，又当仲春升泄之时，阴虚之人，不耐升发，遂致肝脏之阳气一时上冒，故卒然而厥也。

调理之计，惟益其阴气，使之涵养肝木，参鳞、介之属，以潜伏阳气。

炙熟地三两，西党参四两，小黑豆三两，龙骨三两，炒牛膝二两，炙生地三两，牡蛎三两，生鳖甲六两，决明四两，泽泻一两五钱，龟甲心刮去白，炙八两，白归身二两炒，杭白芍酒炒一两五钱，粉丹皮一两五钱，女贞子三两酒炒，炒於术一两五钱。

上药如法共煎浓汁，滤出，渣入水再煎，去枯渣，独取浓汁，炭火收膏，藏瓷器内，每晨服一匙，开水冲挑。

《张聿青医案·卷十九·膏方》